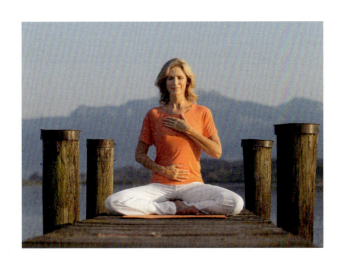

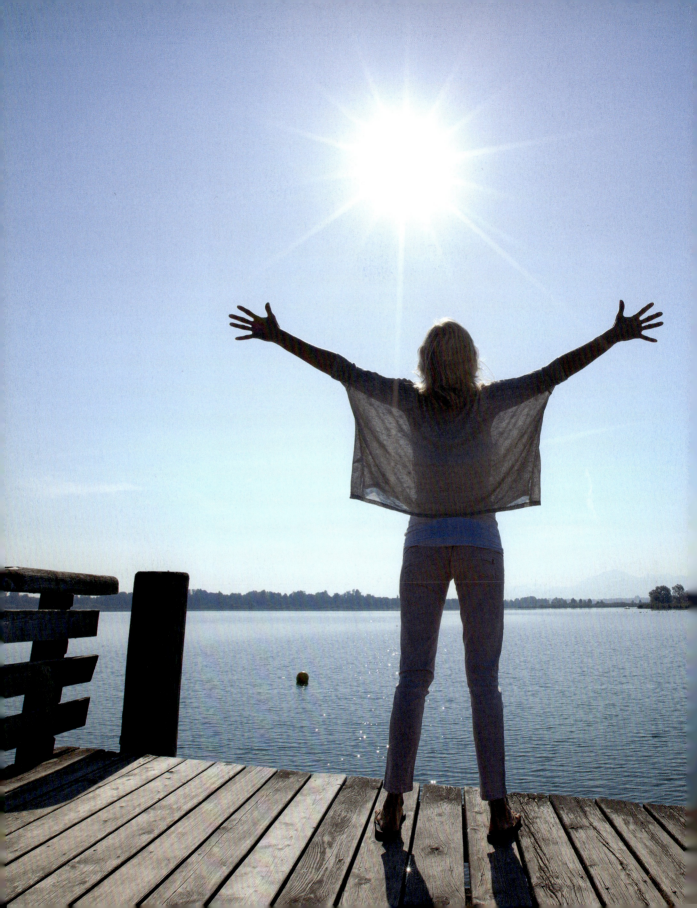

DR. ANNA PAUL

Die Kraft der Selbstheilung

Bewegung · Entspannung · Ernährung

blv

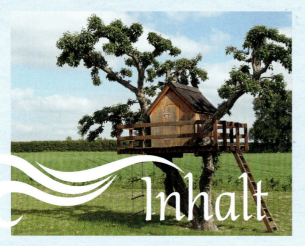
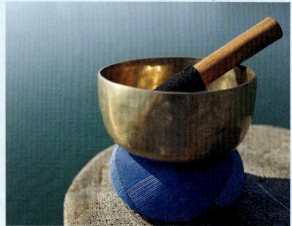

Inhalt

Vorwort 6

Einführung 8

Die Selbstheilungskräfte stärken 12

Die Grundlagen für den Umgang mit den Selbstheilungskräften 13
Wie wirkt sich ständiger Stress auf die Gesundheit aus? 13 ✱ Die Forschung zu den Selbstheilungskräften 16

Wie stabil ist mein Tempel der Gesundheit? 24

Braucht es ein Mehr an Selbstfürsorge? 25
Achtsam, vital und kreativ – der SensiTool-Test 25 ✱ Selbstfürsorge – der Kitt, der Ihren »Lebenstempel« zusammenhält 30 ✱ Selbstheilungskräfte – der Arzt in uns 31

Das Selbstheilungsprogramm – wie es gelingen kann, im Alltag mit Freude und Vergnügen den Tempel der Gesundheit zu pflegen! 32

Tempel der Gesundheit – das Modell für einen gesunden Lebensstil 33
Die Bauelemente des Tempels 33 ✱ Den Tempel der Gesundheit pflegen – Wissen, Fühlen und Tun vereinen 36 ✱ Ihr Fahrplan für ein 10-Wochen-Programm 38 ✱ Selbstwirksamkeit – der Glaube an die eigenen Fähigkeiten kann Berge versetzen 41 ✱ Ihr Alltag mit dem Tempel der Gesundheit 44

Das Fundament des Tempels 46

Achtsamkeit als Basis für ein zufriedeneres Leben 47
Moment mal 47 ✱ Stressabbau durch Achtsamkeit 47 ✱ Meditation – Heilung für Körper, Seele und Geist 50 ✱ Motivationsbarometer 52 ✱ Was mir guttut 52

Das Leben atmen 58

Atmung – die Kunst der Ausgeglichenheit im Alltag 59
Moment mal 59 ✱ Wie funktioniert unsere Atmung? 59 ✱ Stressregulation durch Atmung 60 ✱ Verhaltensmotivation 63 ✱ Motivationsbarometer 64 ✱ Was mir guttut 65

Lebensbalance halten: zwischen Entspannung und Spannung das Leben regulieren 68

Entspannung und Spannungsregulation – die Entspannungsantwort im Körper stärken 69
Moment mal 69 ✱ Entspannung im Alltag 70 ✱ Entspannung gezielt trainieren? 71 ✱ Relaxation Response – die Entspannungsantwort 72 ✱ Die Ebenen der Entspannungsantwort 73 ✱ Motivationsbarometer 74 ✱ Was mir guttut 74

Vom Glück der Bewegung 80

Bewegung – die Heilkraft des Aktivseins 81
Moment mal 81 ✱ Die heilende Kraft der Bewegung 81 ✱ Unsere wichtigste Empfehlung 82 ✱ Qigong und seine Wirkung auf Körper, Geist und Seele 83 ✱ Die Wirkung von Yoga auf die Gesundheit 84 ✱ Alltagsbewegung 84 ✱ Auf die Plätze – fertig – los! Welche Art der Bewegung darf es sein? 85 ✱ Motivationsbarometer 85 ✱ Was mir guttut 86

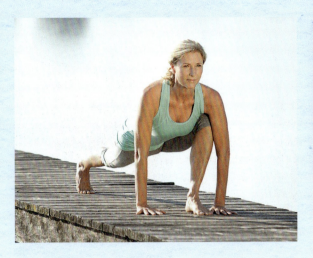
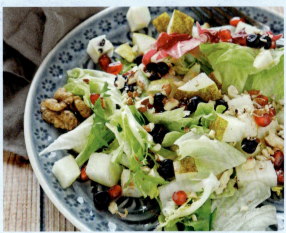

Was tut mir gut und ist gesund? 94

Ernährung – kann man Gesundheit essen? 95
Moment mal 95 ✻ Wissenswertes zur gesunden Ernährung 95 ✻ Mediterraner Genuss – alles, was das Herz begehrt 96 ✻ Die Umstellung von Ernährungsgewohnheiten braucht Zeit 103 ✻ Motivationsbarometer 103

Was mir guttut: Gesunde Rezepte für einen gesunden Alltag 104

Den Körper unterstützen sich selbst zu heilen 112

Naturheilkundliche Selbsthilfestrategien 113
Moment mal 114 ✻ Die Wirksamkeit von Naturheilverfahren 114 ✻ Reiz-Regulation – wie bleibt mein Körper im Gleichgewicht? 116 ✻ Abhärtung und Stimulation 116 ✻ Entlasten und Entgiften 118 ✻ Stärkung und Unterstützung der Regulationsfähigkeit 121 ✻ Krankheitssymptome lindern und Selbstheilungskräfte stärken 121 ✻ Motivationsbarometer 125 ✻ Was mir guttut – Anleitungen und Rezepte 126

Die Vitalität der Gefühle und die Flexibilität des Denkens stärken 130

Die Regulation des Verstehens und Fühlens 131
Moment mal 131 ✻ Der innere Dialog 132 ✻ Die Macht der negativen Gedanken 133 ✻ Emotionen, das Salz in der Suppe unseres Lebens 134 ✻ Wahrnehmungs- und Bewertungsgewohnheiten erkennen 136 ✻ Wege aus dem Stresskreislauf 137 ✻ Motivationsbarometer 141 ✻ Was mir guttut – Experimente und Reflexionsübungen 141

Lebensziele und Lebenssinn – starke Ressourcen mit großem Einfluss 144

Glaube, Hoffnung, Liebe – was unserem Leben Sinn gibt 145
Moment mal 145 ✻ Sinn und Ziele finden oder schaffen 146 ✻ Motivationsbarometer 149 ✻ Was mir guttut 149

Liebe, Freundschaft und das Gefühl unserer gemeinsamen Menschlichkeit 152

Soziale Aspekte – das Netz, das uns trägt 153
Moment mal 153 ✻ Die Wissenschaft von Liebe und Glück 153 ✻ Mein soziales Netz 154 ✻ Miteinander sein, miteinander reden – Kommunikationsmuster verstehen 155 ✻ Forgiveness – warum Vergebung ein Akt der Selbstheilung ist 156 ✻ Motivationsbarometer 158 ✻ Was mir guttut 158

Den Berufsalltag gelassen und sicher bewältigen 162

Mit Selbstachtsamkeit durch die Berufs- und Arbeitswelt 163
Moment mal 163 ✻ Weniger Stress 163 ✻ Motivationsbarometer 165 ✻ Was mir guttut 166

Wo stehe ich jetzt? Wo möchte ich hin? 170

Kräuter für alle Fälle 172 ✻ Weiterführende Literatur und Links 173

Vorwort

Integrative Medizin – wie Selbstheilungskräfte in der klinischen Praxis wirken

Was ist der Kern jeder Heilung? Das Vertrauen in uns selbst. Viele Patienten haben dieses Vertrauen verloren, und leider hat auch die Medizin ihren Anteil an dieser Entwicklung. Das Bemühen, die ärztliche Heilkunst mit naturwissenschaftlichen Methoden auf verlässlichen Boden zu stellen, hat zu einer Medizinkultur geführt, die sich mehr mit den Krankheiten und ihren Symptomen beschäftigt als mit den Menschen und ihrem Leben. Aus dieser Perspektive scheinen die positiven Ressourcen, die jeder von uns in sich trägt, nicht mehr wichtig zu sein. Sie sind es aber, die ganz entscheidend unser Leben und unsere Gesundheit prägen.

In der Mind-Body-Medizin, von der dieses Buch handelt, geht es darum, einen eigenen Weg zur Heilung zu finden – positive Erfahrungen mit sich selbst und dann vielleicht auch mit den anderen zu machen. Erst die innere Bereitschaft, die eigenen Bedürfnisse kennenzulernen und anzuerkennen, bildet den Boden, auf dem Medikamente oder naturheilkundliche Behandlungen wirksam sein können. Gleichzeitig vermittelt uns die Mind-Body-Medizin einen achtsameren Blick auf das Leben, nicht nur auf unser eigenes. In der Klinik für Naturheilkunde und Integrative Medizin an den Kliniken Essen-Mitte, wo die Autorin den zentralen Bereich der Mind-Body-Medizin vorbildhaft für Deutschland aufgebaut hat, erfahren wir täglich, welches enorme Veränderungspotenzial darin steckt. Wir behandeln schwer chronisch kranke Patienten, die bereits viele vergebliche Therapieversuche hinter sich haben, mit wissenschaftlich fundierter Naturheilkunde. Deren Reiz-Reaktions-Therapien haben das Ziel, die Selbststeuerung des Körpers wieder anzuregen und zu stärken. Die Mind-Body-Medizin hat dabei die wichtige Aufgabe, die Selbststeuerung des Geistes zu trainieren und ihre Kraft zu entfalten.

Eine gestörte Selbststeuerung ist der Kern vieler Zivilisationskrankheiten: Wir müssen uns in vielen Fällen dem Druck unserer Umgebung anpassen, dem Stress im Job, dem wachsenden Tempo des Lebens. Das führt zu falscher Ernährung und mangelnder Bewegung. Vor allem aber verhindert diese Entwicklung die Wahrnehmung eigener Bedürfnisse. Wir werden mehr und mehr von außen gesteuert, reagieren nur noch, anstatt selbst zu handeln. Die Mind-Body-Medizin, vor allem die Achtsamkeitspraxis, liefert einen Ausweg aus dieser Reiz-Reaktions-Falle. Die Selbststeuerung hilft uns, wie der Freiburger Psychiater und Psychosomatiker Joachim Bauer schreibt, »unser ganz eigenes, wahres Leben zu leben und zu uns selbst, zu unserer ureigenen Identität zu finden«. »Denn das Selbst«, ergänzt er, »entsteht erst dann, wenn wir etwas Abstand zu unseren Emotionen, zu den Objekten und den Reizen der umgebenden Welt gewinnen.«

Vorwort

Diese Distanz zwischen dem Ich und der Welt zu schaffen, ist gleichzeitig das zentrale Prinzip der Mind-Body-Medizin. Egal, ob Sie Atemübungen machen, Ihren Schmerz visualisieren, eine Qigong-Übung durchführen oder meditieren – Sie regulieren damit nicht nur Ihren Stoffwechsel, sondern finden vor allem aus dem hektischen Alltag zurück zu Ihrem Selbst. Jeder Mensch hat die Fähigkeit, diese Selbststeuerung zu erlernen, den negativen Impulsen der Umwelt zu widerstehen. Impulskontrolle kann die Basis einer Selbstbestimmung werden, die in unserer medial gelenkten Welt immer wichtiger wird.

Wenn Sie erkranken, sollten Sie natürlich alle auf ihre Wirksamkeit geprüften medizinischen Therapien nutzen. Das bedeutet aber nicht, dass Sie die gesamte Verantwortung auf den Arzt übertragen. Die wichtigsten Kompetenzen bezüglich Ihres Körpers und Ihres Lebens haben Sie selbst – und im Idealfall erkennt das Ihr Arzt an und versteht seine Aufgabe partnerschaftlich anstatt hierarchisch.

Mind-Body-Medizin – die Effekte mentaler Praxis auf die Gesundheit lassen sich mit Mitteln moderner bildgebender Verfahren nachweisen. Sie verändert aber nicht nur den Körper, sondern auch das Bewusstsein – was zum Beispiel am Max-Planck-Institut für Kognition und Neurowissenschaften in Leipzig erforscht wird. Mind-Body-Medizin hat also nichts mit Einbildung oder Psychokosmetik zu tun, sondern ist harte Wissenschaft. In den USA wird sie seit Jahrzehnten an allen großen Kliniken praktiziert. In Deutschland steckt diese Disziplin noch in den Anfängen – umso wichtiger, dass Dr. Anna Paul nun dieses auch für Laien verständliche Buch darüber geschrieben hat. Ich hoffe, dass es Ihnen Anregungen gibt, einige Dinge auszuprobieren. Denn die Mind-Body-Medizin ist, wie es einer unserer Patienten einmal formulierte, »eine Therapie für eine dickere Haut«!

Prof. Dr. Gustav J. Dobos

Direktor der Klinik für Naturheilkunde und Integrative Medizin,
Kliniken Essen-Mitte
Stiftungslehrstuhl für Naturheilkunde, Universität Duisburg-Essen

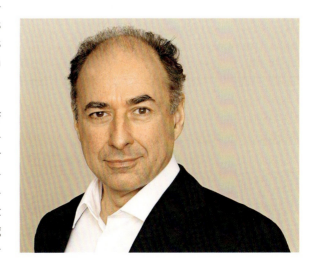

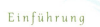

Einführung

Es war im Jahre 460 v. Chr., als der griechische Philosoph Demokrit bemerkte: »Gesundheit erflehen die Menschen von den Göttern, dass es aber in ihrer Hand liegt, diese zu erhalten, daran denken sie nicht.«

Der Weg zu diesem Buch

Warum dieses Buch? – Ich bin seit Jahrzehnten fasziniert von der unglaublichen Kraft, die uns Menschen innewohnt und die uns im Verlauf unseres Lebens immer wieder uns selbst heilen lässt. Mich begeistert, wie unser Körper, unser Geist und unsere Seele sich regenerieren, wenn wir uns dafür Raum und Zeit geben, denn oft bedarf es dafür »nur« eines achtsamen und wertschätzenden Umgangs mit unseren Selbstheilungskräften. Über die Jahrzehnte meiner Arbeit habe ich viele kranke Menschen mit dem »Tempel der Gesundheit« im Einzelcoaching, in der Klinik für Naturheilkunde und Integrative Medizin in Essen und mit dem von mir entwickelten *mindfulness based Yoga Coaching* begleitet. Dabei sehe ich immer wieder, wie Menschen, die oft schon lange krank waren, mit kleinen und großen Umstellungen im Alltag gesunden, glücklicher werden und mehr Lebensfreude entwickeln. Mein eigener Lebensweg hat mich das ebenfalls gelehrt.

Aufgewachsen bin ich auf einem bayerischen Bauernhof. Je nach Wetter sahen wir fast immer die Berge der nahen Alpen am Horizont. Wir spürten die Wetterlagen und die Jahreszeiten, denn was auf dem Hof getan wurde, war eingebunden in die großen und kleinen Kreisläufe der Natur. Von Anfang an habe ich mich dort als ein Teil des Ganzen gefühlt, eingebunden in die Gemeinschaft der Menschen, Tiere und der Voralpenlandschaft, die den Hof umgibt und zu der er gehört.

Als Kind saß ich regelmäßig auf der Mauer vor unserer Kirche. Das ist noch heute ein Ort, von dem man weit über das Land sehen kann und wo man nur von den Geräuschen der Natur umgeben ist. Heute lebe ich allerdings weit weg entfernt von der Stätte meiner Kindheit in einer Großstadt. Aber in turbulenten Zeiten, wenn mein Geist sich vor Aufgaben und Projekten immer schneller zu drehen scheint und mein Körper nur schwer zur Ruhe kommt, setze ich mich in Gedanken auf die Kirchhofmauer meiner Kindertage und finde dort Stille und Weite, sodass sich mein Körper entspannen kann. An diesem meinem inneren Ort der Stille und Kraft finde ich auch das Gefühl, Teil eines schönen und sinnvollen Ganzen zu sein.

Das Leben auf einem Bauernhof bedeutet auch Verantwortung, gemeinsame harte Arbeit und die Notwendigkeit, sich anzupassen an das soziale Gefüge des Dorfs. Definierte Regeln und klare Abläufe strukturieren das ländliche Leben. Dagegen habe ich mit zunehmendem Alter rebelliert, wurde aber auch davon geprägt. So kann ich heute für mich und zusammen mit anderen Strukturen schaffen, um sinnvolle gemeinsame Ziele zu erreichen.

Ein wichtiges Ziel für mich ist es seit 30 Jahren, Möglichkeiten und Wege der Stärkung unserer natürlichen Selbstheilungskräfte in die medizinische Therapie und in die Prävention zu integrieren. Als kleines Kind war ich selbst schwer erkrankt und verbrachte Wochen ohne meine Eltern in einer Klinik. Dort habe ich gelernt, Kraft zum Gesundwerden aus der Stille, meinen inneren Bildern und Naturbezügen zu schöpfen. Auch habe ich erlebt, wie wichtig liebevolle Beziehungen für unsere Gesundheit sind.

Einführung

Schon als Kind und junge Erwachsene habe ich intuitiv meinen Körper und meinen Geist mal in Bewegung und mal in Stille gebracht, was dem, was wir heute Yoga und Meditation nennen, sehr ähnlich war. Dieses fürsorgliche »Spielen« mit meinem Geist und Körper erlebe ich dabei noch heute als sehr freudvoll. Deshalb ist es mir ein großes Anliegen, alles, was mit Gesundheit zu tun hat, mit Spaß an und Neugierde auf sich selbst in Veränderungsprozessen zu vermitteln. Es tut gut und ist zutiefst beglückend, sich zu entwickeln, indem man lernt, immer fürsorglicher mit seinem Körper und Geist und im Miteinander zu leben. Und so habe ich, nachdem ich als junge Frau vom Land in die große Stadt München gezogen war, Sozialpädagogik und Erwachsenenbildung mit theologischer Zusatzausbildung studiert und mich dann beruflich auch mit Naturheilkunde, Yoga und Meditation beschäftigt. In den 1980er-Jahren arbeitete ich anschließend am Zentrum für naturheilkundliche Forschung in München bei Prof. Melchart in einem Team an einem Projekt zur modernen Ordnungstherapie, welches durch die Rothenfußer Stiftung gefördert wurde. Ziel war es, die althergebrachte naturheilkundliche Ordnungstherapie als Therapieform und als Präventionsangebot für das 20. Jahrhundert zu adaptieren.

Schon Sebastian Kneipp und Max Bircher-Benner, zwei der Väter der europäischen Naturheilkunde, hatten um die Jahrhundertwende das Wissen, dass Ernährung, Bewegung und Entspannung sowie emotionale und mentale Fähigkeiten zur Heilung beitragen, in ihr Heilsystem integriert. Bei der Beschäftigung mit diesen Quellen wurde mir bewusst, dass in allen traditionellen ganzheitlichen Medizinsystemen wie der Traditionellen Chinesischen Medizin, dem Ayurveda und auch in der traditionellen europäischen Naturheilkunde die Gestaltung der Lebensführung als zentraler Einflussfaktor für die Entstehung von Krankheit, Heilung und Gesundsein verstanden und genutzt wird. Dabei beachten alle diese alten Lehren vom Heilen Menschen in ihrer Ganzheit, mit ihren biologischen, psychologischen, seelischen, sozialen und spirituellen Anteilen. Die Stärkung der Selbstheilungskräfte ist das zentrale Thema dieser ganzheitlichen medizinischen Systeme.

Ausgehend von den Forschungsergebnissen Aron Antonowskys, der sich der spannenden Frage widmete, was den Menschen trotz widriger Umstände gesund hält, wurden in unserer Forschungsgruppe damals die Lebensstilbereiche Ernährung, Bewegung, Entspannung, naturheilkundliche Selbsthilfe sowie die psychosozialen Bereiche als zentrale Ressourcen aufgearbeitet. In meiner Zeit in München habe ich in der Arbeit mit Patienten den »Tempel der Gesundheit« als an-

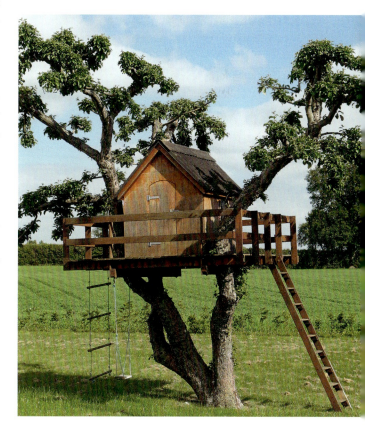

Einführung

schauliches Bild entwickelt, um die komplexen Zusammenhänge der verschiedenen Lebensstilfaktoren für Laien verständlich darzustellen. Seit 30 Jahren arbeite ich nun damit und sehe immer wieder, wie hilfreich dieses Bild für Patienten und auch für Therapeuten ist.

Der Tempel der Gesundheit

Der Tempel der Gesundheit hat vier Ebenen: Achtsamkeit als Basis und Grundhaltung für Patienten und Therapeuten. Die damit bezeichnete Haltung von zugewandter und fürsorglicher Präsenz im gegenwärtigen Moment ähnelt dem Zustand, in dem ich als Kind auf der Kirchhofmauer in der Sonne saß und in Stille über das Land schaute, zu dem ich gehörte. Die zweite Ebene befasst sich mit den konkreten Verhaltensweisen in den Lebensstilbereichen. Ebene 3 bildet die Zwischendecke aus dem Lebenssinn und den Lebenswerten sowie den damit verbundenen Gefühlen und Gedanken: Wie jemand über das Leben denkt, welche Ziele er oder sie verfolgt und wie das alles gefühlsmäßig getragen ist. Dies beeinflusst dominant, ob und wie man in den Lebensstilbereichen der Säulen der Gesundheit für sich selbst Sorge trägt und proaktiv Gesundheitsverhalten in seinem Alltag kultiviert. Ebenso ist es gerade der emotionale Bereich, der einen starken Einfluss auf das Gesundheitsverhalten hat. Denn es wird nur das Verhalten im Alltag umgesetzt, das Spaß macht, lustvoll ist und den eigenen Gewohnheiten entspricht. Diese Zwischendecke hält die Säulen zusammen und gibt die Stabilität für das Dach. Die vierte Ebene ist das Dach mit dem Lebensalltag in Beruf und Familie, dem Bereich im Tempel der Gesundheit, der täglich die meiste Aufmerksamkeit und Energie beansprucht.

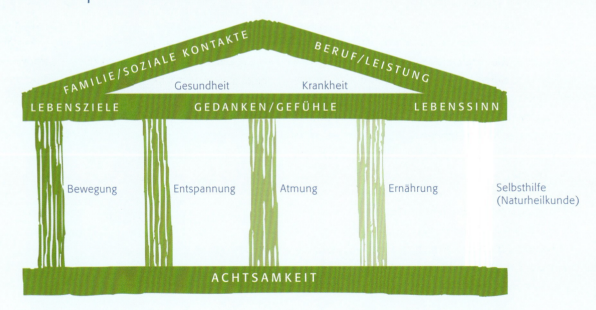

Einführung

Kurzer Leitfaden durch das Buch

Die Bauteile des Tempels der Gesundheit sind in der Gesundheitsforschung die wichtigen Bereiche, in denen man Gesundheit fördern und Selbstheilung stärken kann. Wichtige theoretische und wissenschaftliche Grundlagen zum Thema Stärkung Ihrer Selbstheilungskräfte werden ab Seite 13 erklärt. Es geht dabei um Placeboeffekte, den Einfluss von Erwartung auf die Wirkung von Gesundheitsmaßnahmen, um die aktuelle Studienlage zum Gesundheitsverhalten sowie um den erfolgreichen Umgang mit Stress und warum Gesundheitsverhalten im Alltag Spaß machen kann. Wenn Sie dann eine Standortbestimmung Ihrer Ressourcen für Selbstheilung und Gesundheit vornehmen möchten, können Sie auf den Seiten 25ff. zum einen die Robustheit der Bauteile Ihres Tempels der Gesundheit testen sowie zum anderen messen, wie ausgeglichen oder erschöpft und wie selbstachtsam Sie im Moment sind. Ab Seite 47 werden die Behandlungsmodule der Ordnungstherapie, entsprechend dem Tempel der Gesundheit, vorgestellt. Seit 1999 arbeiten wir mit diesen an der Klinik für Naturheilkunde und Integrative Medizin in Essen. Unsere Patienten leiden zum Beispiel unter chronischen Schmerzen, Darmerkrankungen, Fibromyalgie oder Krebs. Ich empfehle Ihnen, die Module in dem vorgestellten Aufbau für sich durchzuführen. Es hat sich tausendfach bewährt. Das zeigen auch die positiven Ergebnisse unserer Studien. Die Module der einzelnen Kapitel können Sie aber auch zehn Wochen lang als Selbstheilungsstärkungsprogramm praktisch durchführen.

Jedes Modul hat folgenden Aufbau:

* Zu Beginn laden wir Sie ein, kurz innezuhalten und sich Zeit zu nehmen, Ihren Lebensalltag zu reflektieren und Ihre Wünsche und Bedürfnisse zu formulieren.
* Dann widmen wir uns dem Thema »Wie hilft uns dieses ›Bauteil des Gesundheitstempels‹ gesund zu bleiben oder wieder gesünder zu werden?« Wo es sinnvoll ist, wird die aktuelle Forschung zum Gesundheitsnutzen oder zur Förderung der Selbstheilungskräfte in diesem Lebensstilbereich beschrieben.
* Nach dem thematisch informativen Teil haben Sie die Möglichkeit, Ihre Veränderungsmotivation in diesem Bereich festzustellen, indem Sie eigene Ziele definieren und dabei die Wichtigkeit und Zuversicht für Ihre Umsetzung festhalten.
* Alle Module führen dann Übungen, Umsetzungsideen oder Rezepte auf, mit denen Sie das Thema erkunden und praktisch am Tempel der Gesundheit üben können – von Kapitel zu Kapitel, von Woche zu Woche.

Am Ende des Buchs können Sie für sich zusammenfassen, was in Ihrem Leben weiterhin für Sie ein wichtiges Ziel sein könnte, und gegebenenfalls noch einmal die Tests von Seite 25ff. wiederholen, um Ihren Fortschritt zu überprüfen. Wenn es Ihnen so ergeht wie den ca. 25 000 Patienten unserer Klinik und den Klienten im *mindfulness based Yoga Coaching* (mbYC), dann werden Sie nach dem Programm mit hoher Wahrscheinlichkeit mehr Lebensqualität, weniger Angst, mehr Freude und auch mehr Glück in Ihrem Leben verspüren.

Viel Vergnügen dabei.
Ihre Anna Paul

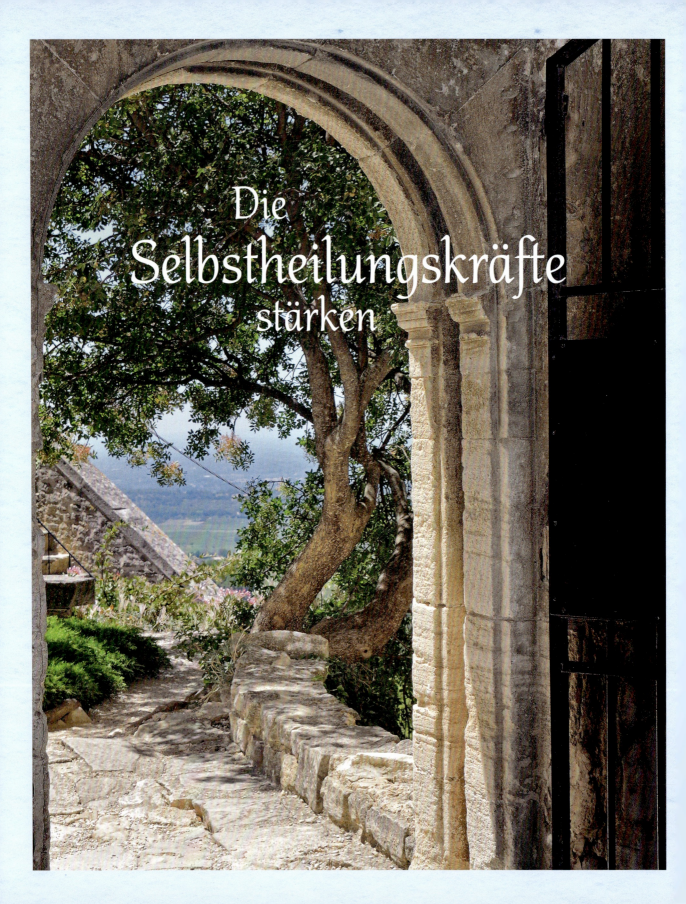

Die Grundlagen für den Umgang mit den Selbstheilungskräften

Claudia D. war Mitte 40, als sie nach Jahren dauerhafter, zermürbender Kopf-, Nacken- und Schulterschmerzen in unsere Klinik kam. Auf einer Skala von 1 bis 10 schätze sie ihre Schmerzen mit 9 als beinahe unerträglich ein. Zusätzlich hatte sie erhöhte Cholesterinwerte und einen erhöhten Blutdruck, der mit Medikamenten eingestellt war. Außerdem wies sie erhebliches Übergewicht auf. Durch ihre Krankheit war Claudia schon seit Jahren immer wieder für viele Monate arbeitsunfähig. Kurz bevor sie zu uns kam, hatte sie zusätzlich starke Gelenkschmerzen in den Füßen, Knien sowie am rechten Daumen entwickelt. Die Schmerzmedikamente, die sie jahrelang genommen hatte, brachten ihr allerdings keine Linderung mehr. Claudia war am Rande der Verzweiflung.

Am ersten Tag in der Klinik wurden ihre Schmerzen dann so stark, dass sie sich während des Telefonats mit ihrem Mann, den sie bat, sie nach Hause zu holen, mehrmals erbrach. Er und ihre Mitpatientinnen versuchten, sie zu beruhigen, und schlugen ihr vor, sie möge doch erst einmal ankommen und schauen, ob es in der Klinik nicht doch Hilfe gebe und eine Linderung ihrer Symptome eintreten könnte. Im Nachhinein beschreibt Claudia diesen Tag als den schlimmsten ihres Lebens. Gleichzeitig ist sie dankbar, damals in der Klinik geblieben zu sein, denn heute lebt sie schmerzfrei. Sie hat 15 Kilo abgenommen, Blutdruck und Blutwerte sind im Normbereich. Neben der gesundheitlichen Verbesserung bescheinigen ihre Familie und ihr Partner, dass sie ruhiger geworden sei und sich besser unter Kontrolle habe. Sie selbst sagt strahlend, dass sie insgesamt fröhlicher und glücklicher sei.

Versuchen wir einmal zu verstehen, was in Claudia vorging und wie es gelingen konnte, dass sie schließlich gesund wurde. Denn anhand ihrer Geschichte wird deutlich, was ich mit Selbstheilungskräften meine und wie die Elemente unseres Tempels zusammenwirken.

Wie wirkt sich ständiger Stress auf die Gesundheit aus?

Als Claudia in die Klinik kam, befand sich die Muskulatur ihres Schulter- und Nackenbereichs in einer schmerzhaften Dauerverspannung. Auch ihre Hand- und Fußgelenke hielten eine enorme Spannung. Der ganze Körper war in der Stressreaktion wie eingefroren. Claudias Organismus befand sich in einem Alarmzustand, der unseren Vorfahren über Hunderttausende von Jahren das Überleben in einer Welt voller Lebensbedrohungen ermöglicht hat. Diejenigen, die damals bei Gefahr blitzschnell genau die Muskeln, die für das Flüchten, das Sich-Schützen oder Kämpfen gebraucht werden, anspannen und benutzen konnten, sind unsere Vorfahren geworden. Deshalb spannen sich unsere Füße, Beine, Hände, Arme, Schultern und Nacken im Stress auch heute noch sofort unwillkürlich an. Und sie halten so lange die Spannung, bis sie durch die Bewegung erschöpft sind und wir den Eindruck haben, dass die Gefahr vorbei sei.

Claudia hatte seit Jahren ihre verspannten Muskelbereiche geschont, hatte 20 Kilo Übergewicht angesammelt und anfangs ihre Schmerzen mit Medikamenten überdeckt. Als das nicht mehr half, befürchtete sie, unheilbar erkrankt zu sein. Claudia hatte bis dato keinen Versuch unternommen, ihre Schmerzen durch ein Mehr an Bewegung zu entlasten oder sich durch ein geistiges Zur-Ruhe-Kommen zu entspannen. So hatten sich ihr Stress und ihre Beschwerden immer weiter verstärkt.

Selbstheilungskräfte

Eine lang anhaltende Stresssituation aber greift unsere Ressourcen im Tempel der Gesundheit auf vielfältige Weise an. Durch die Stressaktivierung wird unseren Muskeln, die wir zum Kämpfen oder Flüchten brauchen, Energie bereitgestellt. Das geschieht über Zucker und Fettsäuren, die ins Blut transportiert werden. In der heutigen Zeit aber kommt es so gut wie nie vor, dass wir einer lebensbedrohlichen Situation ausgesetzt sind, aus der wir uns mit einer unmittelbaren körperlichen Bewegung – *fight or flight* – retten müssen. Der Energieüberschuss im Körper bleibt bestehen und wird in der Regel nicht umgehend körperlich abgebaut.

Auch in anderer Hinsicht hat unser Leben wenig mit dem der Steinzeitmenschen gemein. Wir geraten größtenteils mit Belastungen in Berührung, die immer wiederkehren oder dauerhaft präsent sind. Ist eine Anforderung bewältigt, folgt schon die nächste. Von der Arbeit geht es nach Hause zur Familie. Dort sind weitere Aufgaben zu erledigen. Wir befinden uns in einer Dauerbelastung. Es scheint kein Ende in Sicht zu sein und für eine verdiente Pause nehmen wir uns einfach nicht die erforderliche Zeit und Muße. Überall sind wir von Bildschirmen, Lautsprechern, künstlichem Licht sowie Motorenlärm umgeben. Mit dem Smartphone, mit WhatsApp, Facebook und Internet sind viele von uns ununterbrochen online. Häufig kommen weitere Stressauslöser aus unserem beruflichen oder sozialen Umfeld hinzu – zum Beispiel der nie abnehmende Aktenberg auf dem Schreibtisch, Probleme mit den Kollegen oder Auseinandersetzungen mit dem Partner, Sorgen um einen schwer kranken Angehörigen oder eben eigene Beschwerden und Schmerzen.

Die meisten Menschen unseres Kulturkreises sind dauerhaft unzufrieden und damit beschäftigt, Dinge zu planen und zu »erledigen«, damit sie nach getaner Arbeit endlich zufrieden sein können. Doch findet sich nie die Gelegenheit, in der dieser erwünschte Zustand eintreten kann. Für Momente des einfach nur da Seins schaffen wir weder Raum noch Zeit. Die damit verbundene ständige körperliche, emotionale und geistige Aktivierung im Dauerstress hat vielfältige Auswirkungen auf unseren Organismus sowohl in physischer als auch in psychischer Hinsicht, zum Beispiel:

* die Muskulatur entspannt sich nicht mehr
* die Gelenke schmerzen
* Atem- und Herzrhythmus werden dauerhaft hochtourig und »starr«
* durch den erhöhten Blutdruck und die erhöhten Fettwerte werden die Blutgefäße immer weniger elastisch, sie »verkalken«
* das Stresshormon Cortisol wird dauerhaft vermehrt ausgeschüttet und schwächt über einen längeren Zeitraum das Immunsystem
* entzündliche Prozesse nehmen zu und werden chronisch
* der Schlaf ist nicht mehr erholsam
* wir fühlen uns lust- und freudlos
* Sinnlichkeit und Erotik verkümmern
* Empathie, Humor, Kreativität, Spontanität und Spielfreude nehmen ab
* ungesundes Verhalten nimmt zu (wie etwa mangelnde Bewegung, erhöhter Konsum von Medikamenten, Medien, Alkohol, Zigaretten usw., ungesunde Ernährungsweise)

Auf Dauer sind die Folgen für unsere Gesundheit durch Dauerstress unübersehbar. Es besteht ein erhöhtes Risiko zum Beispiel für folgende Beschwerden und Erkrankungen: muskuläre Verspannungen, Gelenkschäden, Bluthochdruck, Herz-Kreislauf-Erkrankungen, Tinnitus, Hörsturz, Verdauungsstörungen, chronische oder wiederkehrende Infekte, soziale Probleme, Erschöpfungsdepressionen sowie Burn-out.

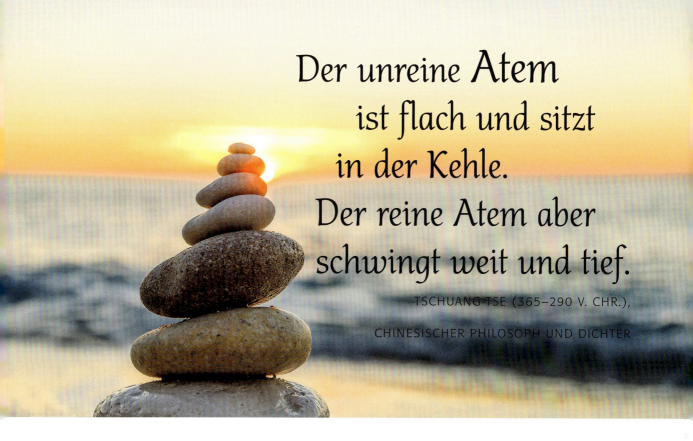

> Der unreine Atem
> ist flach und sitzt
> in der Kehle.
> Der reine Atem aber
> schwingt weit und tief.
>
> TSCHUANG-TSE (365–290 V. CHR.),
> CHINESISCHER PHILOSOPH UND DICHTER

Der Mediziner und Begründer der Stressforschung Hans Seyle (1907–1982) fand heraus, dass es bei jeder körperlichen oder seelischen Anforderung und Belastung zu einer Abfolge von drei vegetativen Reaktionsphasen kommt. Dieses Phänomen nannte er das »Allgemeine Anpassungssyndrom«:

1. Alarmreaktion bei akutem Stress (Schock/Gegenschock): Der Sympathikus wird aktiviert mit allen dazugehörenden körperlichen Reaktionen.

2. Widerstands-/Anpassungsphase: Auseinandersetzung und Bewältigung. Hält der Stress weiter an, erfolgt mittelfristig eine Anpassung mit Erhöhung der Widerstandsfähigkeiten.

3. Erschöpfungsphase: Bei chronischem Stress ohne ausreichende Entspannungsphasen tritt die Phase der Erschöpfung ein. Je nach individueller Disposition kann dies zu stressbedingten Beschwerden und Erkrankungen führen. Die Widerstandsfähigkeit gegen Stress nimmt ab.

Jeder Mensch reagiert körperlich, geistig oder seelisch individuell auf Stress. Manche Menschen entwickeln im Dauerstress Verdauungs- und/oder Magenprobleme. Andere reagieren mit Muskelverspannungen, Rücken- oder Kopfschmerzen, Herzrasen oder Schlafstörungen. Wer jedoch in der Lage ist, die stressauslösenden Situationen ausfindig zu machen sowie auch einzuordnen, kann lernen, mit ihnen umzugehen, sie zu bewältigen oder sie gar nicht erst aufkommen zu lassen.

Am Tag, als Claudia in unsere Klinik kam, erreichte ihr Stresszustand einen Höhepunkt. Zur Belastung durch die Dauerschmerzen kamen die Verunsicherung durch die ungewohnte Umgebung sowie ihre Skepsis gegenüber Naturheilkunde. Außerdem setzte ihre innere Debatte darüber, dass das »alles doch sowieso nichts bringen würde«, Claudia zusätzlich unter Druck. Sie war schließlich so erschöpft, dass sie sich nach gutem Zureden darauf einließ anzukommen. In den nächsten beiden Tagen konnte sie sich weiter beruhigen. Sie wurde von der klinikeigenen Küche mit mediterraner Vollwertkost versorgt. Am Morgen nahm sie an der Bewegungstherapie für die Patienten teil, die sie anregte, alle ihre Gelenke sanft zu bewegen. Da es weder Radio, Fernsehen, Telefon noch Internet gab, ging Claudia immer wieder im Park spazieren. In den Aufnahmegesprächen wurde sie außerdem nach ihren Bedürfnissen, Stärken und Zielen sowie ihrer Zuversicht gefragt. In Gesprächen mit Mitpatientinnen erfuhr sie freundliches Interesse und hörte, wie sich während des zweiwöchigen Aufenthalts die unterschiedlichsten Beschwerden verbessert hatten. Das machte Claudia Mut. Dann begannen ihre Therapien. Neben Massagen, Wärme- und Schröpfkopfanwendungen, Akupunktur und Lavendelauflagen wurde sie durch Walking, Yoga, Qigong und Ergometertraining in Bewegung gebracht. Ihre Medikamente wurden abgesetzt. Zusätzlich wurde ihr nahegelegt, viel Wasser zu trinken. Ihre Mahlzeiten hatten nun Bio-Vollwert-Qualität. Vorträge über den Zusammenhang von Stress und Schmerzen, Übungseinheiten mit progressiver Muskelentspannung, Atemmeditation und Achtsamkeit sowie Austauschrunden zu den Erfahrungen damit reduzierten ihre Stressanspannung Tag für Tag und stärkten Claudias Regulationsfähigkeit. Dabei spielte der Atem eine besondere Rolle. Denn Anspannung, Schmerzen und Ängste sind stets mit Atmungsveränderungen verbunden, sodass dem Fließen-Lassen der richtigen Atmung eine ganz besondere Bedeutung zukommt. Ein bewusstes, tiefes Fließen-Lassen des Atems stimmt die Physiologie von der Stresserregung um in die Entspannungs- und Erholungsphase. Darauf hatte Claudias Organismus seit Jahren sehnsüchtig gewartet.

Die Forschung zu den Selbstheilungskräften

Nachdem Claudia geistig ein wenig zur Ruhe gekommen war, nahm sie – angeregt durch Achtsamkeitsübungen – die Informationen wahr, die ihre Großhirnrinde über ihren Körper sammelte. Sie spürte sich wieder und konnte am eigenen Leib wahrnehmen, wie ihre Erregung und Spannung abnahmen und damit zugleich auch ihre Schmerzen. Die Selbstwahrnehmung verstärkte ihre Selbstregulation. Mit diesen positiven Erfahrungen und weniger gefangen im Stress- und Schmerzkreislauf fasste Claudia zunehmend Vertrauen zu den Therapeuten und Ärzten. Das wiederum trug wesentlich zu ihrer Heilung bei, denn wir wissen, dass die therapeutische Beziehung vor allem dann besonders wichtig ist, wenn Krankheiten oder Beschwerden erhebliche psychische Anteile haben – Schmerzen, Gemütsleiden oder Folgen von Stress. Diese Leiden aber machen den größten Teil der medizinischen Praxis aus: Jeder dritte Patient in Deutschland kommt mit mindestens einer solchen »somatoformen« Störung zu seinem Hausarzt und jeder zweite hat Symptome, für die es keine naturwissenschaftlich-medizinische Erklärung gibt.

Die Heilkraft des Vertrauens – der Placeboeffekt

Es ist die Beziehung zum Arzt und die daraus entstehende Zuversicht oder Skepsis gegenüber der eigenen Fähigkeit zur Selbstheilung, die in diesen Fällen über den Therapieerfolg entscheidet. Wissenschaftlich erforscht wird das in Studien zum Placeboeffekt. »Ich werde gefallen« lautet die Übersetzung dieses lateinischen Begriffs. Gemeint ist damit die positive Wirkung einer (Medikamenten-)Behandlung, die keinen »echten« Wirkstoff enthält – also keinen Arzneistoff. Seit Jahrtausenden nutzt die Heilkunst die Kraft des Wortes und des Vertrauens zwischen Arzt und Kranken.

Und die moderne Pharmakologie ist gerade einmal 150 Jahre alt. In einer amerikanischen Studie erklärte ein sympathischer Arzt seinen Patienten mit Reizdarm ausführlich, dass Placebos immer zu einem gewissen Prozentsatz wirkten. Wenn sie wollten, könnten sie das ja mal ausprobieren. 60 Prozent von 80 Patienten ging es danach besser. Bei einer Kontrollgruppe von Patienten, bei denen dieses aufklärende Gespräch nicht stattgefunden hatte, reagierten nur 35 Prozent auf das Scheinmedikament.

Die Wirkungen einer Placebobehandlung lassen sich sehr wohl im Körper festmachen. Gehirn, Nerven- und Immunsystem sind eng miteinander vernetzt – über Botenstoffe. Da gibt es stressbezogene wie etwa das Hormon Cortisol, aber auch solche, die mit Entspannung und Beziehung zu tun haben wie das Bindungs- und Liebeshormon Oxytocin. Arzneistoffe und Beziehungserfahrungen wirken auf dieses Netzwerk gleichzeitig ein. Dabei zeigen Hirnscans, dass Scheinmedikamente an denselben Zentren im Gehirn andocken wie echte Arzneimittel und bei beiden spielen die Beziehung, das Vertrauen und die Erwartung eine oft größere Rolle als die Chemikalie. Ist zum Beispiel die Verbindung zwischen den Vorderlappen des Gehirns, wo Bewertung und Erwartung verortet sind, zum Gehirninneren gestört, etwa durch eine Demenz, dann richtet eine Therapie viel weniger aus. Und das gilt für »echte« wie für »falsche« Medikamente gleichermaßen.

Die Erwartung wird stark durch die Erfahrung geprägt. Menschen, die von klein auf positive Bindungserlebnisse hatten, haben auch ein stärkeres Immunsystem und sind weniger anfällig gegenüber Stress. Man kann aber auch – etwa mithilfe der Mind-Body-Medizin – lernen, negativen Empfindungen etwas entgegenzusetzen und sich für positive Erlebnisse zu öffnen. Mit der Zeit und einiger Übung verankern sich diese Erfahrungen im Unterbewussten – sie werden gelernt. Dieser Lernvorgang, die Psychologen nennen ihn Konditionierung, ist die Basis des Placeboeffekts.

Claudia erlebte in unserer Klinik zugewandte, freundliche Therapeuten, Ärzte und Mitpatientinnen, die sich Zeit für sie nahmen und die selbst Vertrauen in die positiven Wirkungen der angebotenen Therapien hatten. Diese wohlwollenden und ermutigenden Erfahrungen stärkten ihr Vertrauen in die für sie bis dahin unverständliche Naturheilkunde und Mind-Body-Medizin. In Verbindung mit ihrer zunehmenden Entspannung ließ dies auch ihre Offenheit wachsen, Neues und Ungewohntes auszuprobieren.

Wesentlich sind Momente, in denen man einfach sein kann.

In der Praxis von Meditation und Atem-Achtsamkeit schulte sie ihre Fähigkeit, sich selbst wahrzunehmen. Sie spürte dadurch im Alltag früher und deutlicher, was ihr guttat und was nicht. Damit konnte sie selbst immer besser einschätzen und umsetzen, was sie tun und was sie lassen wollte. Und in den Meditationen, aber auch in Momenten draußen im schönen Klinikpark erlebte sie immer öfter Momente, in denen sie jenseits vom Tun einfach sein konnte. Als sie mir im Gespräch davon erzählte, war ich besonders berührt und habe ihr von »meinem« Platz auf der Kirchhofmauer daheim in Bayern erzählt. Sie wusste sofort, was mir dieser Platz bedeutete. Wir beide waren uns einig, diese Glücksmomente sind für die Selbstheilung so unbeschreiblich wichtig, weil wir uns dann als ganz und heil und verbunden mit dem Ganzen erleben.

Lebensstil und Gesundheit

Die Erkenntnis, dass vertrauensvolle Beziehungen, Vertrauen in die Behandler und die Anwendungen und ein gesundheitsfördernder Alltag heilsam sein können, ist nicht neu. So war zum Beispiel für den Seelsorger Sebastian Kneipp vor über einem Jahrhundert das Wiedererlangen und der Erhalt von »Ordnung« im Leben ein zentrales Thema für seine Therapie. Dabei ging es ihm zum einen um ein harmonisches Verhältnis von Geist und Körper: »Erst als man den Zustand ihrer Seelen kannte und da Ordnung hineinbrachte, ging es mit den körperlichen Leiden auch besser.« Außerdem stand für ihn außer Frage, dass es zur Gesundung immer wieder des rechten Maßes bedurfte: »Im Maß liegt die Ordnung, jedes Zuviel und jedes Zuwenig setzt an Stelle von Gesundheit Krankheit.« Konkret hieß das für Kneipp: »Untätigkeit schwächt, Übung stärkt, Überlastung schadet.« Die Befähigung zu einer geordneten Lebensführung, die die geistigen und körperlichen Aspekte des Menschseins gleichermaßen beachtet und die im Alltag maßvolle Entscheidungen trifft, stand für ihn im Zentrum seines Therapiekonzepts. Die Patienten sollten zu Experten ihres Lebens werden. Ganz im Sinne der Aufklärung war dabei der aktive, selbstverantwortliche Mensch das Idealbild. Und Gesundheit wurde gewissermaßen zum Projekt in eigener Sache, das es ein Leben lang zu verfolgen galt.

Die moderne Ordnungstherapie

Heute versucht die moderne naturheilkundliche Ordnungstherapie, kranke Menschen in ihrer Ganzheit zu sehen und zu behandeln. Dabei ist die Regulierung von in Unordnung geratenen Lebensaspekten und den damit verbundenen Regelkreisläufen ein zentrales Anliegen. Langfristig geht es allen ordnungstherapeutischen Interventionen um die Aktivierung der Selbstregulationsfähigkeit und damit der Selbstheilungskräfte. Zu den zentralen Lebensstilbereichen gehören:

* Rhythmisierung von An- und Entspannung
* Stressreduktion
* Ernährung
* Bewegung
* Selbsthilfestrategien (zum Beispiel Hausmittel und Wasseranwendungen)

Durch das Bewusstwerden von Zusammenhängen zwischen Verhalten und Gesundheit und durch aktives Ein-

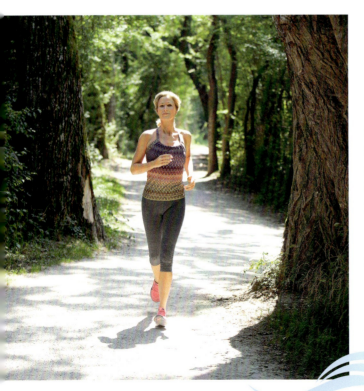

Bewegung im Alltag mit Freude und richtigem Maß

üben von neuen Verhaltensweisen werden die Patienten befähigt, gesundheitsförderliche Verhaltensweisen in ihren Alltag zu integrieren. Im Mittelpunkt steht neben der Information das Übungsprinzip, um eine wirksame Verhaltensänderung zu initiieren und zu begleiten.

Mind-Body-Medizin und die Forschungslage

In den 1970er- und 80er-Jahren wurden in den USA vor allem auch im Kontext der Stressforschung Therapiekonzepte im Bereich der Verhaltensmedizin entwickelt, die zum Teil der modernen Ordnungstherapie entsprechen bzw. diese ergänzen. Zu den Gemeinsamkeiten gehören ein ganzheitliches Menschenbild (bio-psycho-sozial-spirituell) sowie der salutogenetische, das heißt ressourcenorientierte, auf die Stärkung der Selbregulation und Selbstheilung zielende Behandlungsansatz.

Die Konzepte wurden in den 1990er-Jahren von den *National Institutes of Health* (NIH) in Washington, D. C., unter dem Begriff *Mind Body Medicine* zusammengefasst und definiert. Danach konzentriert sich die Mind-Body-Medizin, ähnlich wie die Ordnungstherapie, auf das Zusammenspiel von Geist, Psyche, Körper und Verhalten und darauf, wie emotionale, mentale, soziale, spirituelle und verhaltensmäßige Faktoren direkten Einfluss auf die Gesundheit nehmen. Dabei werden vor allem auch Stressbelastungen im Zusammenhang mit unzureichenden Bewältigungsressourcen gesehen. Mind-Body-medizinische Interventionen zielen daher immer auf die Förderung von Bewältigungs- und Gesundheitsressourcen. Als Mind-Body-Methoden nennt das NIH Interventionsstrategien wie Entspannungstechniken, Vorstellungsübungen, Meditation, Yoga, Tai-Chi, Qigong, kognitiv-verhaltensorientierte Techniken, Gruppenunterstützung, autogenes Training und das Eingehen auf spirituelle Lebensthemen.

Mit der zunehmenden Forderung nach evidenzbasierter Medizin haben seit Ende der 1990er Jahre auch in Deutschland Mind-Body-medizinische Methoden, Programme und Begrifflichkeiten Einzug in den Therapiealltag gehalten, da sie damals im Gegensatz zu den naturheilkundlich-ordnungstherapeutischen Interventionen bereits wissenschaftlich evaluiert worden waren. In der klinischen Praxis ergänzen sich beide Ansätze problemlos und die Begriffe können häufig synonym verwandt werden. Seit einigen Jahren verfolgt der Stiftungslehrstuhl für Naturheilkunde in Essen darüber hinaus das Ziel, Mind-Body-medizinische und ordnungstherapeutische Erkenntnisse, Strategien und Programme auch in die betriebliche Gesundheitsförderung und Prävention zu integrieren.

Zu den relevanten Anwendungsbereichen und Indikationen, bei denen eine durch Metastudien nachgewiesene Evidenz für die Wirksamkeit der Einbeziehung von Mind-Body-Methoden vorliegt, gehören:

* Bluthochdruck
* Herz-Kreislauf-Erkrankungen
* Kopfschmerz
* chronische Rückenschmerzen (LWS)
* Depression, Angst und Panik
* chronische Schmerzen
* Fibromyalgie
* Krebs
* Schlafstörungen

Ausreichend und erholsam schlafen zu können scheint dabei eine zentrale Rolle für die Vermeidung von Burnout und den Gesunderhalt zu spielen (Söderström et al., 2012).

Mind-Body-Interventionen sind mittlerweile zudem in verschiedenen Leitlinien und Behandlungsempfehlungen für die Behandlung von Depressionen, Brustkrebs, Colitis ulcerosa sowie Reizdarm verankert. So konnte gezeigt werden, dass die Beschwerden bzw. das dabei erlebte Leid zum Teil über mehrere Jahre deutlich abnehmen und das Wohlbefinden sowie die Lebensqualität der Patienten steigen. Die Wirkungen sind von mittlerer Effektstärke und vor allem messbar für reduziertes Stresserleben und Angst, weniger grübelnde Gedankenaktivität, mehr Empathie und Selbstfürsorge.

Finden Sie eine Balance zwischen Stress und Entspannung

Auf der körperlichen Ebene hat ein Lebensstil, der unserem Bedürfnis nach ausreichender Bewegung, menschengerechter Ernährung, einer Balance zwischen Stress und Entspannung, nach einem überhaupt rhythmisch gestalteten Alltag sowie nach sozialer Unterstützung und ausreichend »natürlicher Ordnung« entspricht, folgende Wirkungen:

* ausgeglichene Muskelspannung in Ruhe
* Blutdruck und Ruhepuls im Normbereich
* Körpertemperatur reguliert sich je nach Umgebungsbedingungen
* Körpergewicht im Normbereich
* Immunsystem arbeitet optimal
* entzündliche Prozesse klingen rasch ab
* rasche Wundheilung
* Krebszellen werden frühzeitig eliminiert
* Arterien bleiben flexibel und durchlässig
* Telomerase-Aktivität erhält Zellteilungsfähigkeit (siehe Seite 21)
* epigenetische Einstellungen an unserem Erbgut fördern Zur-Ruhe-Kommen und harmonische Beziehungen (siehe Seite 22)

Dies alles ist Ausdruck dafür, dass der Organismus sich entsprechend seiner Umweltbedingungen selbst reguliert und seine Funktionen im Rahmen eines natürlichen Alterungsprozesses erhält. Das betrifft vor allem die rasche Rückkehr von stressbedingten Erregungszuständen zu den Ruhewerten. Im Stresszustand nimmt die Muskelspannung in vielen Muskelgruppen, die bei Kampf oder Flucht gebraucht werden, zu. Das Herz-Kreislauf-System macht mobil, die Arterien verengen sich. Es werden vermehrt Zucker und Fett ins Blut ausgeschüttet. Die Bereitschaft für Blutgerinnung und Entzündungen nimmt zu. Die Verdauungsaktivität wird eingeschränkt. Die Atmung verläuft schneller und flacher als in Ruhe. Unter Dauerstress finden all diese Funktionen nicht oder nur sehr langsam zurück in einen erholsamen und ausgeglichenen Ruhezustand und das fördert dann mit der Zeit die Entstehung der sogenannten Zivilisationserkrankungen: Arteriosklerose bis hin zu Herzinfarkt und Schlaganfall, Rücken- und Verdauungsbeschwerden, entzündliche Darmerkrankungen, Krebs, Rheuma, Allergien, Lungen-, Atemwegs- und Gelenkerkrankungen.

Unser Lebensstil wirkt dabei bis tief hinein in die Zellen und bis hinein ins Erbgut, das wir an unsere Kinder weitergeben. So entdeckte der amerikanische Gerontologe Leonard Hayflick in den 1960er-Jahren, dass Körperzellen beim Menschen und bei anderen Säugetieren sich nur begrenzt oft teilen können. Geregelt wird diese Begrenzung durch die Länge der Chromosomenenden, die sogenannten Telomere, die sich bei jedem Teilungsvorgang verkürzen, bis sie so kurz sind, dass keine weitere Teilung erfolgen kann. Die Telomere sind dabei vergleichbar mit den eingefassten Enden von Schnürsenkeln. Wenn diese Einfassungen aus Metall oder Plastik fehlen, fransen die Schnürsenkel aus und lassen sich zunehmend schwieriger durch die Ösen ziehen. Die teilungsabhängige Telomerverkürzung lässt sich für Zellen in der Haut, im Blut, in Magen und Darm, in den Nieren und Nebennieren sowie in Leber und Milz nachweisen. Verbindungen zwischen starker Telomerverkürzung und dem Auftreten von Krankheiten wurden zum Beispiel für Arteriosklerose, Krebs- und Lebererkrankungen beschrieben (Lin et al., 2012).

Lebensstil und Krebserkrankungen

Interessant ist, dass sich die Verkürzungsprozesse durch Lebensstilentscheidungen beeinflussen lassen. So konnten Dean Ornish und Kollegen (2013) zeigen, dass eine Umstellung auf vegetarische Ernährung, regelmäßige, moderate Bewegung, bewusste Stressbewältigung sowie soziale Unterstützung positiven Einfluss auf die Telomerlänge bei Patienten mit niedrig riskantem Prostatakrebs haben kann. Die Zunahme der für die Telomerlänge entscheidenden Aktivität des Enzyms Telomerase ging dabei in dem dreimonatigen Beobachtungszeitraum einher mit der Abnahme des schädlichen LDL-Cholesterins sowie mit der Reduktion von psychischem Stress. In einer Untersuchung zur Wirkung eines dreimonatigen Meditations-Retreats wurde ebenfalls eine Zunahme der Telomerase-Aktivität festgestellt bei gleichzeitiger Abnahme von Stress und Neurotizismus (Jacobs et al., 2011). Dabei gaben die Probanden auch an, mehr Sinn im Leben und mehr Einfluss auf ihr Lebensgeschehen zu empfinden.

Eine weitere Untersuchung zur Wirkung eines meditativen Achtsamkeitsprogramms auf Marker der Zellalterung bei Frauen nach einer erfolgreichen Brustkrebstherapie zeigte, dass in der Achtsamkeitsgruppe die Aktivität des Enzyms Telomerase in für die Immunaktivität wichtigen Zellen über 12 Wochen kontinuierlich um bis zu 17 % zunahm (Lengacher et al., 2014). In der Vergleichsgruppe war hingegen keine Zunahme zu verzeichnen. Telomerase stellt nach der Zellteilung die dabei verkürzten Telomere wieder her und erhält damit ihre Lebensdauer. Die Autoren interpretieren die Ergebnisse dahin gehend, dass die Kultivierung eines achtsamen Lebensstils Alterungsprozesse des Immunsystems auf zellulärer Ebene reduzieren kann.

Studien von Susan Lutgendorf, Psychoneuroimmunologin an der Universität von Iowa, zeigen, dass durch Stressreduktion die Signalketten der Krebsentstehung auf jeder Stufe beeinflussbar sind. Das heißt, Entartung, Wanderung, Invasion, Ausbildung von Gefäßen zur Nährstoffversorgung des Tumors und zu seiner Vermehrung werden durch Stress begünstigt und durch Stressregulation gehemmt.

Gesund älter werden

Mit zunehmendem Lebensalter mehren sich die entzündlichen Prozesse im Körper. Altern wird von einigen Autoren deshalb mit dem Voranschreiten leichter, subklinischer, im ganzen System verteilter entzündlicher Prozesse gleichgesetzt. Entzündliche Aktivitäten des Immunsystems halten dabei einerseits krankheitsverursachende Eindringlinge wie Viren, Bakterien, Pilze oder Parasiten unter Kontrolle, andererseits sind sie Reaktionen auf potenziell schädliche physikalische oder chemische Reize. Und sie sind abhängig von der Stressbelastung. Ziel eines gesundes Lebensstils ist es, Entzündungen im Körper möglichst gering zu halten, denn sie tragen auf Dauer zur Ausprägung chronischer altersassoziierter Erkrankungen bei wie beispielsweise Arthritis, Alzheimer, Arteriosklerose, Osteoporose, Muskelabbau und Diabetes mellitus. So wird von einigen Forschern vom »Entzündungsaltern« gesprochen. Dieses wird zudem auch als mögliche Ursache für die mit dem Alter zunehmenden Krebserkrankungen gesehen. So wurden bei Hochbetagten ohne Krebserkrankungen vermehrt epigenetische Einstellungen festgestellt, die Entzündungsprozesse reduzieren (Vasto et al., 2009).

Epigenetische Einstellungen sind um Abschnitte der DNA herum angeordnete molekulare Strukturen, die als Genschalter fungieren, indem sie nachfolgend abgebildete Gene »ein-« oder »ausschalten«. Diese Strukturen werden vererbt, aber sie können auch durch unsere Lebensführung beeinflusst werden. Dort, im innersten Bauplan für unser Leben, finden sich Strukturen, die entweder unsere Ruhe, »Wohlspannung«, Gelassenheit und Erholung fördern und damit die gesundheitsgefährdenden Effekte von Stress abpuffern oder die uns in Dauererregung halten und uns verschleißen. So gibt es zum Beispiel einen Genschalter, der für die Herabregulierung der Ausschüttung des Stresshormons Cortisol nach einer Stressreaktion verantwortlich ist. Wenn Mütter ihre Neugeborenen fürsorglich bemuttern und beruhigen, wirkt das auf diesen Genschalter so, dass die Kinder sich später bzw. ein Leben lang schnell selbst beruhigen können. Das konnte bei Ratten nachgewiesen werden und scheint intuitiv ebenso für uns Menschen zuzutreffen (Weaver et al., 2004).

Wenn wir schon als Babys verlässlich erleben, dass eine fürsorgliche Person uns beruhigt, wenn wir aufgeregt sind, dann verinnerlichen wir die Fähigkeit, gelassen und wohlig sein zu können, sobald eine Gefahr und Aufregung vorüber ist. Diese grundlegende Erfahrung und Fähigkeit kann uns dann ein Leben lang befähigen, uns selbst durch Selbstfürsorge zu beruhigen, zu regenerieren und zu stärken. Und vermutlich sind wir dann auch besser in der Lage, anderen Menschen gegenüber fürsorglich zu sein, ohne uns selbst dabei zu vergessen und zu überfordern. Doch auch wenn wir diese Erfahrungen als Babys nicht machen konnten, lässt sich in späteren Jahren der Genschalter von Dauerstress auf Selbstberuhigung umstellen. Verlässliche dauerhafte und fürsorgliche Beziehungen fördern die Selbstberuhigung. Und Untersuchungen zur Einbeziehung von Entspannung, Qigong und Achtsamkeit in den Alltag zeigen ähnliche Wirkungen auf den Genschalter (Dusek et al., 2008; Li et al., 2005).

Wenn es gelingt, unseren Alltag so einzurichten, dass wir uns immer wieder – idealerweise jeden Tag – Zeit für uns selbst nehmen, zehn, vielleicht zwanzig Minuten, dann finden Veränderungen tief in unserem Inneren statt, die uns weniger anfällig für Belastungen und Stress werden lassen und die es uns ermöglichen, in Stresssituationen weniger außer uns zu geraten. Unser Immunsystem reagiert dann robuster und effektiver auf Eindringlinge. Auch beruhigt und regeneriert sich der Organismus wesentlich schneller und nachhaltiger nach Belastungsphasen. Diese tief greifenden Veränderungen sind schon nach wenigen Wochen einer mehr oder weniger täglichen Achtsamkeitspraxis erkennbar.

Weitere Zusammenhänge zwischen Lebensstil und Gesundheit ergab die große europäische EPIC-Studie, die zwischen 1992 und 2000 über eine halbe Million Menschen in 10 Ländern untersuchte. Danach bestimmen Lebensstil und Lebensstilentscheidungen in einem sehr großen Maß, ob Menschen gesund leben oder Krebs, Diabetes und Herzerkrankungen entwickeln. Haupteinflussfaktoren sind:

* Nichtrauchen, Normalgewicht, moderater Alkoholkonsum
* täglich mindestens 30 Minuten moderate Bewegung
* Ernährung mit geringer Energiedichte, vielen Ballaststoffen, reichlich Obst und Gemüse
* kein rotes, heiß gebratenes Fleisch verzehren
* wenig Stress, vor allem in der Kindheit!

Selbstheilungskräfte

Mit unseren täglichen Lebensentscheidungen bezüglich dieser Faktoren bauen wir kontinuierlich an unserem Lebenshaus sowie natürlich auch an dem unserer Kinder. Darüber hinaus nehmen wir mit vielen dieser Entscheidungen auch Einfluss auf die Welt, in der wir leben. Zum Beispiel fördern wir mit jedem Einkauf entweder die gesundheitsgefährdende, auf Raubbau basierende und sozial ungerechte Landwirtschaft und Handelsindustrie oder wir stärken nachhaltige und faire Alternativen.

So gestalten wir aus unseren vielen kleinen, scheinbar nebensächlichen Entscheidungen im Alltag unser Leben und unsere gemeinsame Lebenswelt. Tun wir es weise, freudvoll und lebensfreundlich!

Das Lebenshaus

Eine beispielhafte Geschichte: Ein alter Zimmermann wollte sich zur Ruhe setzen. Er sagte seinem Arbeitgeber, einem Bauunternehmer, dass er in Zukunft keine Häuser mehr bauen, sondern in Ruhe mit seiner Frau leben und Zeit für seine Kinder und Enkelkinder haben wolle. Natürlich würde er den monatlichen Lohn vermissen, aber sie würden schon irgendwie über die Runden kommen. Es war einfach Zeit für den Ruhestand. Dem Bauunternehmer tat es leid, einen solch guten Arbeiter gehen zu lassen. Er fragte ihn, ob er nicht noch ein Haus bauen könne, um ihm persönlich einen Gefallen zu tun. Der Zimmermann sagte zu, doch man merkte sehr bald, dass sein Herz nicht bei der Sache war. Er arbeitete nachlässig und setzte minderwertige Materialien ein. Es war ein bedauerliches Ende seiner beruflichen Laufbahn. Als der Zimmermann seine Arbeit beendet hatte, kam sein Auftraggeber, um das Haus zu begutachten. Anschließend überreichte er seinem Angestellten den Haustürschlüssel.

»Dies ist Ihr Haus!«, sagte er, »mein Geschenk an Sie!« Was für ein Schock! Der Zimmermann war zutiefst beschämt. Hätte er gewusst, dass es sein eigenes Haus war, an dem er baute – er hätte alles anders gemacht. Nun musste er in einem Haus wohnen, für das er sich keine große Mühe gegeben hatte.

Genau so kann es uns gehen. Wir bauen oft recht nachlässig an unserem Lebenshaus. Wir reagieren, anstatt zu agieren, und geben uns mit weniger als dem Besten zufrieden. An den entscheidenden Stellen versäumen wir es, uns die größte Mühe zu geben. Plötzlich sehen wir mit Schrecken, was wir angerichtet haben, aber nun müssen wir in dem Haus leben, das von uns gebaut worden ist. Hätten wir das vorher gewusst, hätten wir es anders gemacht!

Dieses Leben leben Sie nur ein einziges Mal.

Stellen Sie sich vor, Sie sind dieser Zimmermann. Sie selbst bauen an Ihrem Lebenshaus. Jeden Tag schlagen Sie irgendwo einen Nagel ein, bringen ein Brett an oder ziehen eine Mauer hoch. Bauen Sie weise! Es ist das einzige Leben, das Sie je leben werden. Selbst wenn Sie nur noch einen Tag zu leben hätten – dieser eine Tag verdient es, dass Sie ihn gut und mit Würde leben.

Die Gedenktafel an der Wand des Hauses trägt die Aufschrift: »Das Leben ist ein Do-it-yourself-Projekt!« Wie könnte man es noch ausdrücken? Das Leben, das Sie heute leben, ist das Ergebnis Ihrer Einstellungen und Entscheidungen von gestern. Ihr Verhalten und die Entscheidungen, die Sie heute treffen, werden sich morgen in Ihrem Leben zeigen.

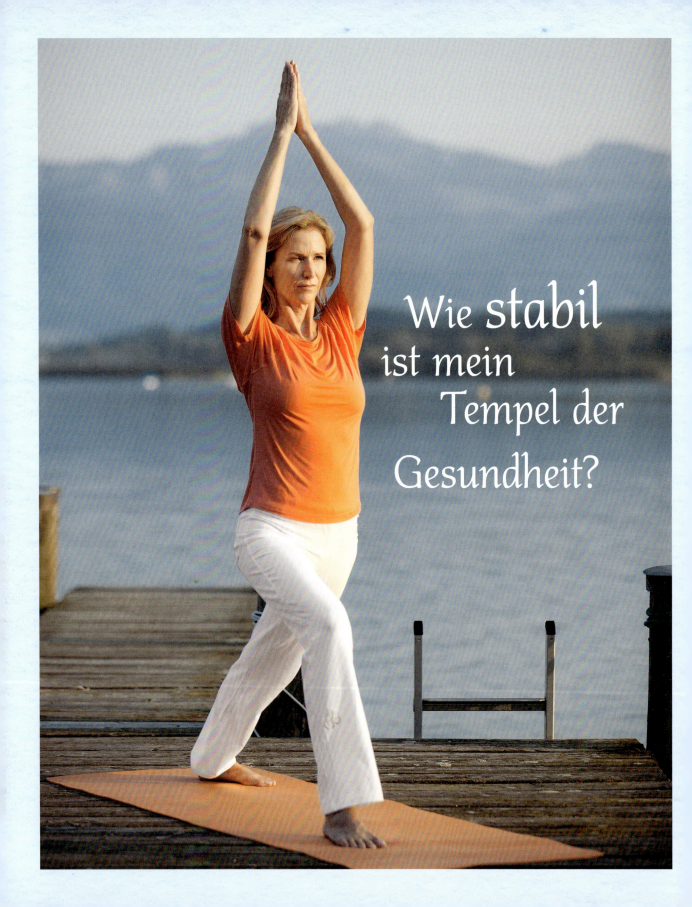

Braucht es ein Mehr an Selbstfürsorge?

Um Ihnen zu ermöglichen, Ihren individuellen Gesundheitsstandort zu ermitteln, haben wir in dieses Buch zwei Tests aufgenommen. Das »SensiTool« misst Ihre Vitalität und Ihre Selbstachtsamkeit. Der Test »Wie gut ist mein Gesundheitsverhalten?« zeigt Ihnen bezüglich Ihres Lebensstils Ihre Stärken und die noch schlummernden Potenziale, um die Fähigkeiten zu Selbstregulation und Selbstheilung Ihres Organismus weiterzuentwickeln. Beide Tests erheben keinen Anspruch auf Vollständigkeit und ersetzen auf keinen Fall die Analyse oder den Rat eines Experten. Sie können Sie allerdings motivieren und inspirieren, selbst gezielt aktiv zu werden.

Aber bitte versuchen Sie nach Auflösung des Tests nicht, alles auf einmal verändern zu wollen. Sonst geraten Sie in »Gesundheitsstress«. Es ist nicht notwendig, in allen Lebensstilbereichen bei 100 Prozent zu sein. Genießen Sie es, fürsorglich mit sich selbst umzugehen, und kultivieren Sie eine freudvoll-neugierige Gelassenheit dabei.

Achtsam, vital und kreativ – der SensiTool-Test

Der Online-Test SensiTool zum Thema »Vitalität und Selbstachtsamkeit« wurde im Rahmen des Projekts KreaRe (Aktivierung der Kreativität älterer Mitarbeiterinnen und Mitarbeiter durch Ressourcenmanagement und Erhaltung durch integrierte Personal- und Organisationsentwicklung) im Auftrag des Bundesministeriums für Bildung und Forschung an unserem Lehrstuhl für Naturheilkunde entwickelt. Er ermöglicht Ihnen eine persönliche Standortbestimmung bezüglich eventueller lebensstilbedingter Gesundheitsrisiken und -ressourcen. Sie finden ihn unter folgendem Link: www.sensitool.de

Das Ausfüllen nimmt nur wenige Minuten Ihrer Zeit in Anspruch. Ihre Ergebnisse werden automatisch ausgewertet. Anschließend erhalten Sie konkrete Empfehlungen zum Erhalt und zur Kultivierung Ihrer Gesundheitsressourcen. Nach einiger Zeit, zum Beispiel nachdem Sie das 10-Wochen-Programm in diesem Buch ausprobiert haben, können Sie den Test wiederholen und sich so die eingetretenen Veränderungen vor Augen führen.

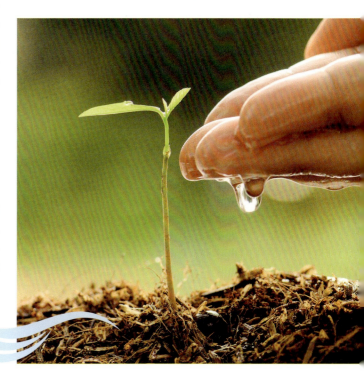

Die Gesundheit ist ein zartes Pflänzchen, das gepflegt und umhegt werden will.

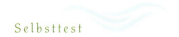

Selbsttest

Fragebogen: Wie gesund ist mein Lebensstil?

Ihre Antworten auf die folgenden Fragen geben Hinweise auf die Stabilität der einzelnen **Elemente Ihres Tempels der Gesundheit.**

Die Basis: Achtsamkeit

Erleben Sie im Alltag immer wieder Momente, in denen Sie mit Ihrer Aufmerksamkeit und allen Sinnen im gegenwärtigen Moment präsent sind? Spüren und beachten Sie im Alltag Ihre Bedürfnisse und Belastungsgrenzen? Gehen Sie humorvoll, freundlich, liebevoll und fürsorglich mit sich selbst um?

	Punkte	
Ja	2	Achtsamkeit
Teils, teils	1	
Nein	0	

Halbieren Sie bitte in der Tempel-Abbildung auf Seite 29 unten das Basisfeld und malen Sie es dann entsprechend Ihrem Wert aus: Ja – ganz ausmalen, teils, teils – halb ausmalen, nein – frei lassen.

Die Säulen: Bewegung

1. Praktizieren Sie regelmäßig eine Form von Ausdauerbewegung, zum Beispiel Spazierengehen, Laufen, Schwimmen oder Fahrradfahren (mindestens 30 Minuten)?

	Punkte	
An den meisten Tagen der Woche	2	Bewegung
2–3-mal in der Woche	1	
So gut wie nie oder selten	0	

2. Praktizieren Sie zusätzlich regelmäßig (mindestens einmal in der Woche) z. B. Gymnastik, Yoga oder Qigong?

	Punkte	
Ja	2	Bewegung
Nein	0	
Ab und zu	1	

3. Üben Sie eine überwiegend sitzende Tätigkeit aus? Bzw., falls Sie nicht berufstätig sind: Verbringen Sie Ihren Alltag überwiegend sitzend?

	Punkte	
Ja	0	Bewegung
Nein	2	

4. Sorgen Sie für ausreichend Bewegung in Ihrem Alltag (Gartenarbeit, Besorgungen mit dem Fahrrad, Treppe statt Fahrstuhl etc.)?

	Punkte	
Täglich	2	Bewegung
2–3-mal in der Woche	1	
So gut wie nie oder selten	0	

Summe Bewegung: _____

Atmung

1. Rauchen Sie mehr als drei Zigaretten?

	Punkte	
Täglich	0	Atmung
Ab und zu	1	
So gut wie nie	2	

Selbsttest

2. Achten Sie auf einen ausbalancierten Tagesrhythmus, vor allem in Bezug auf Phasen der Anstrengung und Erholung?

	Punkte
Täglich	2
Ab und zu	1
So gut wie nie	0

Atmung

3. Nehmen Sie sich Zeit, Ihre Atmung bewusst wahrzunehmen?

	Punkte
Täglich	2
Ab und zu	1
So gut wie nie	0

Atmung

4. Gönnen Sie sich ausreichend Schlaf? Das heißt, wachen Sie erholt morgens auf?

	Punkte
Täglich	2
Ab und zu	1
So gut wie nie	0

Atmung

Summe Atmung: _____

Umgang mit Stress und Belastungen

1. Gönnen Sie sich bewusst kleine Verschnaufpausen im Alltag?

	Punkte
Täglich	2
Ab und zu	1
So gut wie nie	0

Umgang mit Stress

2. Wie oft haben Sie das Gefühl, in negativen Gedankenkreisen (Sorgen und Ängsten) gefangen zu sein?

	Punkte
Täglich	0
Ab und zu	1
So gut wie nie	2

Umgang mit Stress

3. An wie vielen Tagen in der Woche führen Sie Entspannungsübungen durch, zum Beispiel autogenes Training, Muskelentspannung nach Jacobson, körperbezogene Fantasiereisen oder Meditationen?

	Punkte
Täglich	2
Ab und zu	1
so gut wie nie	0

Umgang mit Stress

4. An wie vielen Tagen in der Woche haben Sie das Gefühl, überlastet zu sein?

	Punkte
Täglich	0
Ab und zu	1
So gut wie nie	2

Umgang mit Stress

Summe Umgang mit Stress und Belastungen: ____

Ernährung

1. Essen Sie mindestens fünf Einheiten Obst und Gemüse? (Eine Einheit ist ein Apfel, eine Banane, zwei Handvoll Beeren usw.)

	Punkte
Täglich	2
So gut wie nie	0
Ab und zu	1

Ernährung

Selbsttest

2. Essen Sie Lebensmittel wie Fleisch, Wurst, Pommes oder Pizza?

	Punkte
Täglich	0
Ab und zu	1
So gut wie nie	2

Ernährung

3. Essen Sie überwiegend Vollkornprodukte?

	Punkte
Täglich	0
Ab und zu	1
So gut wie nie	2

Ernährung

4. Nehmen Sie viel Zucker zu sich in Form von Säften, Limonaden, Süßigkeiten?

	Punkte
Täglich	0
Ab und zu	1
So gut wie nie	2

Ernährung

Summe Ernährung: _____

Naturheilkundliche Selbsthilfestrategien

1. Führen Sie regelmäßig prophylaktische Wasseranwendungen nach Kneipp durch (zum Beispiel kalte oder warme Fußbäder, Güsse, kaltes Abduschen, Wassertreten?

	Punkte
Regelmäßig	2
Ab und zu	1
So gut wie nie	0

Naturheilkundliche Selbsthilfe

2. Wenden Sie, wenn es möglich ist, bei Erkrankungen (zum Beispiel bei Erkältungen) Heilkräuter (beispielsweise in Form von Tees) an?

	Punkte
Ja	2
Nein	0

Naturheilkundliche Selbsthilfe

3. Gönnen Sie sich regelmäßig Massagen, Saunabesuche oder Urlaube mit gesundheitsfördernden Aktivitäten?

	Punkte
Ja	2
Nein	0

Naturheilkundliche Selbsthilfe

4. Nutzen Sie Wärme- oder Kälteanwendungen (Wärmflasche, Bäder, Wadenwickel etc.) bei Schmerzen oder anderen Beschwerden?

	Punkte
Ja	2
Nein	0

Naturheilkundliche Selbsthilfe

Summe Naturheilkundliche Selbsthilfestrategien: _____

Tragen Sie nun bitte Ihre Summen für jede Säule der Lebensstilbereiche ein und malen Sie die Säulen in der Abbildung von unten ausgehend bis zum entsprechenden Wert aus. Dann wenden Sie sich bitte der Zwischendecke und dem Dach zu. Diese Lebensthemen sind natürlich viel zu komplex, als dass sie sich in wenigen Fragen wirklich abbilden ließen. Aber vielleicht skizzieren Ihre Ergebnisse Ihnen Schwerpunkte und Richtung für eine tiefere Beschäftigung damit.

Selbsttest

Lebensziele, Gedanken, Wünsche, Hoffnungen, Lebenssinn

Haben Sie Lebensziele, die Sie begeistern? Betrachten und gestalten Sie Ihre Gedanken und Gefühle mit Humor und Gelassenheit? Empfinden Sie Ihr Leben als sinnerfüllt?

	Punkte
Ja	2
Teils, teils	1
Nein	0

Familie und soziale Kontakte

Fühlen Sie sich in Ihrer Familie und im Freundeskreis ausreichend geliebt, wertgeschätzt und unterstützt? Sind Sie zufrieden mit Ihrem sozialen Leben?

	Punkte
Ja	2
Teils, teils	1
Nein	0

Beruf und Leistung

Fühlen Sie sich in Ihren Talenten und Fähigkeiten ausreichend gefordert und wertgeschätzt? Sind Sie zufrieden damit, was Sie tun und wie Sie sich ins Leben einbringen?

	Punkte
Ja	2
Teils, teils	1
Nein	0

Halbieren Sie bitte in der Abbildung wieder die Felder und malen Sie sie dann entsprechend Ihrem Wert aus: ja = ganz ausmalen; teils, teils = halb ausmalen; nein = frei lassen.

Wenn alle Elemente entsprechend Ihren Werten ausgemalt sind, was sehen Sie?

Wie stabil und verlässlich stellt sich Ihr Tempel dar?

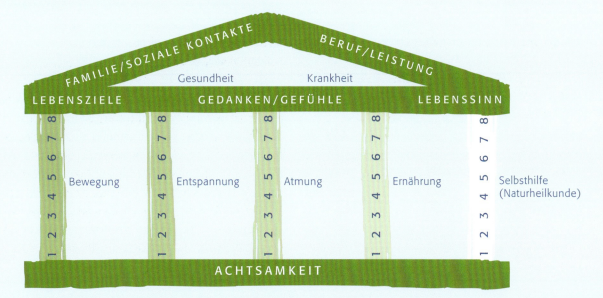

Welche Elemente weisen Löcher auf? Gibt es Schieflagen?

Wo möchten Sie Ihren Tempel gern stabilisieren, sich entwickeln, lange Geplantes umsetzen oder Neues entdecken und ausprobieren?

Ich möchte gern _____

_____

Selbstfürsorge – der Kitt, der Ihren »Lebenstempel« zusammenhält

Kein Mensch gleicht dem anderen. Jeder von uns schöpft durch andere Maßnahmen neue Kraft, Zuversicht und Lebensenergie. Wie sieht Ihr Tempel der Gesundheit aus? Gibt es akuten Handlungsbedarf für eine oder zwei der fünf Säulen auf der Verhaltensebene? Wenn ja, versuchen Sie bitte nicht, an allen Baustellen gleichzeitig zu arbeiten. Gehen Sie langsam Schritt für Schritt vor.

> *Selbstfürsorge heißt bei sich zu Hause ankommen.*

Entdecken Sie die Praxis, (wieder) selbstfürsorglich mit sich umzugehen. Beachten Sie Ihre Belastungsgrenzen, um sich nicht vital zu erschöpfen. Selbstfürsorge ist der Kitt, der die einzelnen Tempelbausteine zusammenhält. Sie ist eine innere Haltung zu uns selbst, die eigene Wertschätzung beinhaltet. Denn nur, wenn Sie sich selbst wertschätzen, gehen Sie auch sorgsam mit sich um, auch in Ihrem Gesundheitsverhalten. Mit Selbstfürsorge gelingt es Ihnen, Ihre eigenen Bedürfnisse, Kräfte sowie Gefühle wahrzunehmen, mit der Absicht, körperlich, seelisch und geistig gesund zu bleiben. Tragen Sie Sorge für sich!

Wir möchten Sie dazu einladen, sich mit den einzelnen Säulen Ihres »Lebenstempels« zu beschäftigen. Ein gesünderer Lebensstil umfasst alle Bereiche. Hier in diesem Buch finden Sie den Schlüssel für ein gesünderes, zufriedeneres Leben. Öffnen Sie nun die Tür und treten Sie in Ihren Tempel ein.

Die Säulen im Tempel selbst stabilisieren

Das Modell des Tempels der Gesundheit ist kein starres Konzept. Es öffnet Türen und bietet dahinter Spielräume, die es zu entdecken gilt. Seien Sie neugierig und schauen Sie sich in den Zimmern Ihres »Lebenstempels« um. Wie eingangs erwähnt, ist die Beschäftigung mit der eigenen Gesundheit nicht zwangsläufig ein ernstes Thema, sondern soll vor allem Freude bereiten. Wenn wir Freude empfinden, lassen sich auch schwierig erscheinende Anforderungen leichter bewältigen. Auch der Umgang mit einer schweren Krankheit kann dadurch erleichtert werden, da Sie selbst – wie schlimm Ihre Situation auch gerade sein mag – in Aktion treten können und nicht mehr ohnmächtig Ihrem vermeintlichen Schicksal gegenüberstehen.

Wenn es uns gelingt, uns selbstfürsorglich um den Aufbau oder die Stabilisierung jeder der fünf Säulen zu kümmern, handeln wir selbstbestimmt und geben unsere Verantwortung nicht an einen Arzt oder Therapeuten ab, der uns heilen soll. Vielleicht hält unsere Erkrankung eine Botschaft für uns bereit, die wir noch nicht haben hören können oder wollen. Erkrankungen entstehen häufig durch einen Mangel an Gleichgewicht im körperlichen, geistigen und seelischen Bereich. Unsere Aufgabe ist es, dafür zu sorgen, die Architektur

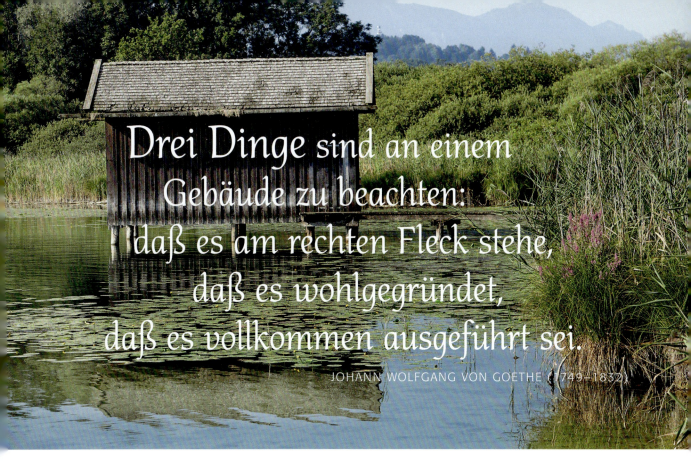

> **Drei Dinge** sind an einem Gebäude zu beachten:
> daß es am rechten Fleck stehe,
> daß es wohlgegründet,
> daß es vollkommen ausgeführt sei.
>
> JOHANN WOLFGANG VON GOETHE (1749–1832)

unseres »Lebenstempels«, die in ihrem Aufbau perfekt ist, zu pflegen, zu hegen und zu stärken. Versuchen Sie deshalb innezuhalten, sich zuzuhören, sich ernst zu nehmen und liebevoll mit sich umzugehen.

Selbstheilungskräfte – der Arzt in uns

Es gibt Menschen, die ganz intuitiv wissen, was ihnen guttut und was nicht. Einige bewegen sich im Alltag, machen zum Beispiel regelmäßig Sport oder Yoga, gehen walken, pflegen ihre Beziehungen, ernähren sich gesund, achten auf Entspannung, beten oder meditieren. Anderen jedoch scheint der Schlüssel zu den eigenen Selbstheilungskräften verloren gegangen zu sein. Sie finden keine Antwort auf die Frage: »Was kann ich selbst dazu beitragen, um gesund zu bleiben?« Selbstheilung ist eine Fähigkeit, die sich entwickeln lässt. Dieses Buch enthält eine Fülle von Hinweisen auf Gesundheitsquellen, mit denen es Ihnen gelingt, Ihre Selbstheilungskräfte zu stärken. Finden Sie heraus, was Ihnen guttut und Kraft gibt, und übernehmen Sie Verantwortung für sich und Ihr Wohlbefinden. Jeder von uns hat seine persönlichen Gesundheitsquellen, die es wiederzuentdecken gilt. Es lohnt sich immer, sich etwas Gutes zu tun. Auch Ihnen ist es möglich, den Arzt in sich kennenzulernen und zu aktivieren.

Dabei haben auch unsere Gedanken und Gefühle einen großen Einfluss auf unsere Selbstheilungskräfte. Sie können in unserem Körper zum Beispiel Entzündungsprozesse auslösen, die unser Immunsystem schwächen. Außerdem unterdrücken Empfindungen wie Angst und Ohnmacht auf Dauer den inneren Heilprozess. Hingegen sind Gedanken und Gefühle, die Freude, Gelassenheit und Verbundensein beinhalten, oft in der Lage, die eigene Abwehrkraft zu stärken, um uns so vor Krankheit zu schützen.

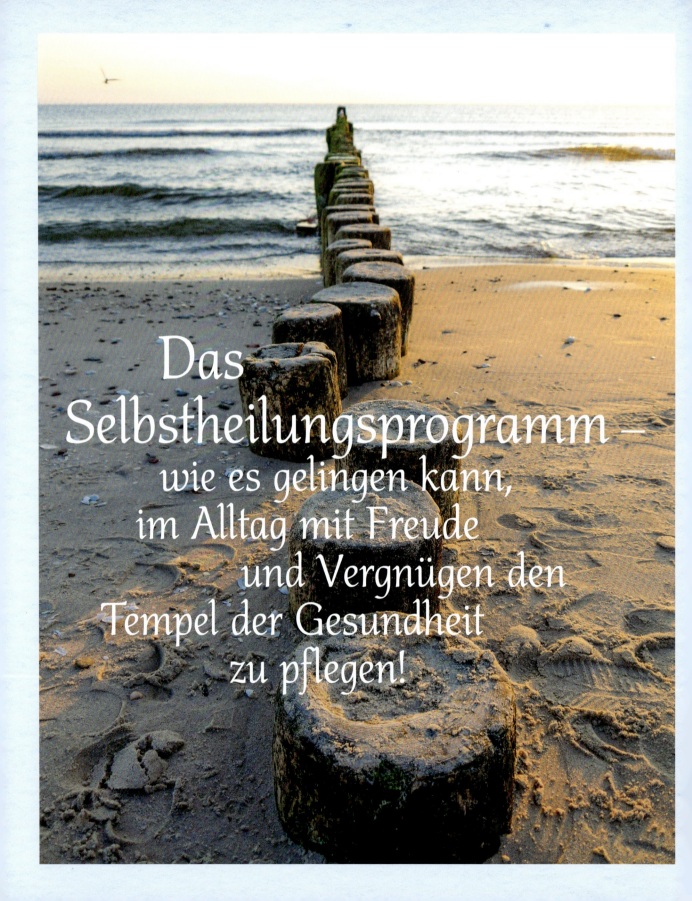

Das Selbstheilungsprogramm –
wie es gelingen kann,
im Alltag mit Freude
und Vergnügen den
Tempel der Gesundheit
zu pflegen!

Tempel der Gesundheit – das Modell für einen gesunden Lebensstil

Das Modell des Tempels der Gesundheit symbolisiert, wie im Mind-Body-medizinischen Sinne ein gesundheitsfördernder Lebensstil aussieht bzw. aufgebaut werden kann. Den Patienten der Naturheilkundeabteilung an unserer Klinik wird dieses Konzept noch vor Therapiebeginn vorgestellt. Für die Patienten im Einzelcoaching im *mindfulness based Yoga Coaching* (mbYc) ist das Modell als Einstieg in den Coachingprozess ebenfalls enorm hilfreich. So bekommen die Teilnehmer ein Gespür dafür, wie die einzelnen Bauelemente des Tempels sich gegenseitig beeinflussen und wie sie ihren persönlichen Lebenstempel stabiler ausbauen können.

Die Bauelemente des Tempels

Das Fundament des Modells ist die **Achtsamkeit**. Begegnen wir allem, was wir tun, achtsam, selbstfürsorglich und freundlich, wird es uns mit etwas Übung gelingen, entscheiden zu können, worauf wir unseren Fokus ausrichten und womit wir uns in welchem Maße beschäftigen wollen. Und wir öffnen uns für tiefe, bedeutsame Erfahrungen. Ein achtsamer Umgang mit uns selbst ist wie eine Tür, die wir freudvoll öffnen, um neue Räume zu betreten. Nachdem wir diese Tür geöffnet haben, wird es uns leichter fallen, unser Leben in die Hand zu nehmen und zu einem bewussten Umgang mit uns selbst und anderen finden zu können.

Achtsamkeit kann uns vor Stress schützen und uns die Verbundenheit zwischen unserem Körper und Geist spüren lassen. Sie ermöglicht uns einen Perspektivenwechsel vom Tun zum Sein und kann uns außerdem helfen, mit Schwierigkeiten im Leben besser umzugehen, unseren Entscheidungsspielraum zu vergrößern sowie zu mehr Selbsterkenntnis zu kommen. In diesem Sinne ist Achtsamkeit nicht als Technik zu verstehen, um zum Beispiel bei chronischen Erkrankungen besser mit bestimmten Symptomen wie Schmerzen umgehen zu können, sondern als Lebensweise. Sobald dieses Fundament gelegt ist, haben alle Bausteine des Tempels eine feste Basis, auf der er stabil stehen und wachsen kann. Auf dem Sockel der Achtsamkeit sind **die fünf Säulen** der Lebensstilaspekte auf der Verhaltensebene – Bewegung, Ernährung, Atmung, Entspannung sowie naturheilkundliche Selbsthilfe – fest verankert. Hier geht es um die alltäglichen Entscheidungen, ob und mit welchem Verhalten Sie Ihre Selbstheilungskräfte stärken.

Bewegung: Die Säule der Bewegung steht dann stabil, wenn wir regelmäßig möglichst jeden Tag ca. 20 bis 30 Minuten moderate Ausdauerbewegung betreiben – zum Beispiel Radfahren, Walken, Schwimmen etc. Dabei sollte der Trainingspuls in etwa einen Wert erreichen, der bei 180 minus dem Lebensalter liegt. Wer also 50 Jahre alt ist, bewegt sich ausreichend intensiv, wenn der Puls täglich für eine halbe Stunde auf 130 Schläge pro Minute steigt. Darüber hinaus ist es sehr hilfreich, den Alltag bewegt zu gestalten, zum Beispiel Treppen zu gehen, statt Rolltreppe oder Aufzug zu fahren, Besorgungen zu Fuß zu erledigen etc.

Ernährung: Auch unsere Ernährung hat einen großen Einfluss auf unsere Gesundheit und unser Wohlbefinden. Wir empfehlen Ihnen eine vollwertige, mediterrane Ernährung, die viel kreativen Freiraum lässt und laut allen neueren Studien der Gesundheit sehr zuträglich ist.

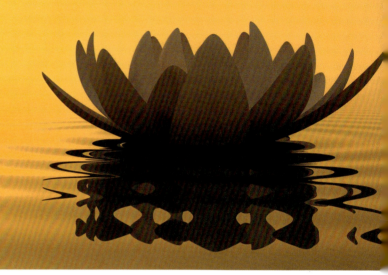

> Und wenn ein Haus mit sich selbst uneins wird, kann es nicht bestehen.
>
> MARKUS 3,25

Die mediterrane, vollwertige Ernährung versorgt uns mit allen lebensnotwendigen Nährstoffen (Vitamine, Mineralien, Spurenelemente und sekundäre Pflanzenstoffe), ist gesundheitsfördernd und beugt verschiedenen Erkrankungen vor. Lebensmittel werden dabei frisch und möglichst schonend verarbeitet. Das heißt, sie enthalten den vollen Wert der natürlicherweise vorkommenden Inhaltsstoffe. Die Zubereitung der Speisen ist dabei ebenso wichtig wie die Qualität der verwendeten Zutaten.

Der Ansatz der mediterranen Vollwerternährung ist ganzheitlich: Lebensmittel sollen nicht nur gesund für den Verbraucher sein, sondern Vorrang haben saisonale Erzeugnisse aus ökologischer Landwirtschaft und mit regionaler Herkunft. Der Genuss kommt dabei keineswegs zu kurz. Fast alle Gerichte lassen sich vollwertig kochen: persönliche Lieblingsspeisen, traditionelle Gerichte und internationale Spezialitäten. Achtsames Essen, darauf hören, was uns gut tut, nicht Kalorien zählen, sondern hochwertige Speisen in guter Atmosphäre essen – das trägt maßgeblich dazu bei, auf Dauer gesund zu bleiben und Freude am Essen zu haben.

Atmung: Unsere Atmung ist ein Barometer für unsere momentane Befindlichkeit. Sie ändert sich in Relation zu dem, was wir gerade tun oder was wir empfinden. Haben wir zum Beispiel Stress, steigt unsere Atemfrequenz an. Die Atmung wird flacher und oberflächlicher – oder setzt für eine kurze Zeit sogar ganz aus –, sodass eine geringere Zufuhr von Sauerstoff erfolgt und in der Lunge ein mangelhafter Gasaustausch stattfindet. Schon *ein* tiefer Atemzug in Stresssituationen kann wahre Wunder bewirken: Die körperliche Anspannung löst sich wieder und unser Körper wird mit ausreichend Sauerstoff versorgt. Mit einer kleinen »Verschnaufpause« können wir der Stressreaktion so direkt entgegenwirken.

Atem steht auch für einen gesunden Tages- und Lebensrhythmus. Achten Sie auf einen ausgeglichenen Wechsel zwischen Phasen der Anstrengung und Erholung. Wenn das nicht jeden Tag möglich ist, dann organisieren Sie unbedingt eine ausgeglichene Woche. Atmung bedeutet auch Lebenskraft. Sorgen Sie dafür, dass Ihre Lunge sich immer wieder in tiefen Zügen vollständig mit frischer Luft füllen kann. Und rauchen Sie nicht!

Entspannung: In unserer hektischen Zeit finden wir oft kaum mehr Raum für eine Pause, für einen Moment der Ruhe und Entspannung. Viele Menschen fühlen sich deshalb permanent erschöpft. Bewusste Entspannung findet statt, wenn unser Geist den Körper spürt und dabei Raum für Ruhe entsteht. Empfohlen wird, sich täglich 20 bis 45 Minuten Entspannungsmethoden wie der progressiven Muskelentspannung nach Jacobson, Yoga, Qigong oder Meditation zu widmen. Auch körperbezogene Kontemplationen oder Gebete können dazu beitragen, dass unser Organismus sich täglich erholen kann und so auch unsere Seele die Balance behält.

Naturheilkundliche Selbsthilfestrategien: Hiermit sind alle Maßnahmen gemeint, die uns auf sanftem, natürlichem Wege helfen, akute Beschwerden zu lindern oder ihnen vorzubeugen. Sie zielen dabei weniger auf die Unterdrückung von Symptomen ab, wie es etwa Schmerzmittel oder fiebersenkende Medikamente tun, sondern sie stärken die Selbstregulation und Selbstheilungsfähigkeiten des Organismus. Beispiel dafür sind Kneipp-Anwendungen wie Güsse, Wickel oder Auflagen, Sauna, Wärmflasche, Bäder oder Teezubereitungen.

In den folgenden Kapiteln finden Sie viel Anregendes und Wissenswertes, wie es Ihnen gelingen kann, Ihr Gesundheitsverhalten ins Positive zu verändern und damit jede der einzelnen Säulen aufzubauen bzw. zu stärken. Die Erkenntnisse sind wissenschaftlich belegt und werden in der Klinik für Naturheilkunde und Integrative Medizin der Kliniken-Essen-Mitte seit 1999 praktiziert. Befinden sich eine oder mehrere Säulen des Tempels in Schieflage, so kann das Dach bzw. der komplette Tempel zusammenstürzen, mit unterschiedlichsten Auswirkungen auf Körper, Geist und Seele – beispielsweise in Form von physischen und psychischen Erkrankungen.

Die Zwischendecke des Tempels symbolisiert, was uns in unseren Gedanken und Gefühlen beschäftigt. Hierzu zählen unsere Einstellungen, Wünsche, Lebensziele, Empfindungen, Hoffnungen, unser Glaube und/oder unsere Spiritualität. Die Zwischendecke stabilisiert die fünf Säulen und trägt das Dach.

Die linke Seite des Spitzdachs steht für unser **soziales Umfeld**. Das sind die Menschen, mit denen wir uns umgeben, unsere Partnerschaften, Freunde, Kollegen, Bekannten. In vielen Studien wurde herausgearbeitet, dass unser soziales Netz einen sehr entscheidenden Anteil an unserer physischen und psychischen Gesundheit trägt (siehe Seite 152 ff.).

Die rechte Seite des Spitzdachs repräsentiert **die Arbeitswelt** und deren Früchte. Unterfordert uns zum Beispiel unsere Arbeit und bekommen wir hier keinerlei Anerkennung, kann dies zu großer Unzufriedenheit oder diversen Erkrankungen führen (sogenannter Bore-out). Oder wir verbrennen an den Anforderungen der Arbeitswelt und erleiden einen Burn-out. Das Spitzdach stürzt ein und Regen dringt ins Innere des Tempels. Die Innenräume verrotten und die Waage zwischen Gesundheit und Krankheit schlägt in Richtung Krankheit aus.

Alle Bauelemente zusammengenommen ergeben einen individuellen Lebenstempel, der unserem Sein ein Zuhause gibt und uns Schutz bietet vor Turbulenzen und Unwettern. Wir möchten Sie mit diesem Praxisbuch dazu anregen, Ihren persönlichen Tempel der Gesundheit auszubauen. Die Erkenntnisse der Mind-Body-Medizin können Sie hierbei unterstützen und zeigen, dass die Waage von Gesundheit und Krankheit von Ihnen bewusst beeinflusst werden kann. Lassen Sie sich von diesem Buch inspirieren und haben Sie Freude daran, zu entdecken und auszuprobieren, welche Möglichkeiten Sie haben, Ihre Gesundheit zu stärken und Ihre Selbsthilfekräfte zu aktivieren.

Den Tempel der Gesundheit pflegen – Wissen, Fühlen und Tun vereinen

Nachdem Sie mindestens einen Test aus dem vorherigen Kapitel durchgeführt haben, stellt sich Ihnen vielleicht die Frage, wie es Ihnen gelingen kann, Veränderungen in einem der eingangs vorgestellten Lebensstilbereiche vorzunehmen. Vielleicht haben Sie schon oft versucht, sich mehr zu bewegen, sind aber immer wieder in Ihre alten Verhaltensmuster zurückgefallen. Es fällt uns in der Regel schwer, alte Gewohnheiten abzulegen bzw. nach den ersten Schritten konsequent am Ball zu bleiben. Es klingt ja eigentlich leicht, mehr Sport zu treiben, sich gesünder zu ernähren oder in den Alltag kleine Entspannungspausen zu integrieren. Aber statt unsere Kenntnisse über gesundes Leben in die Tat umzusetzen, finden wir uns regelmäßig abends mit einer Tüte Chips auf dem Sofa wieder. Die Gewohnheit hält uns oft in Verhaltensmustern fest, die uns zwar kurzfristig einen Lustgewinn bringen, uns aber auf Dauer schwächen, als wäre sie ein Bleigewicht. Unser Organismus ist zwar zutiefst auf Selbsterhalt ausgerichtet. Zugleich stellt Gesundheit nicht den einzigen Wert dar, der unser Handeln bestimmt. Zumal wenn Gesundheit eine abstrakte Idee über eine mögliche Zukunft bleibt, dann motiviert das Wohlgefühl jetzt und hier unser Tun viel stärker. Es gilt also, Verhaltensweisen zu finden, die uns in diesem Moment guttun und zugleich auf Dauer unsere Gesundheitsressourcen stärken. Dabei können wir darauf vertrauen, dass wir gerne für uns sorgen und Selbstfürsorge entwickeln wollen. Um zu verstehen, wie das gehen kann, macht es Sinn, sich kurz anzuschauen, wie unser zentrales Steuerungsorgan, das Gehirn, aufgebaut ist und wie es am besten lernt.

Hilfreich dafür ist, sich unser Gehirn in drei Bereichen aufgeteilt vorzustellen, dem Stammhirn, dem limbischen System und dem Neocortex. Der evolutionär älteste Bereich ist das **Stammhirn** in Verlängerung des Rückenmarks tief unten im Innern unseres Gehirns. Dort werden Grundfunktionen und -rhythmen unseres Organismus wie Atmung, Herzschlag, Erregung und Beruhigung gesteuert. Der Kampf-, Flucht- oder Totstellreflex in Stresssituationen wird ebenfalls zum großen Teil im Stammhirn ausgelöst. Auch Dopamin, das Belohnungshormon, wird dort freigesetzt. Eine der Hauptfunktionen des Stammhirns ist die Wiederholung und Verstärkung von Handlungen, die als erfolgreich eingeschätzt werden. Das Gehirn von Reptilien ähnelt unserem Stammhirn, deshalb wird oft auch in Bezug auf Menschen vom Reptiliengehirn gesprochen, wenn es um die Steuerung dieser Grundfunktionen geht. **Einfach ausgedrückt, steuert das Stammhirn unsere Handlungen durch Erregung und Belohnung.**

Im **limbischen System,** das Hirnbestandteile zwischen dem Stammhirn und dem Großhirn umfasst, entsteht ein Großteil unserer Emotionen. Es ist also damit befasst, was wir als angenehm, unangenehm, erstrebenswert oder abstoßend erleben, und bestimmt damit auch die Qualität unserer Beziehungen und unsere Entscheidungen. Das Wort »limbisch« leitet sich vom lateinischen »Limbus« her, das »Saum« oder »Rand« bedeutet. Diese Bezeichnung wurde gewählt, weil sich die Bestandteile des limbischen Systems wie ein doppelter Ring oder Saum um das zentrale Hirnareal des Thalamus gliedern. Dort gehen alle Sinneseindrücke ein und werden je nach Wichtigkeit an die Großhirnrinde und damit ins Bewusstsein weitergeleitet oder nicht. Im limbischen System werden unter anderem auch Endorphine ausgeschüttet, die schmerzhemmend und lustvoll-euphorisierend wirken. Das Vorhandensein von Endorphinen verstärkt auch die Ausschüttung von Dopamin. **Das limbische System ist damit unsere emotionale Motivationszentrale.**

Die evolutionär jüngeren Gehirnbereiche befinden sich in der Hirnrinde (lat. *cortex*). Dort werden unter anderem die Wahrnehmungen aus der Umgebung und dem Inneren des Körpers verarbeitet, die Motorik organisiert sowie Handlungen geplant und gesteuert. Aufmerksamkeit, Konzentration, Entscheidungsfindung, Persönlichkeit, Empathie, Humor, logisches Denken sind ebenfalls Funktionen, die unter wesentlicher Beteiligung des Neocortex ablaufen. **Persönlichkeit, Beziehungsgestaltung und Denken sind also zentrale Eigenschaften des Neocortex.**

Im alltäglichen Leben arbeiten Stammhirn, limbisches System und Cortex gemeinsam. Wenn wir nun bewusst den Entschluss fassen, unsere Selbstheilungskräfte zu stärken, indem wir dafür im Alltag förderliche Lebensstilentscheidungen treffen, sollten wir alle drei Gehirnfunktionsbereiche integrieren. Konkret heißt das, wir sorgen dafür, dass unser Organismus rhythmisch zwischen Erregungs- und Erholungsphasen wechselt. Damit befriedigen wir das Stammhirn. Wir stärken unsere Motivation für gesundes Verhalten, indem wir es mit positiven Emotionen verbinden. Damit machen wir unser limbisches System glücklich. Und wir stärken unser Bewusstsein dafür, dass wir intelligente, sinnvolle und soziale Handlungen ausführen, die zu uns passen. Wenn die drei Gehirnbereiche in dieser Weise angesprochen werden, empfinden wir Begeisterung für das, was wir tun, und stärken neue Gewohnheiten.

Als Menschen sind wir uns bewusst, dass wir bewusst sind. Wir können nicht nur denken und Entscheidungen treffen, wir sind auch in der Lage, uns unseres Denkens und der Art unserer Entscheidungsfindung bewusst zu werden. Im Beispiel oben fanden wir uns mit einer Tüte Chips auf dem Sofa wieder, ohne dass wir da so wirklich sein wollten. Wenn wir unser Selbstbewusstsein stärken, gelingt es zunehmend besser, die vielen kleinen Entscheidungsschritte dorthin wahrzunehmen und jeden einzelnen davon bewusst zu ge-

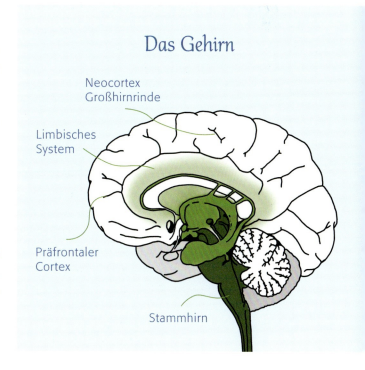

stalten, wenn wir das möchten. Wir funktionieren dann weniger automatisch, sondern bewusst achtsam als Herren im eigenen Haus. Das ist großartig für die Gestaltung eines Lebensstils, der unsere Ressourcen für Gesundheit erhält und stärkt. Und eine solche Lebensform hilft uns zugleich, uns unserer Werte bewusst zu werden, unsere Ziele klarer zu sehen und immer mehr das zu tun, was uns wirklich, wirklich entspricht.

Unser Programm spricht deshalb alle drei Gehirnregionen so an, wie es ihren Bedürfnissen und Fähigkeiten entspricht. Information für den Neocortex, Motivation für das limbische System und das konkrete Ausüben eines Wechsels von Erregung und Entspannung durch Training für das Stammhirn. Alle drei Ebenen sind gleich wichtig, und wenn eine Ebene nicht angesprochen oder das Stammhirn konstant überreizt ist, dann ist eine Veränderung nur schwer möglich. Deshalb laden wir Sie in den einzelnen Kapiteln immer wieder ein, jede dieser Ebenen bewusst wahrzunehmen.

Diese drei Ebenen lassen sich den Grundelementen der Salutogenese zuordnen, die Aaron Antonovsky als Voraussetzung für den Erhalt und die Stärkung von Gesundheit definiert.

Danach erleben wir uns und unser Leben als eine kohärente Einheit, wenn wir das, was geschieht, verstehen und handhaben, also beeinflussen können und wenn wir Sinn darin finden.

Ihr Fahrplan für ein 10-Wochen-Programm

Wir haben für Sie in diesem Buch ein 10-Wochen-Programm zusammengestellt, das Ihnen helfen kann, Ihren persönlichen Tempel der Gesundheit zu festigen bzw. auszubauen. Nach einer jeweils kurzen themenbezogenen Einleitung lassen wir Ihnen viel Raum zum eigenen Ausprobieren. Das hat den Vorteil, dass Sie anhand von Übungen herausfinden können, welcher Bereich Ihnen bei der Ausführung besonders viel Freude bereitet. Freude und Spaß sind eine wichtige Komponente, um Dinge, die wir ändern möchten, auch wirklich durchzuziehen und sich unseren Zielen anzunähern. Es ist in diesem Sinne deshalb auch nicht wichtig, dass Sie die einzelnen Kapitel der Reihenfolge nach durchgehen. Vielleicht gibt es jetzt schon ein Thema, das Ihr besonderes Interesse weckt.

Überlegen Sie nach Durchführung der beiden Tests im vorherigen Kapitel, wo Ihr persönlicher Handlungsbedarf liegt, und setzen Sie Prioritäten. Denken Sie zunächst nach über: »Was möchte ich ändern und warum?«, sowie: »In welchem Bereich könnte ich Freude haben?« Es kann Ihnen helfen, wenn Sie Ihre Ziele

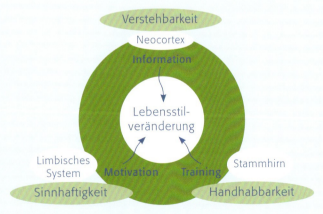

Der salutogenetische Ansatz

schriftlich formulieren, indem Sie sich die positiven Seiten einer Veränderung in einem Tagebuch notieren. Fragen Sie sich außerdem: »Was brauche ich?«, statt: »Wie sieht mein Ideal aus?« Denn unsere Ideale sowie Ziele erleben wir oft als getrennt von unseren eigenen Bedürfnissen. Anstatt beispielsweise aufzuschreiben »Ich bin zu dick«, schreiben Sie: »Ich tue etwas Gutes für meine Gesundheit, wenn ich mein Gewicht reduziere.« Versuchen Sie dabei Aufwand und Nutzen einer angestrebten Veränderung abzuschätzen.

Seien Sie sich bewusst: Verhaltensänderungen sind ein langfristiges Projekt. Rückschläge, Selbstsabotage, die auch mit unbewussten Schuldgefühlen einhergehen kann, sind nicht auszuschließen. Gehen Sie achtsam, wohlwollend und souverän mit eventuellen Misserfolgen um, das heißt, akzeptieren Sie auch Ihre eigenen Schatten wie Antriebsschwierigkeiten und erlauben Sie sich auch einmal, »schwach« zu sein. Versuchen Sie dann, (wieder) Verantwortung für Ihr Handeln zu übernehmen. Im Idealfall sollten Ihre Einstellung sowie Ihr Verhalten größtenteils miteinander übereinstimmen.

Verstehen, Wollen, Tun – drei Elemente, die über unsere Lebensstilentscheidungen bestimmen

Damit es Ihnen besser gelingt, die drei Ebenen Verstehen, Wollen und Tun anzusprechen und zu erfassen, sind die Kapitel so aufgebaut, dass Sie zuerst einen kurzen Abschnitt mit Information bekommen. Dieser hilft Ihrem Neocortex zu begreifen, um was es geht. Danach gibt es immer eine kleine kurze Übung zum Spüren und Wahrnehmen. Diese Übungen nennen wir »**Moment mal**«. Übergehen Sie die Übung nicht, denn hier wird Ihr limbisches System gefragt, welchen Stellenwert dieses Thema hat und vor allem wie es sich für Sie anfühlt. Bitte notieren Sie Ihre Gedanken und Gefühle zu dem jeweiligen Lebensbereich. Danach können Sie sich den weiteren Inhalten zuwenden, um konkrete Hinweise und Informationen zu den jeweiligen Gesundheitsbereichen zu erhalten. Im Anschluss daran finden Sie jeweils die Frage, ob Sie in diesem Bereich etwas ändern möchten, ob Sie ein Entwicklungsziel haben, das Sie formulieren können. Dort, wo es konkret um Veränderung und Entwicklungspotenziale geht, haben wir für Sie ein **Motivationsbarometer** eingefügt.

Verhaltensänderungen sind ein langfristiges Projekt

Hier wird wie folgt vorgegangen: Wenn Sie ein Ziel für sich formuliert haben, dann werden Sie gefragt, wie **wichtig** es Ihnen im Moment ist, in diesem Bereich eine Veränderung zu erwirken und diese im Alltag auch durchzuführen. Sie finden in unserem Motivationsbarometer eine Skala von 0 bis 10. Hierbei bedeutet 0, dass es Ihnen eigentlich nicht wichtig ist, etwas in diesem Bereich zu verändern, und 10, dass es Ihnen sehr wichtig ist.

Danach fragen wir Sie, ob Sie **zuversichtlich** sind, auch unter schwierigen Bedingungen das neue Verhalten beizubehalten, wenn Sie sich dazu entschieden haben, wie zum Beispiel in einem sehr herausfordernden Job dumme Kommentare von Ihren Mitmenschen auszuhalten? Bewerten Sie Ihre Zuversicht auf einer Skala von 0 bis 10. 0 bedeutet, dass Sie gar nicht zuversichtlich sind, und 10 bedeutet, dass Sie sehr zuversichtlich sind.

Überlegen Sie jeweils nicht lange, sondern treffen Sie eine »Bauchentscheidung«. Denken Sie daran, dass Ihr limbisches System angesprochen werden will, und das funktioniert über Ihre Intuition und Emotion.

Sollten Sie in beiden Bereichen hohe Werte haben, das heißt konkret zusammengerechnet über 15 Punkte kommen, dann stimmen Ihr limbisches System emotional und auch Ihr Neocortex auf der Vernunftseite der Veränderung zu und **Sie können direkt loslegen.**

Eine Zahl unter 7 im Bereich der **Wichtigkeit** zeigt, dass Sie noch einmal über die Vor- und Nachteile der Verhaltensänderung nachdenken und diese gegebenenfalls auch mit Ihrem sozialen Umfeld besprechen sollten. Sie befinden sich noch in einer schwierigen Phase der inneren Zerrissenheit, in der der Neocortex gute Argumente hat, aber das limbische System noch nicht wirklich motiviert ist. Dann müssen die beiden erst einmal miteinander verhandeln.

Es hat wenig Zweck, dem limbischen System nur mit »guten Argumenten« zu kommen: Es möchte sich in erster Linie wohlfühlen.

Was könnte das ermöglichen?
* Vielleicht braucht zuerst das Stammhirn noch mehr Spannungsabbau und Stressregulation, damit Sie wirklich Kraft und Spielraum für Veränderung haben?
* Vielleicht wünscht Ihr limbisches System sich den Bezug zu anderen Menschen, um gemeinsam die Veränderung auszuprobieren?

Nehmen Sie sich Zeit und Muße, um Ihre Bedürfnisse wahrzunehmen, und spielen Sie anschließend mit Ihren Umsetzungsmöglichkeiten.

Überspringen Sie diese wichtige erste Phase der Verhaltensänderung nicht, sondern nehmen Sie die Emotionen und Argumente ernst und schauen Sie sich alle **Vor- und Nachteile** gut an. Dann machen Sie den Test noch einmal und schauen, ob Sie auf eine höhere Zahl kommen. Wenn nicht, dann lassen Sie es ruhen, lesen ein wenig weiter oder gehen zum nächsten Kapitel über. Dieses Thema ist offensichtlich im Moment nicht »dran«. Und denken Sie daran, nicht alles auf einmal ändern zu wollen, sondern zur gegebenen Zeit das zu ändern, was wichtig ist und im Vordergrund steht, was Ihnen Freude macht und ein Wohlgefühl auslöst.

Wenn Sie beim Motivationsbarometer im Bereich der **Zuversicht** eine Zahl unter 7 haben, zeigt Ihnen das, dass Sie das formulierte **Ziel** verändern sollten. Wahrscheinlich haben Sie das Ziel zu hoch bzw. zu ehrgeizig formuliert. Dann sieht Ihr limbisches System nur »rot« und fühlt sich überfordert. Seien Sie fürsorglich und liebevoll mit sich selbst. Setzen Sie das Ziel tiefer an, kleinschrittiger, denn oft ist weniger mehr und das limbische System kann dann auf »Grün« umschalten.

Nur wer sein Ziel kennt, findet den Weg dorthin

Der amerikanische Schriftsteller Mark Twain (1835 bis 1910) äußerte sich zum Dilemma zwischen einem Ziel und dem Weg dorthin mit folgenden Worten: »Wer nicht weiß, wohin er will, wird sich wundern, dass er ganz woanders ankommt.« Denn sehr häufig wissen wir eher, was wir nicht wollen, als das, was wir wirklich wollen. Mit der sogenannten AROMA-Formel kann es Ihnen leichter fallen, ein klares, eindeutiges sowie realistisches Ziel zu formulieren und dieses auch zu erreichen:

A – aktivierend

R – realistisch

O – optimistisch

M – messbar

A – akzeptiert

Ziel ohne AROMA		Ziel mit AROMA	
»Ich würde mich gerne mehr bewegen.«		»Ab nächster Woche gehe ich montags, mittwochs und sonntags um 9 Uhr jeweils 45 Minuten walken.«	
Aktiv?	Nein, denn »würde« weist nur auf die Möglichkeit hin.	**A**ktiv?	Ja.
Realistisch?	Vielleicht ja, abhängig von Person und Lebensumständen.	**R**ealistisch?	Ja, falls mit Lebensumständen vereinbar.
Optimistisch?	Ja.	**O**ptimistisch?	Ja, keine Verneinung.
Messbar?	Nein, wie viel ist »mehr«?	**M**essbar?	Ja, dreimal 45 Minuten und konkrete Wochentage.
Annehmbar?	Vielleicht ja, abhängig von Person und Lebensumständen.	**A**nnehmbar?	Ja, falls mit Lebensumständen vereinbar.

Selbstwirksamkeit – der Glaube an die eigenen Fähigkeiten kann Berge versetzen

Wenn wir wissen, wohin unsere Entwicklung gehen soll, können wir unsere Aufmerksamkeit auf dieses mit AROMA formulierte Ziel ausrichten. Wenn es uns wichtig ist und wir zuversichtlich sind, es zu erreichen, stehen die Chancen sehr gut dafür, dass wir dies auch wirklich schaffen. Die Fähigkeit, im Alltag konkret etwas zu ändern, wird dabei von unserer Selbstwirksamkeitserwartung bestimmt. Was das heißt, wird vielleicht am Beispiel unserer Patientin deutlich: Im Verlauf der zweiwöchigen stationären Behandlung in Essen erlebte Claudia von Tag zu Tag weniger Schmerzen, mehr Lebensfreude und Mut. Sie spürte, dass alles, was sie ausprobierte, zu ihrer Gesundung beitrug. Die achtsame Haltung sich selbst gegenüber, die heilsamen Momente des achtsamen Daseins, aber auch die Bewegung – vor allem Yoga und Qigong –, die Spannungsregulation durch bewusstes Atmen und durch Entspannungsübungen, die Ernährungsumstellung, die zugewandten Gespräche sowie die Anwendung von warmer Nackenrolle, Lavendelherzauflagen, Senfmehlfußbad und Schröpfkopf – all das half ihr und stärkte ihr Vertrauen, dass sie auf Dauer auch zu Hause selbst wirksam ihre Beschwerden würde reduzieren können.

Unter dem Begriff Selbstwirksamkeit oder Selbstwirksamkeitserwartung versteht man in der Psychologie das Bewusstsein und Vertrauen in die Fähigkeit, Dinge im eigenen Verhalten zu ändern. Je höher diese Erwartung ist, desto leichter fällt es uns, Aufgaben und Anforderungen erfolgreich zu meistern, die das Leben für uns bereithält. Der US-amerikanische Psychologe Albert Bandura (Jahrgang 1925), der das Selbstwirksamkeitskonzept entwickelte, unterscheidet vier grundlegende Erfahrungen, die Selbstwirksamkeitserwartungen beeinflussen:

1. Eigene Erfahrungen: Hatte man in der Vergangenheit Erfolg, durch eigene Anstrengung ein angestrebtes Ziel zu erreichen oder eine schwierige Situation und Aufgabe zu bewältigen, traut man sich dies auch eher in Zukunft zu. Umgekehrt können Misserfolgserlebnisse dazu führen, dass man beginnt, an seinen eigenen Fähigkeiten zu zweifeln, eine ähnliche Situation meistern zu können. Claudia fand durch die Mind-Body-Therapien aus der Hilflosigkeit in die Selbstwirksamkeit. Je nach Belastungsgrad und Gesundheitszustand sind wir mehr oder weniger in der Lage, aus Zuständen der Dysbalance, zum Beispiel Aufregung oder Trauer, in einen ausgeglichenen mentalen, emotionalen und körperlichen Zustand zurückzufinden. Wir setzen Gesundheit mit dieser Schwingungs- und Regulationsfähigkeit des Organismus gleich. Dieses Buch möchte Sie dazu anregen und Sie dabei unterstützen. Aber bitte beachten Sie: Bei manifesten Regulations- und Anpassungsstörungen ersetzt es keinesfalls eine ärztliche Behandlung!

2. Beobachten von Ereignissen oder Personen (Modelllernen): Selbstwirksamkeit kann ebenfalls wachsen, wenn wir miterleben, wie eine Person, die ähnliche Fähigkeiten wie wir selbst besitzt, durch eigene Anstrengung eine schwierige Aufgabe bewältigen

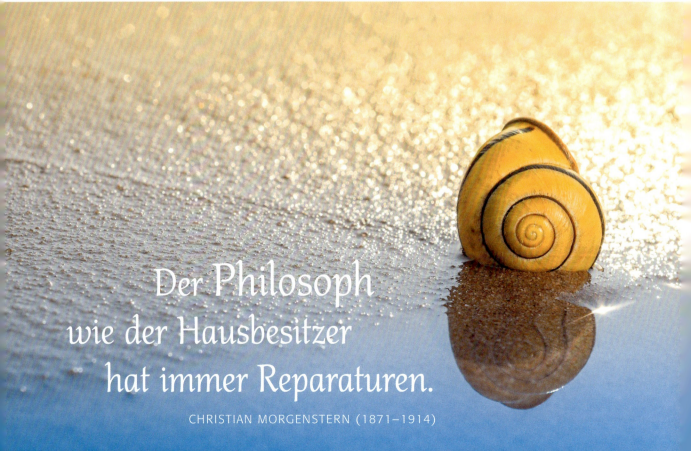

Der Philosoph wie der Hausbesitzer hat immer Reparaturen.

CHRISTIAN MORGENSTERN (1871–1914)

konnte. Durch den Vorbildcharakter traut man sich dies nun auch selbst eher zu. Die Mitpatientinnen, aber auch die Therapeuten und Ärzte, zeigten sich in den Gruppengesprächen mit ihren Gefühlen, Problemen und eigenen Lösungsstrategien und wurden dadurch lebende Beispiele und Rollenvorbilder für Claudia.

3. Verbale Ermutigung durch andere Personen: Findet man Zuspruch sowie Anerkennung von anderen Personen, die uns in einer schwierigen Situation unterstützen, ist man eher bereit, an einen Erfolg zu glauben. Die bewusste Förderung der Selbstheilungskräfte als den wichtigsten Gesundheitsressourcen ist das zentrale Prinzip unserer Arbeit. Das erlebte Claudia vom ersten Tag an. Und auch ihr Mann unterstützte sie dabei.

4. Physiologischer Zustand: Die Beurteilung von Situationen ist immer auch mit körperlichen Empfindungen sowie Reaktionen verknüpft. So erlebte Claudia zum Beispiel im Yoga immer wieder das Gefühl der wohltuenden Entspannung. Sie wertete dies als positives Zeichen, sich auch in Zukunft entspannen zu können. Nach zwei Wochen der stationären Behandlung und einer anschließenden zehnwöchigen Tagesklinik ging Claudia ohne Beschwerden glücklich und zufrieden nach Hause. Im Nachhinein sagte sie sogar, dass die Erkrankung das Beste gewesen sei, was ihr passieren konnte, weil sie dadurch so viel über sich und ihr Leben gelernt habe.

In den einzelnen Lebensstilkapiteln stellen wir unter der Überschrift »**Was mir guttut**« Übungen für den Alltag vor, mit denen Sie Erfahrungen machen und Ihre Fähigkeiten entwickeln können. Nur durch dieses wirkliche und wiederholte Tun trainieren wir unsere Fähigkeiten. Wir können Dutzende Ratgeberbücher lesen – wenn wir nicht ins Handeln kommen, ändern wir kaum etwas. Widmen Sie Ihren Erfahrungen beim Ausführen der Übungen Ihre ganze Aufmerksamkeit. Seien Sie neugierig, was Sie dabei erleben. Finden Sie heraus, was Ihnen in Ihrer ganz persönlichen Situation guttut, und genießen Sie das Wohlempfinden mit Muße und Freude.

Und bedenken Sie beim Umsetzen des Tuns, dass neue und ungewohnte Handlungen sich im Alltag oft genauso anfühlen: neu und ungewohnt. Wie das Ihr Körper empfindet, spüren Sie in folgendem Experiment: Verschränken Sie bitte einmal Ihre Arme vor der Brust. Welcher Arm liegt oben? Jetzt ändern Sie bitte die Haltung der Arme und verschränken Sie sie genau andersherum. Wenn eben der linke Arm oben lag, liegt er jetzt unter dem rechten. Wie fühlt sich das an? Seltsam, ungewohnt, wenig komfortabel? Es ist doch sehr interessant, dass im Empfinden ein solch großer Unterschied zu spüren ist, oder? Gewohnheiten spielen in unserem Leben eine große Rolle. Sie erhalten Stabilität. Doch wenn Veränderungen, Entwicklung, Wachstum anstehen, dann hilft uns achtsame Offenheit für das Unbekannte dabei, uns dem Neuen, Ungewohnten zu öffnen. Wenn Sie nun mit unserem Mind-Body-Programm beginnen, mit neuen Weisen des Wahrnehmens und Tuns in Ihrem Alltag zu spielen, dann achten Sie gut auf Ihre Grenzen. Entwickeln Sie ein Gespür dafür, welche davon flexibel und erweiterbar sind und welche nicht. Orientieren Sie sich dabei zuallererst an Ihrem Körper. Wie fühlt er sich an? Sind eventuell auftretende Irritationen wie beim »Falschherum-Verschränken« der Arme bedrohlich oder eher interessant? Wo ahnen Sie neue Möglichkeiten des Wohlfühlens, der Selbstregulation und Selbstfürsorge? Wo deuten sich Fähigkeiten an, die wachsen und sich entwickeln wollen? Genießen Sie auch diesen Prozess mit kindlicher Neugier und Mut zum Spielen, Experimentieren und Entdecken!

Ihr Alltag mit dem Tempel der Gesundheit

Claudia erfuhr während ihres stationären Aufenthalts immer wieder Hilfe, sich ihren gesunden Seiten zuzuwenden, und besuchte im Anschluss zehn Wochen die Tagesklinik, wo sie lernte, eigene Selbsthilfestrategien in ihrem Alltag umzusetzen. Das Programm dieser Tagesklinik besteht aus den Bauteilen, die Sie in diesem Buch finden. In den entsprechenden Kapiteln finden Sie viele schöne, praktische und hilfreiche Anregungen, um jeweils eine Woche damit zu üben. Damit Sie die Übungswochen selbst reflektieren können und immer wieder die Chance haben, sich selbst auf die Schulter zu klopfen, finden Sie auf der rechten Seite ein Tagebuch. Dieses erlebte Claudia als besonders hilfreich, um – wie Sie selbst sagte – »sich und den eigenen Verhaltensmustern selbst auf die Schliche zu kommen«. Denn die eigenen Verhaltensweisen fallen nur auf, wenn man sie einem Realitätscheck unterwirft.

Das Tagebuch – eine Übung

Mithilfe der Tests im Kapitel zuvor konnten Sie bereits einen Einblick gewinnen, wie gesundheitsfördernd Ihr derzeitiger Lebensstil ist. Wir wollen Sie nun dazu einladen, das noch konkreter und genauer zu erkunden, indem Sie eine Woche lang ein Tagebuch führen. Nehmen Sie sich dafür jeden Abend einige Minuten Zeit und reflektieren Sie Ihren Tag anhand der aufgeführten Fragen. Das Tagebuch kann Ihnen helfen, Ihren jetzigen Standort zu bestimmen, und Sie auf Ihre Stärken und Ressourcen sowie auf weitere Entwicklungspotenziale in den Lebensstilbereichen hinweisen. Achten Sie dabei auch auf die Erlebnisse, denen Sie am Tag mit Freude begegnet sind. Was hat Ihnen gutgetan? Das kann Ihnen helfen, sich in einem schlechteren Moment daran zu erinnern, dass der Alltag auch immer kleine Freuden und Momente des Glücks bereithält. Man muss sie nur wahrnehmen.

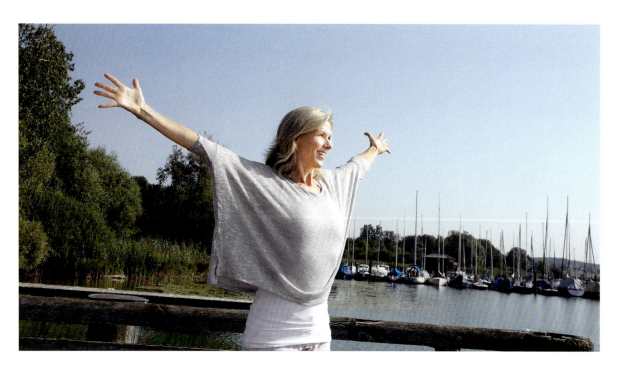

Tempel der Gesundheit

Meine Woche

Tagebuch vom _____ bis _____

Thema/Tag	Montag	Dienstag	Mittwoch	Donnerstag	Freitag	Samstag	Sonntag
Körperliche Befindlichkeit Wie habe ich mich den Tag über gefühlt? (morgens, mittags, abends)							
Ernährung Was und wie viel habe ich heute gegessen?							
Bewegung Wie viel habe ich mich heute bewegt?							
Spannungsregulation Womit und wie lange habe ich mich heute entspannt?							
Hausmittel Welche naturheilkundlichen Mittel habe ich angewendet?							
Stress Wann habe ich heute wie Stress wahrgenommen?							
Glücksmomente Was habe ich heute Schönes erlebt?							

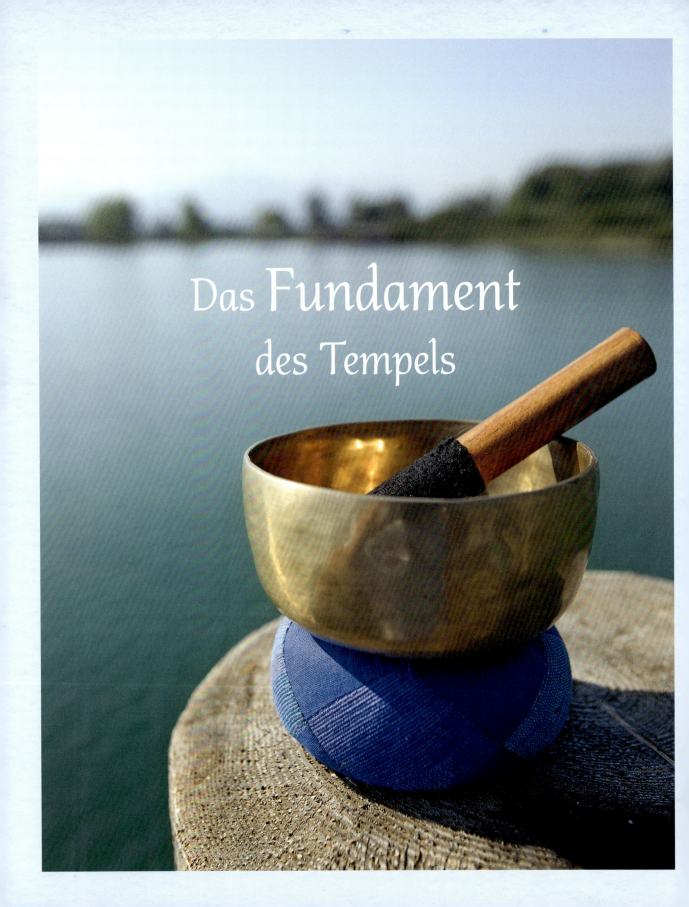

Das Fundament
des Tempels

Achtsamkeit als Basis für ein zufriedeneres Leben

Am schlichtesten bringt ein überlieferter Zen-Spruch die Achtsamkeit auf den Punkt:

»Wenn ich gehe, dann gehe ich. Wenn ich sitze, dann sitze ich. Wenn ich esse, dann esse ich.« In diesem Kapitel geht es um das Fundament: Die Basis des Tempels! Achtsam zu sein bedeutet, mit all seinen Empfindungen, auch mit seinen Gedanken, soweit es möglich ist, bei dem zu sein, was man gerade tut. Dieses bewusste Tun bezieht sich auf alle alltäglichen Handlungen und ist gerade deshalb so lebensnah.

Achtsamkeit stellt die Verbindung zum Körper und zum Tun in der Gegenwart dar, deshalb ist sie das Fundament unseres Tempels und die fünf Säulen bauen darauf auf. Nicht nur auf dem Meditationskissen, sondern mitten im Leben, genau jetzt in diesem Moment beim Lesen, hilft Achtsamkeit uns, jeden Moment unseres Daseins zu spüren. Wir laden Sie ein, mit einer kleinen Übung diese Achtsamkeit kennenzulernen und dann mehr über das Thema zu erfahren, um einschätzen zu können, wie wichtig und dringend es für Sie ist. Danach können Sie die Achtsamkeit noch tiefer über verschiedene Übungen kennenlernen und somit in Ihr Leben integrieren.

Moment mal

* Nehmen Sie in diesem Moment einfach nur wahr, was Sie jetzt gerade tun.
* Wie Sie dieses Buch lesen, wie Ihre Körperhaltung ist; sitzen oder liegen Sie?
* Nehmen Sie kurz Ihre Umgebung wahr, was ist in Ihrem Blickfeld?
* Spüren Sie Ihren Atem … einatmend, ausatmend.
* Schließen Sie für zehn Sekunden Ihre Augen und nehmen Sie atmend wahr, was Sie in diesem Moment spüren.
* Wenn Sie die Augen wieder öffnen, spüren Sie in sich hinein. Hat sich etwas verändert?
* Was ist Ihnen aufgefallen?

Notizen: _____

Stressabbau durch Achtsamkeit

Achtsamkeit bedeutet, auf eine bestimmte Art und Weise aufmerksam zu sein: bewusst im gegenwärtigen Augenblick zu leben, ohne diesen Augenblick zu bewerten. Somit wird ein achtsamer Moment zu einem bewertungsfreien Moment, in dem die Aufmerksamkeit erhöht ist und der Geist klar sein kann. Sie fördert die Fähigkeit, die Realität des gegenwärtigen Augenblicks zu akzeptieren. Sie macht uns die Tatsache bewusst, dass unser Leben aus einer Folge von Augenblicken besteht. Wenn wir in vielen dieser Augenblicke nicht völlig gegenwärtig sind, so übersehen wir nicht nur das, was in unserem Leben am wertvollsten ist, sondern wir erkennen auch nicht den Reichtum und die Tiefe unserer Möglichkeiten zu wachsen und uns zu verändern.

Haben Sie schon einmal den Kühlschrank geöffnet, um etwas herauszuholen, aber Sie können sich nicht erinnern, warum? Wurden Sie schon einmal jemandem vorgestellt und haben sofort den Namen vergessen? Oder haben Sie sich schon einmal hingesetzt, um einen Test zu schreiben mit dem plötzlichen Gefühl, keine Antwort zu kennen? Dies sind Beispiele für Unachtsamkeit – so viele Dinge schwirren durch unsere Gedanken, dass wir unsere Konzentration verlie-

Achtsamkeit

ren. Dieser unachtsame Zustand ist das Gegenteil von Meditation, in der wir unseren Geist trainieren, sich auf eine Aktivität zu konzentrieren. Wenn wir uns ganz auf das Leben in diesem Moment fokussieren und in jeder Aktivität, die wir ausführen, ganz präsent sind, üben wir Achtsamkeit, eine Art der Meditation im täglichen Leben. Je achtsamer Sie sind, desto wacher und bewusster gehen Sie durch das Leben. Achtsamkeit zu erlernen bedeutet, seine Aufmerksamkeit auf das zu lenken, was im eigenen Erlebnisumfeld von Moment zu Moment passiert.

Achtsamkeit enthält zwei Komponenten: Man richtet seine Aufmerksamkeit sowohl auf die äußere Aktivität als auch auf das innere Erleben. Achtsamkeit liefert ein potenziell mächtiges Mittel gegen die allgemeinen Ursachen für Stress wie zum Beispiel Zeitdruck, Ablenkung, Aufregung und Sorge. Wir können unseren Körperempfindungen und Gefühlen gegenüber achtsam sein und ihren Einfluss auf den Körper erforschen. Wir können achtsam mit unseren Gedanken umgehen. Uns wird dann bewusst, wie quälende Gedanken unseren Körper beeinflussen, und schulen allmählich unsere Gedanken um, indem wir die Aufmerksamkeit von der Grübelei abziehen und stattdessen auf gegenwärtige Sinneseindrücke lenken. Dadurch reduzieren wir Belastungen und stärken unsere Ressourcen für Gesundheit.

Tue, was du tust, und dies mit ganzem Herzen

»Es ist eine angeborene Unart, nie den Augenblick ergreifen zu können; und immer an einem Ort zu leben, an welchem ich nicht bin; und in einer Zeit, die vorbei oder noch nicht da ist«, notierte der Dichter Heinrich von Kleist (1777–1811). In unserem hektischen Alltag sind wir fast nie im Hier und Jetzt. Stattdessen ist unser Geist ständig mit Geschehnissen aus der Vergangenheit oder Zukunft beschäftigt. Im Zen-Buddhismus wird dieser Zustand als *monkey mind* (dt. Affengeist) bezeichnet. Wie ein Affe schwingt unser Geist von Baum zu Baum, greift hier nach einer Frucht, dort nach einer anderen und kommt nie zur Ruhe. Unstet und mit hoher Ablenkungsbereitschaft, durch die jeder Außen- und Innenstimulus eine Reaktion von uns fordert, erledigen wir permanent mehrere Dinge gleichzeitig, verlieren uns in endlosen Bewertungen, lassen uns steuern von eingefahrenen Verhaltens- sowie Denkmustern. Unsere Gedanken kreisen um Dinge aus unserer Vergangenheit oder Zukunft, ohne für einen Augenblick im Hier und Jetzt anzukommen. Wir bewegen uns häufig im sogenannten Autopilot-Modus. Diesen Begriff prägte Jon Kabat-Zinn, emeritierter Professor an der University of Massachusetts Medical School und einer der bedeutendsten Achtsamkeitsforscher sowie Entwickler des MBSR-Programms *(mindfulness-based stress reduction program)*.

Achtsam sein hingegen bedeutet, sich nicht mehr in Tätigkeiten zu verlieren, seine inneren und äußeren Prozesse mit neugieriger, wohlwollender und ungeteilter Aufmerksamkeit wahrzunehmen, um dadurch präsent im Hier und Jetzt zu sein. Von Moment zu Moment, einfach zu spüren, was gerade ist, ohne zu werten und ohne Absicht und Ziel. Auf den Punkt gebracht: Tue, was du tust, und dies mit ganzem Herzen.

Mit regelmäßiger Achtsamkeitspraxis kann es uns gelingen, die Schönheit des Augenblicks wiederzuerkennen und zu genießen, mit negativen Gedanken und Gefühlen besser umzugehen, einen ausgeglicheneren sowie

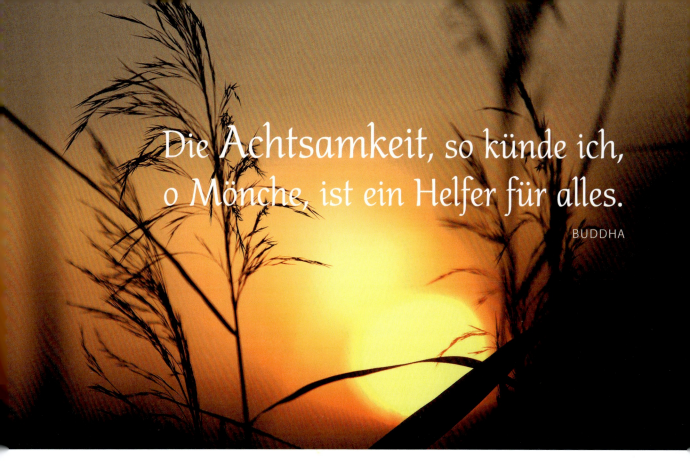

> Die Achtsamkeit, so künde ich,
> o Mönche, ist ein Helfer für alles.
>
> BUDDHA

freundlicheren Umgang mit uns selbst und mit unseren Mitmenschen zu finden. Dadurch kann sich unser körperlich-geistiges und seelisches Wohlbefinden steigern. Außerdem können uns Achtsamkeitsübungen nachweislich helfen, Stresssymptome zu reduzieren, Herzprobleme und Schmerzzustände zu lindern und Reizdarmsyndrome wie Verstopfungen, Bauchkrämpfe und Blähungen zu mindern. Eine aktuelle Studienübersicht von Gotink und Kollegen (2015) von der Harvard Medical School zeigt, dass achtsamkeitsbasierte Interventionen im medizinischen Kontext depressive Symptome, Angst und Stress lindern und die Lebensqualität sowie die körperliche Funktionsfähigkeit verbessern. Dabei werden sie vor allem in der ergänzenden Behandlung von Patienten mit Krebs, Herz-Kreislauf-Erkrankungen, chronischen Schmerzen, Depressionen und Angststörungen sowie in der Prävention bei gesunden Erwachsenen und Kindern eingesetzt.

In wissenschaftlichen Studien zeigt sich außerdem, dass regelmäßige Meditationspraxis zu strukturellen Veränderungen im Frontalbereich des Gehirns (präfrontaler Cortex) führt. Diesem Teil unseres Gehirns wird eine besondere Rolle bei der Lenkung der Aufmerksamkeit zugeschrieben. Außerdem gehen die Neurobiologen davon aus, dass dieser Bereich weitere bedeutsame Funktionen hat, wie beispielsweise das Regulieren unserer Körperfunktionen im Sinne eines Gleichgewichts von Aktivierung und Ruhe, das Steuern der Intuition, des ethischen Bewusstseins oder der Empathie. Beim regelmäßigen Meditieren wird außerdem im Gehirn die Bildung von neuen Verknüpfungen (Synapsen) angeregt. Die Wissenschaftler sprechen hier von Neuroplastizität. Derartige Verknüpfungen sind bis ins hohe Alter möglich. Meditation ist also für jeden Menschen – ob gesund oder krank – ein wichtiger Baustein für ein Mehr an Lebensqualität.

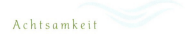

Achtsamkeit

Meditation – Heilung für Körper, Seele und Geist

Es gibt viele Formen der Meditation. Manche sind Jahrtausende alt, andere sind neu dazugekommen. Sie alle entspringen dem Bedürfnis nach Einheit von Körper, Seele und Geist. Mittlerweile hat sich in unserer westlichen Welt ein Meditationsstil herauskristallisiert, der unabhängig ist von Glaubensrichtungen: die Achtsamkeitsmeditation. Durch Meditation können wir üben, mit negativen Gedanken und Gefühlen besser zurechtzukommen, unseren Platz im Leben zu finden und zu innerer Ruhe, zu mehr Selbsterkenntnis zu gelangen sowie zu unserer körperlich-geistig-seelischen Balance zurückzufinden. Darüber hinaus lässt sich so die Konzentrations- und Aufmerksamkeitsfähigkeit steigern.

Meditation ist eine Kraftquelle für unseren Alltag. Praktizieren Sie die Übungen täglich, wird es Ihnen immer besser gelingen, schwierige Lebenssituationen zu bewältigen und mit problematischen Gefühlen besser umzugehen.

Wann sollten Sie nicht meditieren?

Nicht meditieren sollten Sie in der Akutphase einer psychischen Erkrankung (zum Beispiel bei Depressionen), in Trennungsphasen oder bei großer Trauer. Meditation kann uns inneren Frieden bringen, in Phasen des absoluten Aufgewühltseins sind aber nur sehr Geübte in der Lage, sich der Meditation in Ruhe und Achtsamkeit zu widmen. Für einen Anfänger ist es schier unmöglich, ruhig zu sitzen, wenn der Geist mit einer Überzahl an Belastungen und den damit einhergehenden Gefühlen und Gedanken umzugehen hat. In der Akutphase einer Depression kann Meditation außerdem die Grübelneigung verstärken. Meditieren wird Ihnen am Anfang Ihrer Übungspraxis nur ein Hilfsmittel sein, wenn es sich für Sie gut anfühlt und Sie die Energie gerne dafür aufbringen. Wir laden Sie nun ein, mit der folgenden Übung zu experimentieren.

Rosinenübung

Mit der Rosinenübung, einem Klassiker der Achtsamkeitsübungen, bekommen Sie einen ersten erfahrungsreichen Kontakt zum Thema Achtsamkeit. Für diese Übung brauchen Sie nur einige Minuten Zeit. Anstatt einer Rosine können Sie aber auch eine Weintraube, eine andere getrocknete Frucht, eine Nuss, einen Apfelschnitz oder ein Stück Brot verwenden. Nehmen Sie sich eine einzelne Rosine und legen Sie sie auf Ihre flache Hand. Versuchen Sie, sich vorzustellen, dass Sie die Rosine zum ersten Mal in Ihrem Leben wahrnehmen. Diese Haltung nennt man im Zen-Buddhismus Anfängergeist, eine Sinneshaltung der Offenheit, Unvoreingenommenheit und kindlichen Neugier. Vielleicht hilft Ihnen dabei die Vorstellung, Sie wären wieder ein kleines Kind, das die Rosine zum ersten Mal in seinem Leben sieht. Und genau genommen sehen Sie *diese* Rosine ja wirklich zum ersten Mal.

Betrachten Sie nun mit voller Aufmerksamkeit die Rosine. Welche Farbe hat sie? Wie ist ihre Form? Hat sie ein Muster, eine Struktur? Erforschen Sie die Rosine mit Ihren Augen aus allen Perspektiven. Fallen Ihnen an der Rosine Details auf, die Sie besonders interessieren, zum Beispiel die Spiegelung des Lichts auf der getrockneten Weinbeere? Kommen Ihnen Gedanken, lenken Sie Ihre ganze Aufmerksamkeit wohlwollend zurück auf die Rosine. Spüren Sie nun, wie die Rosine auf Ihrer Hand liegt, im Kontakt zu Ihrer Haut. Ist sie warm oder kalt? Welche Empfindungen entstehen in Ihnen?

Nehmen Sie nun die Rosine zwischen Zeigefinger und Daumen. Welche Konsistenz hat sie? Ist sie weich oder

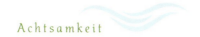

Achtsamkeit

eher hart, klebrig, glatt oder rau? Beobachten Sie, welche Empfindungen bei Ihnen hierbei entstehen. Führen Sie nun die Rosine zu Ihrer Nase. Hat sie einen bestimmten Duft? Welche Empfindungen stellen sich beim Riechen in Ihrem Körper ein?

Berühren Sie anschließend die Rosine sanft mit den Lippen. Wie fühlt sich das an? Sind die Empfindungen in Ober- und Unterlippe gleich? Legen Sie jetzt die Rosine auf Ihre Zunge – bitte noch nicht kauen – und versuchen Sie, ihre Struktur und ihr Gewicht zu spüren. Hat die Rosine einen Geschmack? Und wie fühlt es sich für Sie an, wenn Sie die getrocknete Weinbeere mit Ihrer Zunge im Mund hin und her bewegen? Beginnen Sie nun zu kauen. Halten Sie nach dem ersten Kauen inne. Hat sich etwas verändert? Nehmen Sie jetzt ihren Geschmack wahr. Was schmecken Sie? Ist sie süß, sauer, saftig? Wie ist ihre Konsistenz, ihre Struktur? Kauen Sie nun die Rosine zwanzig- bis dreißigmal, bevor Sie sie herunterschlucken. Halten Sie inne und machen Sie sich bewusst, was Sie bei der Übung wahrgenommen haben.

Patientenstimmen zur Rosinenübung:

»Ich habe gemerkt, dass mir im Alltag nicht wirklich bewusst ist, was ich gerade esse.«

»So habe ich eine Rosine noch nie wahrgenommen. Ich habe so viele Dinge bemerkt, die mir vorher niemals aufgefallen sind.«

»Ich hatte das Gefühl, dass meine Sinne irgendwie ›schärfer‹ sind als sonst. Besonders den Geschmack der Rosine konnte ich sehr intensiv wahrnehmen.«

»Beim Essen mache ich eigentlich immer irgendwelche Dinge nebenbei. Lesen zum Beispiel. Mich ganz auf die Rosine zu konzentrieren war ein vollkommen neues Erlebnis für mich.«

»Es war schwierig für mich, bei dem zu bleiben, was ich gerade wahrnehme. Immer wieder funkten meine Gedanken dazwischen.«

Welche Erfahrungen haben Sie bei der Rosinenübung gemacht? Kam Ihnen einiges bekannt vor? Vielleicht ging es Ihnen wie der Patientin mit dem letzten Zitat. Ständig hatten Sie Gedanken im Kopf und es war mit Mühe verbunden, Ihre Aufmerksamkeit »nur« auf die Rosine zu lenken. Wenn wir mit der Achtsamkeitspraxis beginnen, haben wir in der Regel eine falsche Erwartungshaltung. Wir wollen, dass sich unser Geist möglichst schnell beruhigt. Stattdessen stellen wir fest, dass er immer wieder abschweift.

Durch Übung – am besten für einige Zeit täglich – kann es Ihnen gelingen, die Aktivität Ihres Geistes zwar wahrzunehmen, um dann jedoch Ihre gesamte Aufmerksamkeit respektvoll wieder auf Ihr gewähltes Objekt – beispielsweise die Rosine oder Ihren Atem – zu richten. Sie werden im Laufe Ihrer Achtsamkeitspraxis feststellen, dass es immer besser funktionieren wird, die Rolle eines »inneren Beobachters« einzunehmen. Durch zunehmende Identifikation mit dieser Rolle kann es Ihnen bei regelmäßiger Übung gelingen, wohlwollend, akzeptierend und ohne Wertung auf Ihre eigenen Persönlichkeitsanteile zu schauen, eingefahrene Reaktionsmuster aufzuspüren und wahrzunehmen, was gerade ist im Hier und Jetzt, sowie sich immer weniger von schwierigen Lebenssituationen überwältigen zu lassen.

Nun können Sie noch einmal überlegen, wie wichtig es für Sie ist, mehr Achtsamkeit in Ihr Tun im Alltag zu legen und damit eine Basis für alle weiteren Handlungen zu schaffen.

Achtsamkeit

Motivationsbarometer

Wenn Sie sich nun erinnern, was Sie erlebt haben, als Sie zu Kapitelbeginn die Übung »Moment mal« durchgeführt haben, oder was Sie bei der Rosinenübung erlebt haben – was gäbe es in Ihrem Leben im Bereich der Achtsamkeit, das Sie ausbauen und kultivieren wollten? Was, worauf Sie neugierig wären? Könnten Sie dies in einem Satz formulieren?

Mein **Ziel** im **Bereich der Achtsamkeit** könnte wie folgt lauten:

_____

Wichtigkeit

Wie wichtig ist es Ihnen im Bereich der Achtsamkeit, in Bezug auf Ihr genanntes Ziel Ihr Verhalten zu ändern? Bitte bewerten Sie auf einer Skala von 0 bis 10 die Wichtigkeit Ihres Vorhabens, wobei 0 bedeutet, dass es Ihnen gar nicht wichtig ist, und 10, dass es Ihnen sehr wichtig ist. 0 kann auch bedeuten, dass Sie schon sehr achtsam sind und deshalb kein Veränderungspotenzial in Ihrem Leben sehen. Bitte markieren Sie die Zahl, die am ehesten für Sie zutrifft.

0	1	2	3	4	5	6	7	8	9	10
Gar nicht wichtig										Sehr wichtig

Zuversicht

Wie zuversichtlich sind Sie, auch unter schwierigen Bedingungen ein achtsames Verhalten beizubehalten, wenn Sie sich dazu entschieden haben? Bewerten Sie Ihre Zuversicht auf einer Skala von 0 bis 10. 0 bedeutet, dass Sie gar nicht zuversichtlich sind, und 10 bedeutet, dass Sie sehr zuversichtlich sind. Bitte markieren Sie die Zahl, die am ehesten zutrifft.

0	1	2	3	4	5	6	7	8	9	10
Gar nicht zuversichtlich										Sehr zuversichtlich

Was mir guttut

Achtsamkeitsübungen lassen sich überall praktizieren. Auch bei Alltagstätigkeiten wie zum Beispiel beim Spülen, Autofahren, Spazierengehen oder beim Unterwegssein mit öffentlichen Verkehrsmitteln können Sie Ihre Achtsamkeit trainieren. Mit der Zeit wird es Ihnen durch regelmäßiges Üben immer leichter fallen, Ihr Gedankenkarussell für einen Moment zu stoppen, dadurch weniger gestresst zu sein und sich in Ihrem Alltag mehr und mehr auf das zu besinnen, was gerade wichtig ist. Die hier aufgeführten Achtsamkeitsübungen dauern jeweils nur wenige Minuten.

Achtsames Spülen

Das Spülen gehört für die meisten von uns nicht zu den Lieblingsaufgaben im Haushalt. Mithilfe dieser kleinen Übungen können Sie sich eine kurze Pause im Alltag verschaffen. Öffnen Sie den Wasserhahn und fühlen Sie die Temperatur des Wassers. Ist es zu kalt oder zu heiß? Geben Sie Geschirrspülmittel ins Spülbecken. Wie duftet es? Betrachten Sie die kleinen Schaumbläschen, die in allen Farben des Regenbogens schillern. Richten Sie nun Ihre Aufmerksamkeit auf die zu spülenden Objekte und wischen Sie aufmerksam mit dem Schwamm über jedes einzelne, bis es sauber ist. Versuchen Sie, ganz im Moment zu sein und nicht schon Pläne für die Zukunft zu machen oder über Begebenheiten aus Ihrer Vergangenheit nachzudenken.

Beim Autofahren

Anstatt sich beim Halten an einer roten Ampel Gedanken zu machen, was noch alles ansteht, schauen Sie einen kurzen Augenblick aus dem Fenster. Trägt der Baum an der Straße schon Blätter? Sitzt ein Vogel dort auf einem Ast? Ist der Himmel voller Wolken oder strahlend blau?

Sehen und Riechen

Gehen Sie durch einen Park, durch einen Garten oder auf Ihren Balkon und halten Sie nach einer Blüte Ausschau. Betrachten Sie achtsam deren Erscheinungsbild. Welche Farbe hat die Blume? Streichen Sie vorsichtig über die Blütenblätter. Sind Sie samtig, kühl, zart? Schnuppern Sie an der Blüte. Wie duftet sie?

Bilder einer Ausstellung

Besuchen Sie ein Museum oder eine Galerie. Bleiben Sie vor einem Gemälde stehen, das Ihnen spontan gefällt. Betrachten Sie das Bild im Hinblick auf seine Farbgebung genau. Welche Farben hat das Gemälde? Können Sie Pinselstriche erkennen? Riechen Sie noch einen Hauch von Farbe?

Achtsames Musikhören

Widmen Sie Ihre ganze Aufmerksamkeit einem Musikstück, anstatt die Musik nur nebenbei zu konsumieren. Machen Sie es sich bequem und schließen Sie die Augen. Lassen Sie Melodie und Rhythmus auf sich wirken und beobachten Sie dabei Ihren Atem.

So finden Sie Ihre persönliche Meditationshaltung

Vielleicht glauben Sie, »richtig« meditieren könne man nur im Lotussitz. Aber auch bei der Meditationshaltung gibt es kein Richtig oder Falsch. Sie können zum Beispiel auch im Liegen meditieren. Da die Gefahr besteht, dabei einzuschlafen, raten wir Ihnen eher davon ab. Probieren Sie das aber trotzdem einfach einmal aus. Sie entscheiden, welche Haltung für Sie am geeignetsten ist. Falls Sie sich gar nicht mit dem Sitzen anfreunden können, finden Sie auf Seite 86 eine Gehmeditation.

Bevor Sie beginnen: Sorgen Sie dafür, dass der Raum gut belüftet ist und Sie für die Zeit Ihrer Meditation ungestört bleiben. Stickige Luft ermüdet. Tragen Sie bequeme, nicht einengende Kleidung, damit Ihr Atem weit fließen kann. Denken Sie auch an Ihre Füße und ziehen Sie sich warme Socken über. Auch eine leichte Decke kann gegen Kälte hilfreich sein. Wenn Sie mögen, können Sie einen Timer einstellen, der nach Ablauf der Meditationszeit ein Signal von sich gibt.

Meditationshaltung »Auf einem Stuhl sitzen«

Wenn Sie mögen, legen Sie die Sitzfläche mit einem Kissen oder einer Decke aus. Setzen Sie sich auf einen Stuhl mit gerader Rückenlehne. Falls es für Sie angenehmer ist, darf es auch einer mit Armstützen sein. Ihr Rücken sollte dabei keinen Kontakt zur Stuhllehne bekommen. Es geht darum, aufgerichtet zu sitzen, ohne sich anzulehnen. So kann Ihr Atem frei fließen. Ober- und Unterschenkel befinden sich in etwa hüftbreit parallel zueinander. Ihre Füße sollten entspannt mit ganzer Sohle auf dem Boden ruhen. Sie können auch eine Decke unterlegen, falls Sie schnell an den Füßen frieren. Ihre Arme liegen locker und

Achtsamkeit

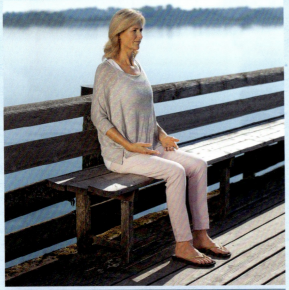

entspannt auf Ihren Oberschenkeln. Vielleicht berühren sich Ihre Hände. Ihr Nacken ist gerade. Wenn Sie mögen, schließen Sie Ihre Augen.

Meditationshaltung »Auf dem Boden sitzen«
Hier sollten Sie darauf achten, eine warme, weiche Unterlage auszuwählen, die Sie auf dem Boden ausbreiten. Begeben Sie sich nun in den Schneidersitz. Sie können Ihre Knie mit einem Kissen abstützen, falls dies für Sie angenehmer ist. Legen Sie Ihre Hände locker auf Ihre Knie. Ihr Rücken ist dabei gerade. Alternativ gibt es im Handel eine Vielzahl von Meditationshilfen wie Meditationskissen oder Meditationsbänkchen. Probieren Sie aus, womit Sie sich wohlfühlen.

Kleine Atemmeditation

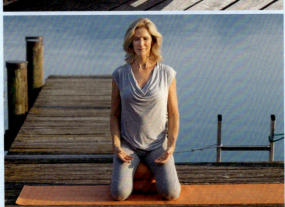

Mit dieser Übung schließen Sie die Welt für einen Moment aus. Ihr inneres Gedankenkarussell kommt zur Ruhe.

Nehmen Sie eine Decke oder ein Kissen und machen Sie es sich im Sitz Ihrer Wahl bequem. Die Sitzbeinhöcker sind fest auf dem Untergrund, die Wirbelsäule gerade, Ihr Kopf ist aufrecht in Verlängerung der Halswirbelsäule.

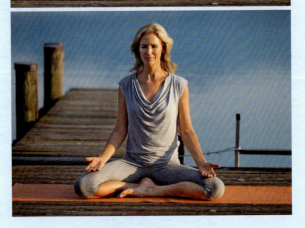

Legen Sie nun eine Hand auf Ihren Bauch und die andere auf Ihr Herz. Schließen Sie die Augen. Mit einem tiefen Ein- und Ausatmen besinnen Sie sich und kommen langsam zur Ruhe.

Wie fühlt sich Ihr Körper an? Ist Ihre Atmung eher flach? Lassen Sie Ihre Gedanken fließen, ohne sie festzuhalten oder zu bewerten. Seien Sie ganz bei sich. Nach ca. drei Minuten beenden Sie diese Übung mit einem tiefen Ausatmen.

Bodyscan – Körper und Geist verbinden

Der Bodyscan ist eine sehr effektive Achtsamkeitsübung, um die Beziehung zwischen Körper und Geist zu vertiefen, und stammt ursprünglich aus der buddhistischen Vipassana-Tradition. Der US-amerikanische Molekularbiologe John Kabat-Zinn löste diese Übung aus ihrem spirituellen Kontext heraus und integrierte sie in sein achtwöchiges Programm zum Abbau von Stress (*mindfulness-based stress reduction*/MBSR).

Der Bodyscan macht Signale des Körpers wie zum Beispiel Antworten auf unseren Lebensstil für uns wahrnehmbar. Außerdem gelingt es uns mithilfe des Bodyscans, uns besser auf uns selbst zu konzentrieren, die Gedankenkreise zu durchbrechen und zu einem Mehr an Wohlgefühl und Entspannung zu kommen.

Mit dieser strukturierten Reise durch Ihren Körper fördern Sie Ihre Fähigkeit zur konzentrierten Selbstwahrnehmung. Dabei nehmen Sie den Körperinnenraum von den Füßen aufwärts bis zum Scheitel Schritt für Schritt in den Fokus Ihrer Aufmerksamkeit.

Obwohl die Aufmerksamkeit bewusst gerichtet und geführt wird, stellt sich eine Tiefenentspannung ein, die von vielen Menschen als erholsamer erlebt wird als ein Mittagsschlaf. Die Aufmerksamkeit bleibt dabei ganz wach und zugleich entspannen sich Geist und Körper. Ein solcher Zustand wird unter den Bedingungen des beschleunigten Lebens, unter denen wir fast alle leben, sonst kaum erreicht. Entweder sind wir wach und stehen unter Spannung oder wir schlafen und der Körper kann sich entspannen.

Wachheit bei gleichzeitigem Entspanntsein ermöglicht es, in der Gegenwart zu verweilen. In diesem Zustand erlauben wir den selbstregulativen Fähigkeiten von Geist und Körper, wirksam zu werden. Der Geist kann endlose Gedankenkarussells zur Ruhe kommen lassen und wird frei für kreative Einfälle. Damit eng verbunden kann der Körper Muskeln entspannen lassen und rhythmisch ablaufende Prozesse wie Atmung, Herzschlag, Verdauung und Sexualfunktionen in Phasen der Erholung eintreten lassen.

Auch Claudia lernte in der Tagesklinik den Bodyscan und andere Achtsamkeitsmethoden kennen. Sie hätte nie vermutet, dass diese einfache Übung ihr helfen kann, Stress abzubauen und zu innerer Ruhe zu kommen. Anfangs war es für sie jedoch nicht ganz leicht, sich damit anzufreunden, denn immer wieder schweiften ihre Gedanken ab. Sie schlief sogar regelmäßig während der Anleitung ein. Doch durch regelmäßiges Üben gelang es ihr immer besser, zur Ruhe und zu ihrem inneren Gleichgewicht zu finden. Im Laufe der Zeit gelang es Claudia, den Bodyscan in ihren Alltag zu integrieren. Denn sie hat gemerkt, dass sie sich dadurch ausgeglichener und gelassener fühlt, weniger schnell in Stress gerät und außerdem geduldig mit bzw. liebevoll zu sich selbst ist.

Die Durchführung des Bodyscans

Legen Sie sich bequem auf den Rücken, decken Sie sich zu. Mit einem bewussten, tiefen Ein- und Ausatemzug lassen Sie alle unnötigen Muskelspannungen los.

Sie richten Ihre Aufmerksamkeit auf Ihren Körper. Spüren Sie die Auflage auf dem Boden. Nehmen Sie die Atembewegungen des Körpers wahr.

Führen Sie dann die Aufmerksamkeit zu den Füßen und bis zu den Zehenspitzen. Von dort bewegen Sie den Fokus der Aufmerksamkeit langsam zu den Fuß-

Achtsamkeit

sohlen, Fußrücken und Fußgelenken. Von dort weiter zu den Unterschenkeln, Knien, Oberschenkeln bis zum Becken.

Sie nehmen Ihr Gesäß wahr, die Hüften und Leisten.

An der Bauchdecke spüren Sie vielleicht die Atembewegungen.

Dann treten nacheinander der Rücken, der Brustkorb und die Schultern in den Fokus der Aufmerksamkeit.

Sie nehmen Ihre Arme wahr bis zu den Händen und Fingern. Sie spüren den Hals und den Kopf.

Zum Abschluss lassen Sie die Aufmerksamkeit im gesamten Körperinneren verweilen und spüren, wie der Körperraum sich mit dem Atem verändert. Mit einem bewussten, langen Ausatemzug beenden Sie die Reise.

Die Blume der Achtsamkeit

In einem Ausbildungsseminar bei Florence Maier vom *Center for Mindfulness* in Massachusetts wurde uns die folgende Verbildlichung der Abläufe während einer Achtsamkeitsmeditation vorgestellt. Für mich war das damals sehr hilfreich und ich habe sie inzwischen in allen meinen Kursen zur Freude der Teilnehmer weitergegeben.

Achtsamkeitsmeditation mit Fokus auf dem Atem
In dieser Meditation liegt der Fokus auf der vielfältigen Weise, wie der Körper die Welt erlebt und interpretiert. Nehmen Sie sich 10 Minuten oder auch mehr Zeit für eine Sitzmeditation. Dazu brauchen Sie einen störungsfreien Raum. Wählen Sie eine bequeme Sitzhaltung und nehmen diese bewusst vom Kontakt zur Unterlage bis zum Scheitel und zu den Fingerspitzen wahr. Lassen Sie Ihren Körper zur Ruhe kommen und sich getragen fühlen.

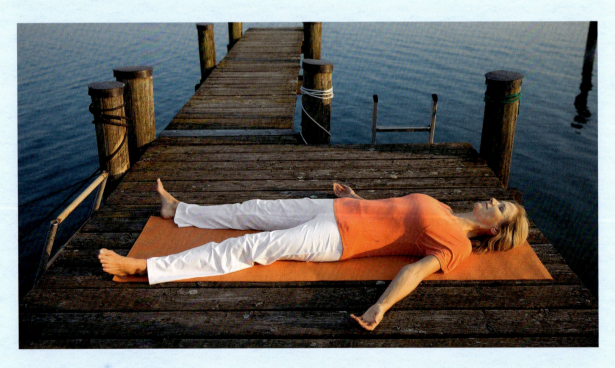

Achtsamkeit

Lassen Sie nun die Aufmerksamkeit beim Atem verweilen. Den Atem einfach geschehen lassen. Wahrnehmen, wie sich der Atem von Moment zu Moment in Ihnen entfaltet. Bewusst erleben, was in Ihrem Körper geschieht und wo Sie den Atem jetzt am deutlichsten spüren.

Versuchen Sie, von Atemzug zu Atemzug mit Ihrer Aufmerksamkeit bei Ihrer Atmung zu bleiben.

In der Praxis wird Ihr Geist nach ein paar Atemzügen abschweifen, denn wir sind es gewohnt, sofort auf Gedanken und Gefühle zu reagieren. Entweder tragen uns angenehme Gedanken und Gefühle an andere Orte oder wir fangen an, mit unangenehmen Gedanken und Gefühlen ins Grübelkarussell einzusteigen. Wir grübeln, kämpfen dagegen an oder wollen ausweichen. Wir erkennen nicht mehr, dass die Gedanken das sind, was sie sind: ein »Beschäftigungsangebot« unseres Geistes, dem man nachkommen kann, aber nicht zwingend muss!

Diese Momente, in denen wir bewusst erkennen, dass unsere Aufmerksamkeit nicht mehr bei dem gewählten Fokus, nämlich dem Atem, ist, sind die wertvollen »Erkenntnismomente« der Meditation. An diesem Punkt können Sie bewusst Ihre Aufmerksamkeit wieder zurück auf die Atmung lenken. Bildlich dargestellt gehen Sie mit Gedanken, Gefühlen und sonstigen Körperwahrnehmungen weg von Ihrem Moment des Sitzens und kehren, sobald es in Ihre Bewusstheit gedrungen ist, wieder zurück zum Sitzen im Moment der Atmung. Und je öfter dies geschieht, desto schöner entfaltet sich eine *Blume der Achtsamkeit* und man lernt sich in der Meditation immer mehr kennen, kann sich und seine Anteile besser annehmen und damit gelassener und heiterer auch im Alltag mit sich und anderen umgehen.

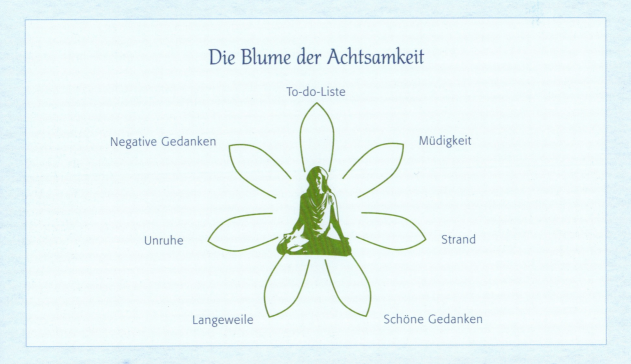

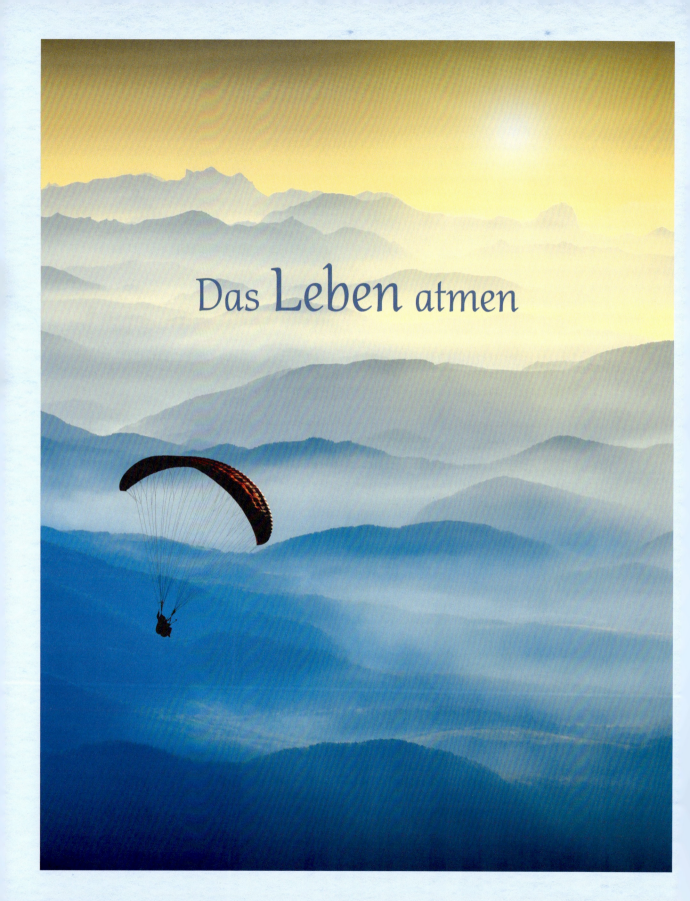

Atmung

Atmung – die Kunst der Ausgeglichenheit im Alltag

Sie werden feststellen, dass sich das Thema Atmung durch viele Übungen in diesem Buch und durch das Thema Stressbewältigung wie ein roter Faden zieht. Alles, was wir tun, fühlen und empfinden, ist eng mit unserem Atem verbunden.

Unser Atem ist wie ein Fluss, der all unsere Handlungen trägt und uns in jedem einzelnen Augenblick unseres Lebens unterstützt. Dieser Fluss unseres Atems ist außerdem ein wunderbarer Gradmesser für unsere aktuelle Befindlichkeit. Deshalb bildet die Atmungssäule die zentrale Säule in unserem Tempel. Atmen kann jeder und je mehr Aufmerksamkeit man auf seinen Atem lenkt, desto besser kann man akute Stresssituationen bewältigen. Das wichtigste Instrument Ihres Körpers zur akuten Spannungsregulation tragen Sie also schon immer in sich. In diesem Kapitel laden wir Sie ein, die zentrale Bedeutung des Atmens für das Stresserleben besser kennenzulernen und zu erforschen.

Moment mal

Wenn Sie mögen, legen Sie dieses Buch kurz zur Seite, um Ihre Aufmerksamkeit ganz auf Ihren Atem zu lenken. Machen Sie direkt jetzt eine kleine Pause, schließen Sie Ihre Augen und zählen Sie die nächsten zehn Atemzüge mit. Schon öffnet sich in Ihrem Inneren ein Raum, in den Sie sich für einen kleinen Augenblick zurückziehen können.

Oder Sie stellen sich an ein weit geöffnetes Fenster, heben die Arme leicht an, lassen etwas Luft unter die Achseln und atmen ein paar Mal kräftig durch. Sie spüren, wie Ihr ganzer Körper sich mit frischem Atem füllt, sich wieder lebendiger und erfrischt anfühlt. Was fällt Ihnen auf?

Notizen: _____

Wie funktioniert unsere Atmung?

Unsere Atmung ist ein rhythmischer Prozess und wird durch das Atemzentrum in unserem Gehirn gesteuert. Atmen wir ein, gelangt sauerstoffangereicherte Luft über unsere Atemwege in den Körper. In der Naturwissenschaft unterscheidet man zwischen Nasen- und Mundatmung. Atmen wir über unsere Nase ein, wird die Luft von den im Eingangsbereich unserer Nase befindlichen Flimmerhärchen von Fremdkörpern gereinigt. Die Schleimhäute in den Nasenhöhlen befeuchten und erwärmen danach die Atemluft. Diese gelangt über den Rachen (griech. *pharynx*) zum Kehlkopf, fließt die Luftröhre hinab in unsere rechten und linken Stammbronchien, dann weiter in die Lappen- und Segmentbronchien bis in die Bronchiolen und anschließend in die Alveolen (Lungenbläschen).

Stellt man das Bild gedanklich auf den Kopf, so ergibt sich ein Baumstamm. Die Stammbronchien entsprechen den dicken Ästen, welche direkt vom Stamm abzweigen und sich anschließend immer feiner verzweigen. In der Medizin spricht man deshalb auch vom Bronchialbaum. Am Ende des Atemwegs gelangt die Luft in die Lungenbläschen, die ein wenig an eine Weinrebe erinnern und von einem dichten Netz sehr feiner Blutgefäße, den Kapillaren, umgeben sind. Diese bringen das sauerstoffarme Blut, das im Körper gesammelt und über das Herz in die Lunge gepumpt wurde, herbei, reichern es mit Sauerstoff an und geben auf umgekehrtem Weg das Kohlendioxid aus dem

Atmung

Blut wieder in unsere Lunge ab. Dieser Austausch zwischen Blut und Zellen wird in der Medizin auch innere Atmung genannt. Äußere Atmung bezeichnet hingegen die Kohlendioxidauf- und -abnahme unserer Lunge.

Das Zwerchfell – unser größter und wichtigster Atemmuskel

Das Zwerchfell, eine nach oben kuppelartig gewölbte Muskel-Sehnen-Platte, trennt den oberen Bereich unseres Rumpfes sowie unsere Brusthöhle mit Herz und Lunge von unserer Bauchhöhle, in der sich unsere Verdauungsorgane befinden. Bei der Einatmung (Inspiration, vom Lateinischen *inspiratio* = das Einhauchen, Einatmen) zieht sich das Zwerchfell zusammen, senkt sich anschließend und wird flacher (ein bis zwei Zentimeter bei ruhiger Atmung, bei tiefer Atmung sogar bis zu zehn Zentimeter). Bei diesem Prozess dehnt sich durch Kontraktion die Zwischenrippenmuskulatur nach außen und hebt den Brustkorb nach oben an. Durch den Unterdruck, der hierbei entsteht, strömt Atemluft in unsere Lunge ein und dehnt sich aus. Die Herzfrequenz steigt an. Beim Ausatmen (Exspiration) hingegen wölbt sich das Zwerchfell wieder nach oben, der Brustkorb senkt sich, drückt die Atemluft wieder heraus und entweicht über Nase oder Mund. Die Herzfrequenz sinkt bei der Ausatmung. Diese rhythmische Bewegung des Zwerchfells beeinflusst den gesamten Rumpf und auch den Bauchraum. Der Blutfluss wird gefördert und durch die verstärkte Durchblutung der sich im Bauch befindenden Blutgefäße werden unsere Bauchorgane und das Sonnengeflecht, ein wichtiges Nervengeflecht, sanft massiert, sodass unsere Verdauung gefördert wird.

Man unterscheidet Brust- und Bauchatmung. Mit Bauchatmung ist die Zwerchfellatmung gemeint. Im Gegensatz zur Brustatmung werden bei der Zwerchfellatmung die Lungenbläschen im unteren Teil der Lunge besser durchlüftet und diese passiv bewegt.

Haben Sie schon einmal Babys oder Katzen beim Schlafen zugesehen? Ihnen ist gemeinsam, dass sich ihre Bauchdecke dabei ruhig und gleichmäßig hebt und senkt. Diese Form der Atmung nennt man Zwerchfellatmung. Wir »Erwachsenen« aber atmen im Alltag vorzugsweise im Brustraum. Dadurch wird unsere Lunge nicht mehr optimal mit Sauerstoff versorgt und es werden weniger Stoffwechselsäuren ausgeatmet.

Stressregulation durch Atmung

Eine natürliche Atmung wirkt sich förderlich auf unsere gesamte Gesundheit und unser Wohlbefinden aus. Tiefe und natürliche Atemzüge in einem aufrechten

---

Ausatmen
Atmen Sie bei Atemübungen möglichst tief und lange aus.

Die Ausatmung ist ein sehr wichtiger Teil des Atemprozesses. Mit jeder Ausatmung und mit jedem Heben des Zwerchfells werden »Abgase« abgeatmet. Dieser Vorgang ist die Voraussetzung dafür, dass mit der Einatmung und dem Senken des Zwerchfells wieder Raum da ist für die kraftvolle Zufuhr frischer, lebensspendender Atemluft. Lange und tiefe Ausatemzüge unterstützen den Körper dabei, nach einer Anspannung wieder in einen Entspannungszustand zu gelangen. Dies wirkt sich positiv auf die Stressreduktion aus. Man könnte auch sagen: Die Ausatmung ist die »Mutter« der Einatmung.

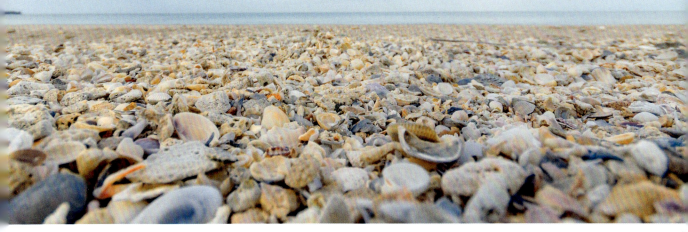

Wenn es uns gelingt,
Atem und Bewusstsein zu verbinden,
sind wir mit der
Lebensenergie verbunden.
Der Atem ist der Atem der Gnade Gottes,
und dieser Atem ist es,
der die Seele zum Leben erweckt.

Der Geist spiegelt unseren
Atem wider.
Das Leben geschieht nur
im Hier und Jetzt.
Der Atem ist
unser Schlüssel dazu.

ZEN-WEISHEIT

Körper verbessern die Funktion und Leistungsfähigkeit sämtlicher inneren Organe. Durch eine natürliche, fließende Atmung sind wir emotional ausgeglichener und können uns auch den Widrigkeiten des Lebens besser stellen. Besonders in emotional dichten Momenten kann eine bewusst tiefe und kontrollierte Atmung uns durch die hohen Wellen unserer Emotionen tragen. Wenn wir uns über etwas aufregen, wird unser Atmen jedoch flacher und unsere Brust zieht sich unwillkürlich zusammen.

Dass der Atem sehr eng mit unserem körperlichen und seelischen Befinden in Zusammenhang steht, schlägt sich in unseren Redewendungen nieder, zum Beispiel: Etwas Spannendes »lässt uns den Atem stocken«; Angst »schnürt uns die Kehle zu«, sodass wir nicht mehr atmen können, oder aber etwas Schönes »lässt uns frei atmen«.

Unsere Atmung ist sozusagen ein Vermittler zwischen Körper und Geist. Er kann uns helfen, uns im Hier und Jetzt zu verankern, und für tiefes Entspanntsein sorgen. Durch achtsame Atmung sind wir in der Lage, körperliche, geistige sowie seelische Blockaden zu lösen, die wir häufig gar nicht mehr wahrnehmen können. Im Zuge unserer westlichen Lebensweise ging unser natürliches Gespür für unseren Körper zurück. Durch Leistungsdruck, Hektik, Stress, Zwänge und unterdrückte Gefühle wird unsere Atmung immer oberflächlicher und schneller – zur Brust- anstatt tiefer Zwerchfellatmung – und verliert an Tiefe und harmonischem Fluss. Unser Atemstrom verkümmert so mehr und mehr zu einem kleinen Rinnsal, das unseren Körper nur noch mit dem Nötigsten versorgt.

Ein natürlicher, tiefer Atemrhythmus hingegen kann uns helfen, Stress entgegenzuwirken, er kann Ver-

Atmung

Zwerchfellatmung

Mit dieser Übung üben Sie die Bauch- bzw. Zwerchfellatmung.

Legen Sie sich so bequem wie möglich auf den Boden und geben Sie alle Schwere an den Boden ab (alternativ können Sie die Übung auch im Sitzen ausführen). Nun legen Sie eine Hand auf das Brustbein – es befindet sich in der Mitte Ihres Brustkorbs – und eine Hand auf Ihren Bauch unterhalb des Bauchnabels. Nehmen Sie mit den Händen wahr, wie Sie ein- und ausatmen. Lassen Sie Ihren Atem natürlich fließen, ohne ihn zu kontrollieren.

Gehen Sie jetzt mit Ihrer Aufmerksamkeit in den Beckenbereich zur unteren Hand und versuchen Sie dort, den Beginn Ihrer Einatmung zu spüren. Bei der Einatmung senkt sich das Zwerchfell und bei der Ausatmung hebt es sich wieder an.

Atmen Sie anschließend wieder normal und legen Sie nun beide Hände oberhalb Ihres Nabels auf die Rippenbogen, dort, wo sich das Zwerchfell befindet. Spüren Sie, wie der Bauchraum sich mit dem Einatmen ausdehnt und mit dem Ausatmen wieder zurücksinkt.

Die Wellenbewegung ist zart und fein. Sie müssen nichts verändern oder intensivieren. Nehmen Sie wahr, wie die Einatmung den Unterbauch oder gar das Becken beeinflusst, und lassen Sie mit der Ausatmung alle Verspannungen des Rumpfes los.

Wenn Sie die Augen geschlossen hatten, können Sie sie nun wieder langsam öffnen. Recken und strecken Sie sich.

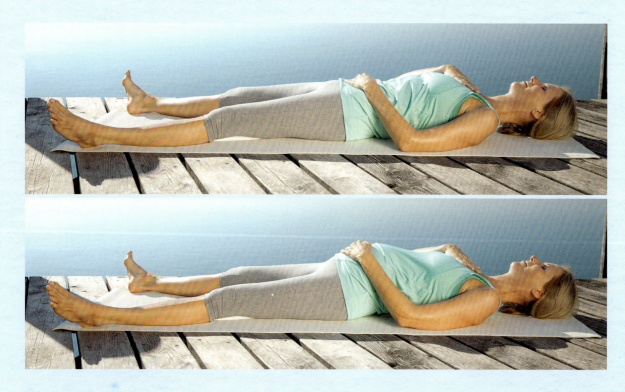

spannungen lösen, die seelische Stimmung heben und die Konzentrationsfähigkeit steigern. Mit achtsamer Atmung fühlen wir uns wacher, finden besser in unseren Schlaf, trainieren unsere Stimme und sorgen für eine aufrechte Haltung der Wirbelsäule sowie eine entspannte Muskulatur. Atemübungen – regelmäßig praktiziert – führen zu mehr Harmonie aller Kräfte von Körper, Geist und Seele, zu innerer Ruhe, Ausgeglichenheit sowie innerer Zufriedenheit. Bereits 1986 konnte in einer Studie eindrucksvoll belegt werden, dass ein tiefer, bewusster Atem Schmerzen zu lindern vermag oder diese sogar beseitigen kann. Durch regelmäßige Atemübungen steigert sich die Lebensqualität von chronischen Schmerzpatienten in erheblichem Maße. Oft ist es dadurch möglich, die Medikation deutlich zu reduzieren oder sogar ganz auf Medikamente zu verzichten.

Auch Claudia hatte nie gelernt, auf ihre Atmung zu achten, geschweige denn, sie überhaupt wahrzunehmen. Ihr war nicht bewusst, dass es ihr mithilfe des Atmens gelingen kann, unter anderem Stress abzubauen und zu innerer Ruhe zu kommen. Außerdem war Claudia überrascht, dass sie Atemübungen überall ausführen kann, ohne dass andere Menschen dies bemerken. Aus diesem Grund schwört Claudia besonders auf die sogenannten Minis, die Sie auf Seite 79 finden.

Verhaltensmotivation

Der Atem nimmt eine Sonderstellung im Körper ein. Er wird über das autonome System, also das Stammhirn, reguliert, ist jedoch – im Gegensatz zur Herztätigkeit oder unseren Reflexen – auch willkürlich beeinflussbar. Wenn wir allerdings emotional schon in einem Zustand großer Anspannung sind, dann übernimmt sozusagen das limbische System die Kontrolle und es bedarf nun erst einmal einer Aufmerksamkeitsveränderung im Neocortex, um sich mit Achtsamkeit und Aufmerksamkeit dieser Aufregung zuzuwenden. Meistens passiert allein schon durch diese Zuwendung eine Veränderung und unser Atem wird wieder etwas tiefer, unsere Anspannung löst sich etwas auf. Zusätzlich können wir nun aber durch ein bewusstes Umschalten den Atem lenken. Wir sind in der Lage, bewusst ruhiger und tiefer zu atmen und dadurch aus der »Aufgeregtheitszone«, dem Sympathikotonus, in die »Beruhigungszone«, den Parasympathikotonus, umzuschalten. Das geschieht alleine durch unsere Aufmerksamkeitslenkung auf bewusste, tiefe Atemzüge. Nun verstehen Sie auch, warum der Atem eine zentrale Stelle im Gesundheitstempel einnimmt.

Überlegen Sie nun: Wie wichtig wäre es in Ihrem Leben, der Atmung und der gezielten Stressregulation durch die Atmung mehr Zeit und Aufmerksamkeit zu schenken?

Tipp

Wussten Sie, dass auch Lachen, Gähnen, Stöhnen, Seufzen und Weinen unsere Atmung vertiefen können?

Leider sind einige Gefühlsausdrücke in unserer Kultur eher unerwünscht. Wir gähnen versteckt hinter vorgehaltener Hand. Lautes, glucksendes, überschwängliches Lachen scheint nur noch bei Kindern gesellschaftsfähig zu sein. Lachen, gähnen, stöhnen, seufzen und weinen Sie, wann und wo immer es Ihnen möglich ist. Übrigens: Auch Singen fördert unsere Tiefenatmung.

Atmung

Motivationsbarometer

Wenn Sie sich nun daran erinnern, was Sie erlebt haben, als Sie die zwei kleinen Übungen »Moment mal« und die Zwerchfellatmung durchgeführt haben: Gibt es in Ihrem Leben Bereiche, in denen Sie dieses Erleben ausbauen möchten? Wenn ja, dann können Sie dies nun in einem Satz formulieren.

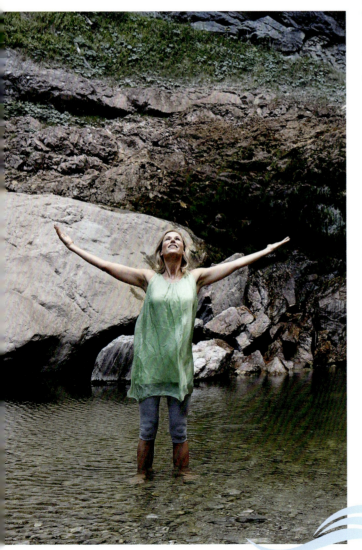

Mein **Ziel** für **mehr Atemgewahrsein** lautet (z.B. die Atmung bewusst gegen Aufregung einsetzen etc.):

_____

Wichtigkeit

Wie wichtig ist es Ihnen, im Bereich des Atemgewahrseins in Bezug auf Ihr genanntes Ziel Ihr Verhalten zu ändern? Bewerten Sie auf einer Skala von 0 bis 10 die Wichtigkeit Ihres Vorhabens, wobei 0 bedeutet, dass es Ihnen gar nicht wichtig ist, und 10, dass es Ihnen sehr wichtig ist. 0 kann auch bedeuten, dass Sie schon sehr gut mit Ihrem Atem Ihren Körper regulieren können und deshalb derzeit kein Veränderungspotenzial in Ihrem Leben sehen. Bitte markieren Sie die Zahl, die am ehesten für Sie zutrifft.

0	1	2	3	4	5	6	7	8	9	10
Gar nicht wichtig										Sehr wichtig

Zuversicht

Wie zuversichtlich sind Sie, auch unter schwierigen Bedingungen Ihr Atemgewahrsein weiter zu schulen, wenn Sie sich dazu entschieden haben? Bewerten Sie Ihre Zuversicht auf einer Skala von 0 bis 10. 0 bedeutet, dass Sie gar nicht zuversichtlich sind, und 10 bedeutet, dass Sie sehr zuversichtlich sind. Bitte markieren Sie die Zahl, die am ehesten für Sie zutrifft.

0	1	2	3	4	5	6	7	8	9	10
Gar nicht zuversichtlich										Sehr zuversichtlich

Bewusstes atmen, eins sein mit der Natur.

Atmung

Was mir guttut

Mit den folgenden Übungen laden wir Sie ein, sich Ihrem Atem bewusst zuzuwenden. Sie lernen Ihre Atmung besser kennen, kräftigen dabei den wichtigen Atemmuskel und entspannen. Denn in diesem Wechselspiel zwischen Einatmen und Aufnehmen und Ausatmen und Loslassen findet unser ganzes Leben statt.

Atemmeditation

An dieser Stelle finden Sie eine Übung aus der Achtsamkeitspraxis. Der Atem ist hier Ihr Anker, zu dem Ihre Aufmerksamkeit immer wieder zurückfinden kann. Mit der Zeit wird es Ihnen immer besser gelingen, Ihren Geist zur Ruhe kommen zu lassen.

Machen Sie es sich an einem ruhigen Platz so bequem wie möglich. Lassen Sie alles, was Sie im Moment beschäftigt, für die Zeit der Übung einfach sein und wenden Sie Ihre Aufmerksamkeit Ihrem Körper zu. Wandern Sie mit Ihrer Aufmerksamkeit durch Ihren Körper: Wie fühlen sich Ihre Füße an, die Unterschenkel, die Oberschenkel, das Gesäß, das Becken? Spüren Sie auch den Kontakt zur Unterlage, zum Stuhl, zum Boden.

Wandern Sie mit Ihrer Wahrnehmung weiter zum Rumpf, zu Ihren Armen und Händen, zu den Schultern sowie zum Nacken.

Nehmen Sie auch Ihren Kopf und Ihr Gesicht wahr. Spüren Sie in die Atembewegung hinein: Da sind das Ein- und Ausströmen der Atemluft an der Nase, das

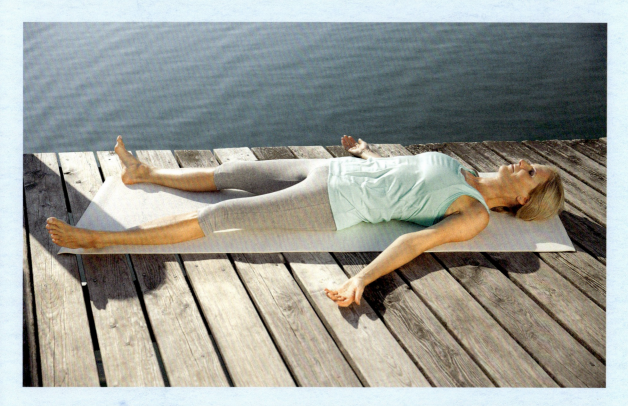

Atmung

Ausdehnen und Zurücksinken im Brustkorb, das Heben und Senken der Bauchdecke – vielleicht auch Muskelbewegungen am Rücken.

Wo ist es für Sie am leichtesten, die Atembewegung zu spüren? Wo ist sie für Sie am deutlichsten, am lebendigsten? Wählen Sie diesen Bereich aus, um von dort nun das Ein- und Ausströmen, das Kommen und Gehen der Atemluft mit Ihrer Aufmerksamkeit zu begleiten.

Nehmen Sie wahr, wie unterschiedlich die einzelnen Atemzüge sein können. Manche sind lang und tief, andere flach und kurz, wieder andere folgen schnell aufeinander. Vielleicht bemerken Sie, dass Sie auch einmal längere Pausen zwischen den einzelnen Atemzügen machen. Es geht nicht darum, den Atem in irgendeiner Weise zu beeinflussen oder zu verändern. Der Atem atmet Sie! Nehmen Sie ihn einfach nur wahr, beobachten Sie ihn. Bleiben Sie mit Ihrer Aufmerksamkeit bei den Atemzügen.

Ihr Geist wird immer wieder Gedanken und Vorstellungen hervorbringen, die Sie auch von Ihrer Atembeobachtung ablenken. Wenn Sie bemerken, dass Sie mit Ihrer Wahrnehmung und Ihrem Empfinden nicht mehr beim Atem sind, kehren Sie immer wieder aufs Neue geduldig mit Ihrer Aufmerksamkeit zur Atembewegung zurück. Immer wieder ziehen Gedanken, Erinnerungen, Bilder durch Ihren Geist. Das ist völlig normal. Betrach-

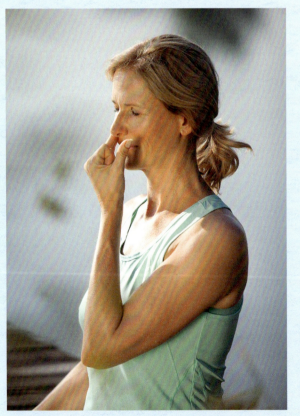
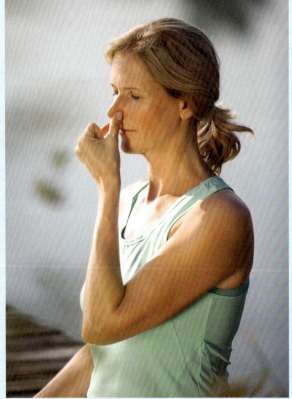

Atmung

ten Sie Ihre Gedanken, registrieren Sie deren Inhalt. Wenn Sie bemerken, dass Sie sich in den Gedanken verwickeln und nicht mehr beim Atem sind, kehren Sie sanft, aber bestimmt zur Atembewegung zurück.

Weiten Sie nun wieder Ihre Aufmerksamkeit von der Atembewegung auf den ganzen Körper aus. Werden Sie gewahr, wie Sie hier sitzen. Nehmen Sie jetzt auch den Raum um sich herum wahr – die Geräusche, den Duft. Atmen Sie einige Male tief ein und aus und öffnen Sie Ihre Augen. Wenn Ihnen danach ist: Gähnen Sie und recken und strecken Sie sich ausgiebig und genüsslich.

Wechselatmung

Die Wechselatmung stammt aus dem Yoga und ist eine Pranayama-Übung (sanskritisch, *pranayama*: setzt sich zusammen aus den Wörtern *prana* = Lebensenergie/Atem sowie *ayama* = kontrollieren, erweitern). Sie erhöht die Konzentration, aktiviert das Zwerchfell, erhöht die Lungenkapazität und wirkt harmonisierend sowie ausgleichend auf den gesamten Organismus. Die Wechselatmung wird im Yogaunterricht in verschiedenen Variationen unterrichtet; die folgende ist eine gängige Variante.

Setzen Sie sich aufrecht in einen Sitz Ihrer Wahl und atmen Sie tief aus. Verschließen Sie das rechte Nasenloch mit dem Daumen der rechten Hand. Atmen Sie durch das linke Nasenloch langsam ein. Anschließend lösen Sie Ihren Daumen und verschließen mit dem kleinen Finger derselben Hand das linke Nasenloch. Atmen Sie nun langsam durch das rechte Nasenloch aus und wieder ein. Führen Sie die Übung in ständigem Wechsel aus, mindestens zwanzigmal. Halten Sie zwischen den Atempausen Ihren Atem an, solange es für Sie angenehm ist. Spüren Sie am Ende der Übung nach.

Tuna-Atmung

Die Tuna-Atmung ist eine Qigong-Übung und ermöglicht eine tiefe Bauchatmung. Tuna bedeutet »Altes ausstoßen und Neues aufnehmen«. Diese Form der Atmung kann unseren Energie- sowie Gasaustausch effizienter gestalten und harmonisieren. Die Tuna-Atmung ist auch als Einschlafhilfe besonders nützlich.

Legen Sie sich entspannt mit ausgestreckten Beinen auf den Rücken. Ihre Haltung sollte für Sie angenehm sein. Dabei liegen Ihre Füße in etwa hüftbreit parallel nebeneinander und Ihre Fußspitzen zeigen nach oben. Legen Sie nun eine Hand auf das Brustbein und die andere auf den unteren Bauch. Alternativ können Sie Ihre Arme auch locker neben Ihren Körper legen.

Beginnen Sie anschließend, mit dem Ausatmen Ihre Atemzüge zu zählen. Atmen Sie durch Ihre Nase. Bewegen Sie beim Einatmen Ihre Füße nach innen, bis sich Ihre großen Zehen berühren. Kehren Sie beim Ausatmen wieder in die parallele Fußstellung zurück. Ihre Atmung gibt Ihnen den Rhythmus vor. Versuchen Sie, diesen nicht zu beeinflussen. Konzentrieren Sie sich darauf, beim Ausatmen alles loszulassen, was Sie gerade belastet, zum Beispiel schwierige Gedanken oder Gefühle, Schmerzen oder Übelkeit. Beim Einatmen hingegen versuchen Sie, alles einzuatmen, was Ihnen guttut, zum Beispiel Energie, Kraft, Ausgeglichenheit oder Ruhe. Versuchen Sie, sich vorzustellen, mit Ihrer Einatmung Energie in Ihren Körper zu bringen, und lassen Sie diese mit dem Ausatmen bis in Ihre Finger-, Zehen- und Haarspitzen fließen. Vielleicht hilft Ihnen während der Übung die Vorstellung von wärmenden Sonnenstrahlen.

Führen Sie die Tuna-Atmung so lange durch, bis Sie sich entspannt und ausgeglichen fühlen.

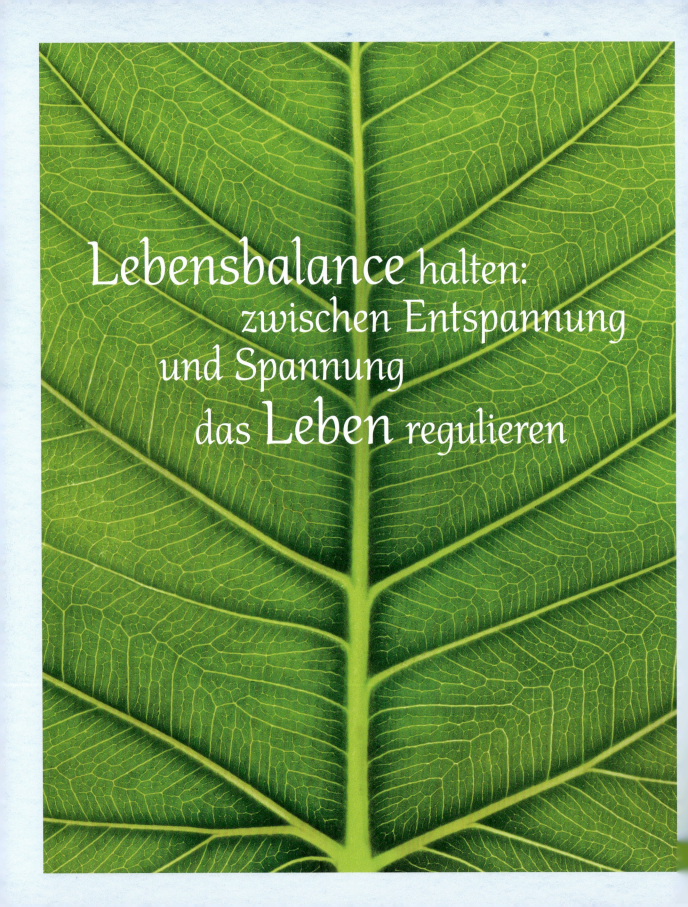

Entspannung und Spannungsregulation – die Entspannungsantwort im Körper stärken

Wir leben in einer Zeit, in der es eine Kunst geworden ist, zwischen Spannung und Entspannung zu navigieren und unser Leben zu gestalten. Manchmal erleben wir uns in einem regelrechten Konfliktfeld zwischen den täglichen Aufgaben und unserem Bedürfnis nach Ruhe und Entspannung. Dennoch erfahren wir in der Klinik, dass viele Menschen den Zustand tiefer und wahrer Entspannung kaum noch kennen.

Man hetzt von einem Termin zum anderen und vergisst, sich kleine aktive Ruhepausen in seinem Alltag zu gönnen. Oder aber man verwechselt Entspannung mit Ablenkung, versucht beim Fernsehen oder Lesen zu entspannen. Manche von uns finden Entspannung einfach nur langweilig und deshalb wenig entspannend. Es kann auch sein, dass Schmerzen in der Entspannungsphase erst einmal stärker werden. Sie sehen, Entspannung hört sich nach Urlaub an, ist bei genauerem Hinsehen aber doch ein komplexer Vorgang im Körper, dem wir uns in diesem Kapitel widmen möchten. Vielleicht macht Ihnen das Lust auf eine neue, noch unbekannte Form von Spannungsregulation.

Moment mal

Probieren Sie diese Entspannung gleich jetzt in diesem Moment aus. Gerade beim Lesen ist diese Übung eine wunderbare Erfrischung des Geistes und eine Entspannung der Gesichtsmuskulatur. Beginnen Sie damit, Ihr Gesicht zu massieren, legen Sie dazu beide Hände flach mit der Handinnenfläche auf das Gesicht: Die Finger berühren sich in der Stirnmitte. Reiben Sie nun druckvoll Ihre Finger von der Stirn über die Wangenpartie bis zu den Nasenflügeln und wieder zurück. Wiederholen Sie dies drei- bis viermal. Atmen Sie dabei hörbar aus und öffnen Sie Ihren Mund. Anschließend fassen Sie mit Ihren Händen an Ihre Ohren und nehmen den Ohrrand jeweils zwischen Daumen und Zeigefinger. Wandern Sie nun an Ihren Ohrrändern entlang und entfalten Sie diese. Achten Sie darauf, welche Reaktion diese Übung bei Ihnen bewirkt: Fühlt sich Ihr Gesicht entspannter an? Konnten Ihre Gedanken ein wenig zur Ruhe kommen? Wie fühlen Sie sich im gesamten Körper?

Notizen: _____

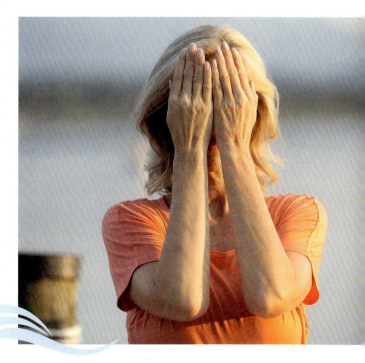

»Moment mal«: aktive Kurzentspannung – Gesicht entspannen

Entspannung im Alltag

Was kommt Ihnen als Erstes in den Sinn, wenn Sie an Entspannung denken? Welche Bilder, Gegebenheiten oder auch Hindernisse steigen in Ihnen auf? Entspannen Sie gerne? Wir sind bereits sehr ausführlich auf das Thema der Spannungsregulation und auf die Auswirkungen von Stress in unserem Leben eingegangen. Sie haben gelernt, dass das limbische System mit Ihnen über Ihren Körper und nicht über Ihren Geist kommuniziert. Alle Empfindungen und Missempfindungen werden im Körper ausgedrückt. Genau hier setzt auch Entspannung an. *Entspannung ist sozusagen die Zeit, die ich mir gebe, um meinem Körper zuzuhören.*

> **Entspannung ist die Zeit, in der mein Körper hörbar wird.**

Doch dazu haben wir oft keine Lust oder Zeit. Oftmals lenken wir uns einfach ab, zum Beispiel durch Fernsehen oder Lesen oder den Gebrauch von Genussmitteln wie Alkohol und Zigaretten. Das bedeutet nicht, dass Sie ab sofort auf TV-Konsum, das Lesen eines Buchs, ein Glas Wein am Abend oder eine »Ausnahme«-Zigarette nach einem guten Essen komplett verzichten sollen. Aber reflektieren Sie einmal, wie bewusst Sie diese Ablenkung und diese Genussmittel nutzen, um sich zu entspannen. Beim Fernsehen und Lesen ist Ihre Augenmuskulatur sehr aktiv. Außerdem bestimmt der Inhalt, ob das Gesehene oder Gelesene die innere Anspannung eher fördert oder löst.

Vielleicht gehen Sie gerne in die Natur und genießen das satte Grün des Frühlings bei einem langen Spaziergang oder die lauen Sommerabende im Garten bei Gartenarbeit. Beides hat eine spannungsregulierende Wirkung und kann den sogenannten Flow-Zustand auslösen. Diesen Begriff prägte der US-amerikanische Psychologe Mihály Csikszentmihalyi. Flow ist ein Zustand, in dem wir die störenden und belastenden Dinge in der Welt um uns herum wie ein Kind vergessen und uns einer Aufgabe ganz und gar widmen, ohne dabei unter- oder überfordert zu sein. Unkrautrupfen kann beispielsweise den Flow-Zustand herbeiführen. Wird Gartenarbeit aber mit einem Leistungsaspekt verknüpft, ist dies in der Regel eher kontraproduktiv und spannungssteigernd. Auch Kreativität kann den Flow auslösen. Hier verhält es sich aber ähnlich wie bei der Gartenarbeit: Setzen wir uns unter Erwartungsdruck, steigt die Anspannung an.

Körperliche Passivität durch einen Saunabesuch oder eine Massage führt zu Entspannung, aber nur dann, wenn sich unser Geist während dieser Zeit nicht mit belastenden Gedanken beschäftigt. Auch die Wärme der Sauna ist für den Körper und Kreislauf eine Belastung. Die Entspannung tritt erst nach dem Saunabesuch ein, wenn die Gefäße sich wieder regulieren konnten.

Soziale Kontakte können ebenfalls einen entspannenden Effekt haben. Gute und empathische Gespräche mit Freunden, dem Partner oder einem Familienmitglied zeigen uns, dass wir für diese Menschen von Bedeutung sind. Konfliktgespräche und Streit allerdings erhöhen im Gegensatz dazu unser Spannungsniveau.

Überlegen Sie doch nun einmal konkret, ob Sie mit den beschriebenen Aktivitäten in eine körperliche und geistige Entspannung kommen können. In einen Zustand, in dem Körper und Geist sich leicht und wohlig warm anfühlen und miteinander eins sind? Alles dies sind Aktivitäten, die uns guttun und uns helfen, uns wohler und entspannter zu fühlen.

Entspannung gezielt trainieren?

Darüber hinaus gibt es jedoch noch die Möglichkeit, Körper, Geist und Seele gezielt in einen Zustand von Entspannung zu versetzen. Der moderne Mensch im Informationszeitalter muss immer bewusster lernen, zwischen Spannung und Entspannung aktiv zu wechseln – ähnlich, wie man bewusst zwischen einem Tag-Nacht-Rhythmus wandelt, was für die Gesunderhaltung von Körper und Geist unabdingbar ist.

Für unsere Gesundheit ist es wünschenswert, zwischen einer reguliert-systematischen Entspannung – also einer gezielten Übung – und einer unreguliert-zufälligen Entspannung zu unterscheiden. Die Aktivitäten, die Sie bereits kennen, fallen vielleicht alle in den Bereich der unregulierten, zufälligen Entspannung. Aktive Entspannung, das heißt eine gezielte Übung, fällt in den Bereich der reguliert-systematischen Entspannung. Dazu zählen zum Beispiel die progressive Muskelentspannung, eine Fantasiereise, eine Atementspannung oder auch ein sogenannter Bodyscan, eine Art Körperreise (siehe Seite 55). Diese aktiven Entspannungsformen führen gezielt zu dem gewünschten Zustand eines *Relaxation Response* (siehe Seite 73). Studien zeigen, dass durch ein Entspannungstraining von durchschnittlich 15,7 Minuten am Tag nach acht Wochen ein positiver Effekt in den für die Spannungsregulation zuständigen Gehirnarealen sichtbar wird. Dies führt zu einer gelasseneren Grundhaltung gegenüber den Belastungen des Alltags und damit zu weniger Stressreaktionen. Je regelmäßiger und achtsamer wir das jeweilige Verfahren üben, desto nachhaltiger ist sein Entspannungseffekt.

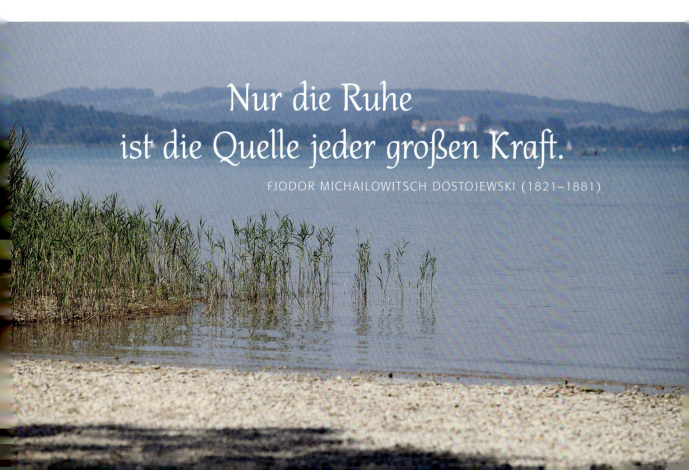

Nur die Ruhe ist die Quelle jeder großen Kraft.

FJODOR MICHAILOWITSCH DOSTOJEWSKI (1821–1881)

Relaxation Response – die Entspannungsantwort

Ende der 1960er-Jahre entwickelte der US-amerikanische Kardiologe Herbert Benson an der Harvard Medical School eine einfache Methode zur Stressbewältigung. Er ging davon aus, dass die Ursachen von Herz-Kreislauf-Erkrankungen sich nicht nur von familiärer Veranlagung, Bewegungsmangel, einem »Zufall« oder Fehlernährung ableiten lassen. Vielmehr richtete er sein Augenmerk auf Stress.

Dieser aktiviert – wie Sie bereits wissen – unseren Flucht- oder Kampfmodus. Der Organismus reagiert mit einem ständigen Erregungszustand, sozusagen mit Daueralarm, zum Beispiel mit erhöhtem Blutdruck und der Steigerung von Durchblutung und Puls, mit Muskelanspannungen, flachem Atem und verminderter Hirnaktivität im präfrontalen Bereich. In unserer hektischen Welt bemerken viele Menschen noch nicht einmal, dass sie sich im Stress befinden. Vielleicht haben Sie dies auch schon an sich selbst beobachten können: Stress scheint immer weiteren Stress auszulösen.

Herbert Benson machte sich auf die Suche nach einer Entspannungsantwort (Relaxation Response) als Gegenspieler zum Flucht- und Kampfreflex. Diese fand er bei meditierenden Mönchen, die in der Lage waren, allein mithilfe der Meditation ihren Blutdruck sowie ihre Pulsfrequenz zu senken, weniger Sauerstoff zu verbrauchen und weitere stressbedingte körperliche Veränderungen abzuwehren.

Bensons Fazit: Mit der Entspannungsantwort kann es uns gelingen, den Teufelskreis von Dauerstress zu deaktivieren. Regelmäßige aktive Entspannung ist förderlich für einen gesunden Lebensstil. Kommt sie in unserem Alltag im Sinne der Selbstfürsorge bewusst zum Einsatz, entwickeln wir eine Art »Schutzmechanismus«, der uns hilft, mit belastenden Situationen entspannter umzugehen. Untersuchungen, die Benson und sein Team in den letzten 20 Jahren veröffentlicht haben, zeigen, dass das Einüben dieser Entspannungsantwort zu einer höheren Stressresilienz im Alltag führt.

Wissenschaftlich ist mittlerweile nachgewiesen, dass sowohl Meditation als auch Entspannungsmethoden wie progressive Muskelentspannung, Fantasiereisen, Bodyscan, Yoga, Qigong, Tai-Chi, aber auch ein wiederholtes Gebet, das Singen von Mantras und regelmäßiger Sport, der keinen Leistungsanspruch hat, eine Entspannungsantwort auslösen können. Durch Entspannungstechniken wird nicht nur Stress abgebaut. Das Gehirn wird dadurch sensibilisiert, neu auftretenden Stress schneller wahrzunehmen, um ihn in Zukunft eher zu vermeiden. Tiefe innere Ruhe, die durch eine gewählte Form der aktiven Entspannung ausgeübt wird, kann außerdem die Selbstheilungskräfte des Körpers aktivieren.

Claudia konnte sich nicht vorstellen, dass es möglich ist, sich auch auf andere Weise zu entspannen als durch Lesen und Fernsehen. Nach einem stressigen Arbeitstag schaltete sie umgehend ihren Fernseher an und schaute am liebsten romantische Komödien und Quizshows. Sie wunderte sich oft, dass sie danach nicht schlafen konnte, und wälzte sich unruhig zwischen den Laken umher, bis sie endlich weit nach Mitternacht in einen dumpfen Schlaf fiel. Claudia lernte in der Klinik mehrere Entspannungstechniken kennen. Für sie persönlich führte die Fantasiereise zur tiefsten Entspannung. In besonders hektischen Momenten visualisiert Claudia immer einmal wieder ihren »Ort der Kraft und Ruhe«. Durch dieses innere Bild fühlt sie sich umgehend gelöster, friedvoller und ist zugleich mehr bei sich.

Die Ebenen der Entspannungsantwort

Ebenso wie Stress sich auf vier Ebenen auswirkt, kann man ihm auf denselben vier Ebenen entgegenwirken und die Entspannungsantwort des Körpers, den sogenannten Relaxation Response, trainieren. Dabei wirkt sich eine Methode, die auf körperlicher Ebene Entspannung schafft, durchaus auch auf der Gedanken- oder Gefühlsebene positiv aus. So kann zum Beispiel durch achtsames Yoga der Fokus der Gedanken auf den Körper und die jeweilige Übung gelenkt werden, sodass die Ruhe sich sowohl auf den Körper als auch auf den Geist auswirkt. Der Vorteil von aktiven Entspannungsübungen gegenüber einer Alltagsentspannung wie Lesen oder Fernsehen liegt darin, dass sie alle vier Ebenen der Spannungsregulation ansprechen. Das Lesen oder Gucken eines Krimis hingegen kann auf Gefühls- und Gedankenebene unter Umständen nur sehr wenig entspannend sein. Allerdings gibt es nicht die *eine* Bewältigungsstrategie, die gegen jede Form der Anspannung wirkt. Welche Methode wann wirksam ist, hängt zum einen von der jeweiligen Situation ab und zum anderen von Ihren persönlichen Vorlieben. Können Sie sich erinnern, wie Sie als Kind in den Schlaf begleitet worden sind? Hatten Sie eine Spieluhr, dann könnte es sein, dass angeleitete Entspannungsmethoden mit Musik für Sie zum Einstieg gut geeignet sind. Hat man Ihnen vorgelesen, dann könnten eine Fantasiereise oder der Bodyscan hilfreich sein. Oder war es in Ihrer Kindheit üblich, Sie durch Körperkontakt wie Kuscheln und In-den-Arm-Nehmen zur Ruhe zu bringen? Dann sind eher körperorientierte Verfahren wie Yoga oder Progressive Muskelentspannung für Sie geeignet. Nehmen Sie sich eine Minute Zeit und schließen Sie die Augen: Lassen Sie Ihren Geist und Ihre Gefühle wandern – was hilft Ihnen wirklich, innerlich zur Ruhe zu kommen?

Die vier Ebenen der Entspannungsantwort

Körper	Gedanken	Gefühle	Verhalten
Puls sinkt	Konzentration steigt	Geringere emotionale Erregbarkeit	Tagesstruktur gestalten
Blutdruck sinkt	Merkfähigkeit steigt	Fokus auf positive Erlebnisse	Achtsame Kommunikation
Muskelspannung sinkt	Selbstwirksamkeit steigt	Freude, Heiterkeit	Bewusster Lebensstil
Atemfrequenz sinkt	Weniger Grübeln und negative Gedanken	Besserer Umgang mit schwierigen Gefühlen	Gelassenheit
Blutgerinnung sinkt	Mehr optimistisch-realistische Gedanken	Gefühle besser wahrnehmen	Belastbarkeit
Immunkompetenz steigt			Selbstfürsorge

Motivationsbarometer

Wenn Sie sich nun daran erinnern, was Sie erlebt haben, als Sie zu Kapitelbeginn die Übung »Moment mal« (siehe Seite 69) durchführten, und wenn Sie dies mit all den Informationen, die Sie auf den letzten Seiten zu den Themen Stress, Entspannung und Spannungsregulation erhalten haben, vergleichen, können Sie dann ein Ziel für sich formulieren, das Ihnen hilft, aktiv mehr Entspannung in Ihren Alltag zu bringen?

Mein **Ziel** im **Bereich der Entspannung** könnte wie folgt lauten:

_____

Wichtigkeit

Wie wichtig ist es mir, meine Entspannungsfähigkeit in Bezug auf mein genanntes Ziel zu ändern? Bitte bewerten Sie auf einer Skala von 0 bis 10 die Wichtigkeit Ihres Vorhabens, wobei 0 bedeutet, dass es Ihnen gar nicht wichtig ist, und 10, dass es Ihnen sehr wichtig ist. Bitte markieren Sie die Zahl, die am ehesten für Sie zutrifft.

0	1	2	3	4	5	6	7	8	9	10
Gar nicht wichtig										Sehr wichtig

Zuversicht

Wie zuversichtlich sind Sie, auch unter schwierigen Bedingungen wie Zeitnot und Unlust dennoch regelmäßig Entspannungsübungen durchzuführen, wenn Sie sich dazu entschieden haben? Bewerten Sie Ihre Zuversicht auf einer Skala von 0 bis 10. 0 bedeutet, dass Sie gar nicht, 10, dass Sie sehr zuversichtlich sind. Bitte markieren Sie die Zahl, die am ehesten zutrifft.

0	1	2	3	4	5	6	7	8	9	10
Gar nicht zuversichtlich										Sehr zuversichtlich

Eine Zahl unter 7 im Bereich der Wichtigkeit zeigt, dass Sie noch einmal über die Vor- und Nachteile der Verhaltensänderung nachdenken sollten. Eine Zahl unter 7 im Bereich der Zuversicht zeigt, dass Sie das formulierte Ziel verändern sollten, es beispielsweise nicht so hoch ansetzen sollten, denn oft ist durch ein kleinschrittigeres Ziel mehr gewonnen.

Was mir guttut

Nun wird es endlich praktisch: Wir stellen Ihnen die Methoden unserer Klinik vor, die sich am besten bewährt haben. Probieren Sie ruhig alle Übungen einmal aus, um festzustellen, welche Methode Ihnen am meisten Freude bereitet und guttut.

Regelmäßigkeit

Wichtig ist, dass Sie sich regelmäßig bewusst entspannen, mindestens 15 Minuten, idealerweise 30 Minuten täglich über einen längeren Zeitraum von mindestens zehn Wochen. Diese Zeit können Sie auch auf zwei Entspannungseinheiten verteilen. Wenn Sie sie nicht in Ihren Tagesablauf integrieren können, versuchen Sie zumindest, sich mehrmals zwischendurch für 5 Minuten auf Ihre Atmung zu konzentrieren. Auch jede kurze Entspannung wirkt sich positiv aus. Seien Sie in dieser Zeit achtsam, fokussiert und wach. Und machen Sie sich klar: Je konzentrierter Sie die Übungen praktizieren, desto eher wird es Ihnen gelingen, sich von Ihren Gedankenkreiseln und Tagträumereien nicht mehr ablenken zu lassen und immer wieder für eine Weile ganz im gegenwärtigen Augenblick zu sein.

Ort und Zeit

Es ist viel einfacher, sich **täglich am gleichen Ort** zu entspannen. Versuchen Sie, diesen Platz für Ihre Entspannung zu reservieren. Sie werden feststellen, dass Sie sich mit der Zeit und mit regelmäßiger Übungspraxis schon entspannen, sobald Sie sich dort niederlassen. Vergewissern Sie sich, dass Sie nicht gestört werden und dass Ihr Telefon ausgeschaltet ist. Es ist auch einfacher, die Entspannung **täglich zur gleichen Zeit** zu üben. So wird daraus leichter eine Gewohnheit. Möglicherweise hilft Ihnen eine Erinnerung durch das Handy oder ein fest eingetragener Termin im Kalender. Stellen Sie zu Beginn der Entspannung einen Wecker. So können Sie sich ganz auf die Übung konzentrieren und müssen die Uhr nicht im Blick behalten.

Bequeme Position

Setzen oder legen Sie sich bequem hin. Wenn Sie müde sind, besteht jedoch beim Hinlegen die Gefahr einzuschlafen. Sie können auf einem Stuhl, auf dem Boden mit einem Kissen gegen die Wand gelehnt oder auf dem Bett mit einem Kissen im Rücken sitzen. Wenn Sie sich legen wollen oder müssen, dann ist es auf dem Boden mit einer Decke oder Matte empfehlenswerter als auf dem Bett. Seien Sie auch nicht zu streng mit sich. Sie befinden sich in einer Lernphase. Es wird Tage geben, an denen Ihnen Ihre aktive Entspannungseinheit besser gelingen mag als an anderen. Vielleicht schlafen oder dösen Sie einmal dabei ein. Dies kann ein Zeichen dafür sein, dass es Ihnen derzeit an nötigem Schlaf mangelt. Mit zunehmender Praxis nimmt in der Regel die natürliche Einschlafneigung ab.

> *Still sitzen, nichts tun. Der Frühling kommt, und das Gras wächst von allein.*
>
> Zen-Sprichwort

Umgang mit Gedanken

Es ist völlig normal, dass während der Entspannung Gedanken kommen und wieder gehen. Nehmen Sie sie einfach wahr, ohne zu bewerten. Entscheiden Sie sich aber auch aktiv, sich wieder auf die Entspannung zu konzentrieren und die Gedanken loszulassen.

Mögliche Hindernisse

Wenn Sie nach einem anstrengenden Tag »unter Dampf« stehen, kann es sinnvoll sein, sich zuerst zu bewegen und sich danach Zeit für eine Entspannung zu nehmen. Das Gefühl der Tiefenentspannung kann dadurch einfacher erreicht werden. Wenn Sie regelmäßig Sport treiben, ist es gut, direkt danach in die Entspannung zu gehen.

Falls Sie hungrig sind, essen Sie etwas Obst oder trinken Sie ein Glas Saft, bevor Sie in die Entspannung gehen. Nach einer reichhaltigen Mahlzeit sollten Sie etwas Zeit bis zur Entspannungsübung vergehen lassen. Sonst ist eine Tiefenentspannung sehr schwierig zu erlangen.

Treten während der Entspannung Schmerzen oder andere unangenehme Körperempfindungen auf, können Sie versuchen, eine beobachtende Rolle gegenüber diesen Körperempfindungen einzunehmen oder gegebenenfalls die Veränderung der Schmerzempfindung wahrzunehmen. Sie können auch die Liege- oder Sitzposition variieren, wobei manchmal schon minimale Veränderungen ein anderes Körpergefühl geben. Sollten Sie einmal gedanklich oder körperlich zu starke Missempfindungen haben, um weiter zu üben, können Sie die Übung natürlich auch vorzeitig beenden. Sanfte Dehn- und Streckbewegungen, so wie das Körpergefühl sie Ihnen vorgibt, oder ein leichtes Wiegen des Körpers können jedoch mehr Leichtigkeit und Sanftheit in die Entspannungsübung bringen.

Entspannung

Fantasiereise »Mein innerer Ort der Ruhe und der Kraft«

Fantasiereisen arbeiten mit unseren innersten Imaginationsbildern. Diese können in uns eine tiefe Entspannung auslösen, können helfen, Stress abzubauen und zu positiven Gefühlen wie Genuss und Optimismus führen. Fantasiereisen kommen unter anderem als unterstützende Methode bei der interdisziplinären Schmerztherapie sowie bei der Therapie von psychosomatischen Störungen und Erkrankungen zum Einsatz.

Setzen Sie sich oder legen Sie sich bequem hin. Wenn es angenehm für Sie ist, dann schließen Sie Ihre Augen. Wenn Sie die Augen lieber offen lassen, wählen Sie einen Punkt aus, auf den Sie Ihren Blick richten möchten, zum Beispiel den Bereich zwei Meter vor Ihnen am Boden. Alles um Sie herum ist momentan völlig gleichgültig. Sie müssen jetzt nichts leisten. Wenn Gedanken kommen, lassen Sie diese wieder gehen.

Lassen Sie vor Ihrem inneren Auge das Bild eines Ortes entstehen. Ein Ort, an dem Sie sich wohlfühlen. Ein Ort, an dem Sie zur Ruhe kommen und an dem Sie Kraft tanken können. Dieser Ort kann aus Ihrer konkreten Erinnerung stammen – ein Garten, das Meer, die Berge – oder es kann ein Ort sein, den es nur in Ihrer Fantasie gibt. Manchmal fällt es gar nicht so leicht, ein solches Bild zu finden. Vielleicht tauchen aber auch mehrere verschiedene Orte auf, und die Bilder laufen wie ein Film hintereinander ab. Lassen Sie die Bilder eine Zeit vor Ihrem inneren Auge laufen. Wählen Sie nun für diese Übung ein Bild aus, auf das Sie Ihre Aufmerksamkeit lenken.

Wenn Sie mögen, gehen Sie in dieses Bild hinein. Schauen Sie sich an diesem Ort der Ruhe und Kraft

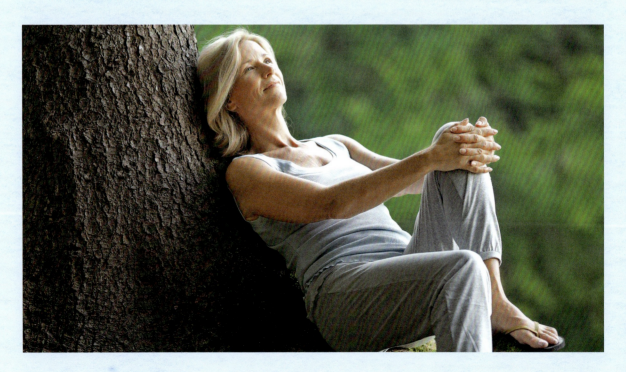

ganz in Ruhe um. Welche Farben sehen Sie und welche Geräusche gibt es an Ihrem Ort der Ruhe und der Kraft? Vielleicht können Sie auch etwas spüren, auf Ihrer Haut, im Gesicht, die Umgebungstemperatur, vielleicht einen Luftzug. Und wenn Sie die Luft ganz bewusst durch die Nase strömen lassen, wird es Ihnen vielleicht möglich sein, den Duft dieses Ortes zu riechen. Lassen Sie alle Besonderheiten, Einzelheiten, Gerüche, Geräusche sowie Farben zunehmend deutlicher werden. Genießen Sie die Ruhe und die Kraft, die Sie an diesem Ort spüren. Nehmen Sie von der Ruhe und Kraft dieses Ortes so viel wie möglich in sich auf: Dies ist Ihr Kraftort, an dem alle Sorgen und Ängste von Ihnen abfallen, an dem Sie neue Energie und Zuversicht aufnehmen können.

Sie wissen, dass Sie in Ihrer Vorstellung jederzeit an diesen Ort zurückkehren können, um erneut Ruhe in sich aufzunehmen und wieder Kraft zu tanken. Nun (nach ca. drei Minuten) verabschieden Sie sich allmählich von Ihrem Ort der Ruhe und der Kraft. Stellen Sie sich langsam darauf ein, die Übung zu beenden. Nehmen Sie Ihren Körper wahr, wie Sie hier sitzen oder liegen. Achten Sie auf die Geräusche und den Duft in Ihrer Umgebung. Nehmen Sie einige tiefe Atemzüge und öffnen Sie Ihre Augen. Wenn Ihnen danach ist, recken und strecken Sie sich genüsslich.

Progressive Muskelentspannung (PME) nach Jacobson

Edmund Jacobson (1888–1976) entwickelte die progressive Muskelentspannung in den 1930er-Jahren in den USA. Sie verbindet bewusstes Anspannen mit körperlicher Entspannung. Sein Verfahren basiert auf folgenden Grundannahmen: Hat ein Mensch Stress oder Angstgefühle, werden diese immer von einer Muskelanspannung begleitet. Wird die Muskulatur bewusst angespannt, kann im Nachhinein eine bessere Muskelentspannung erfolgen. Außerdem kann bei einer Muskelentspannung nicht gleichzeitig Angst empfunden werden. PME ist zudem eine der bekanntesten Entspannungstechniken für die Verminderung und Prävention von Stress, leicht erlernbar und wirkt häufig schon beim erstmaligen Üben wohltuend auf Körper, Geist und Seele. Außerdem schulen Sie bei der PME durch das feine Spüren der Unterschiede zwischen An- sowie Entspannung Ihre Selbstwahrnehmung. Sie fördern Ihre Konzentrationsfähigkeit und erhöhen langfristig Ihre Lebensqualität. Die Übung kann im Liegen oder im Sitzen durchgeführt werden. Spannen Sie in schmerzhaften Bereichen nicht an, sondern denken Sie sich die Anspannung hier nur.

Im Liegen

Vorteil: Im Liegen fällt es den meisten Menschen leichter, sich zu entspannen. Nachteil: Im Liegen werden Sie schneller müde und schlafen möglicherweise ein. Ihre Beine sind leicht gespreizt, Ihre Füße kippen entspannt nach außen. Legen Sie Ihre Arme seitlich neben dem Körper ab. Ihre Handflächen zeigen nach oben. Ihre Finger sind ganz entspannt. Legen Sie ein Kissen in Ihren Nacken und/oder ein Kissen bzw. eine Knierolle unter Ihre Knie, falls es für Sie bequemer ist. Schließen Sie nun Ihre Augen.

Im Sitzen

Vorteil: Im Sitzen können Sie an vielen Orten entspannen.
Setzen Sie sich auf einen Stuhl oder Hocker. Mögen Sie sich anlehnen? Ihre Füße haben guten Kontakt zum Boden und stehen etwas mehr als hüftbreit nebeneinander. Ihre Unter- und Oberschenkel sind etwa im 90-Grad-Winkel gebeugt. Legen Sie Ihre Hand-

Entspannung

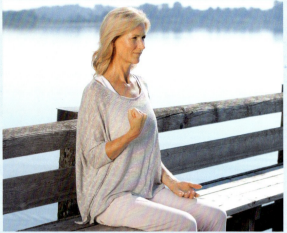
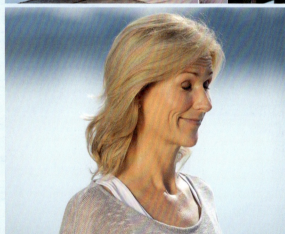
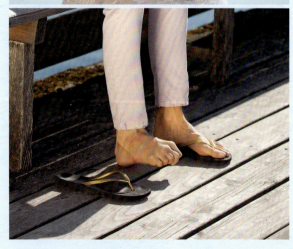

flächen auf Ihre Oberschenkel. Sie können ausprobieren, ob es Ihnen angenehmer ist, wenn Ihre Handflächen nach oben zeigen. Ihr Rücken ist gerade aufgerichtet und gleichzeitig entspannt. Schließen Sie nun Ihre Augen.

Vorgehensweise beim Üben der PME

Führen Sie die Übung mit den unten beschriebenen Muskelgruppen nacheinander wie folgt durch: Spüren Sie zunächst für ca. 20 Sekunden in die entsprechende Muskelgruppe hinein. Nach dem Signalwort »anspannen, jetzt« spannen Sie die Muskeln *leicht* an. Halten Sie die Spannung für ca. 5–7 Sekunden. Dabei atmen Sie gleichmäßig weiter.

Lösen Sie nun die Spannung. Wie fühlt sich Ihr Körper an? Spüren Sie für ca. 30 Sekunden in sich hinein. Vielleicht ist es Ihnen möglich, den Unterschied zwischen der An- und der Entspannungsphase wahrzunehmen.

Fahren Sie dann mit den anderen Muskelgruppen fort (siehe unten). Wenn Sie mit der letzten Muskelgruppe geübt haben, wandern Sie gedanklich durch Ihren ganzen Körper und achten auf Ihr Körpergefühl.

Für die Rücknahme ballen Sie danach mehrfach im Wechsel Ihre Hände fest zu Fäusten, lösen sie wieder, ballen erneut die Fäuste und lösen diese wieder. Anschließend rekeln und strecken Sie sich genüsslich. Nehmen Sie einen tiefen Atemzug und atmen Sie anschließend entspannt und gleichmäßig weiter. Öffnen Sie nun Ihre Augen.

PME in sieben Schritten:

1. **Dominanter Arm:** Schließen Sie Ihre Hand zur Faust. Dabei den Ellenbogen etwas beugen und an den Körper drücken.
2. **Nicht dominanter Arm:** wie dominanter Arm.

3. **Gesicht:** Ziehen Sie Ihre Augenbrauen bei geschlossenen Augen hoch und pressen Sie Ihre Lippen zusammen, dabei die Mundwinkel zu den Ohren ziehen.
4. **Nacken:** Ziehen Sie Ihr Kinn zur Brust (Doppelkinn). In Ihrer Vorstellung drücken Sie Ihren Nacken gegen eine gedachte Lehne, dabei die Schultern zu den Ohren ziehen.
5. **Schultern und Rücken:** Ziehen Sie Ihre Schulterblätter leicht nach hinten zusammen, dabei das Gesäß anspannen sowie den Bauch fest machen.
6. **Dominantes Bein:** Drücken Sie Ihre Ferse gegen den Boden und ziehen Sie Ihren Vorderfuß heran, dabei die Zehen zusammenkrallen.
7. **Nicht dominantes Bein:** wie dominantes Bein.

Vielleicht merken Sie, dass es Ihnen schwerfällt, sich für längere Zeit auf eine Übung zu konzentrieren. Seien Sie beruhigt, das geht fast jedem am Anfang so. Sie werden sehen, je öfter Sie üben, desto leichter fällt es Ihnen.

Minis – kurze Entspannungstechniken

Um Ihnen den Einstieg noch zu erleichtern und auch um für gezielte Stressmomente eine Übung bereit zu haben, stellen wir Ihnen die »Minis« vor. Minis sind ganz einfache, kurze Entspannungstechniken, die Sie immer wieder in Ihren Tagesablauf integrieren können. Es handelt sich um auf die Atmung konzentrierte Techniken, mit denen Sie eine schnelle Angst- und Spannungsreduktion erreichen können. Sie können sie mit offenen oder geschlossenen Augen anwenden. Auch Ort und Zeitpunkt sind beliebig. Kein Mensch wird merken, dass Sie sie üben. Es gibt verschiedene Varianten der Minis, vielleicht fallen Ihnen selbst noch weitere Varianten ein.

Atmen Sie bewusst in der Zwerchfellatmung. Wenn das schwierig ist, versuchen Sie, tief durch die Nase einzuatmen und durch den Mund auszuatmen. Sie sollten fühlen, dass sich Ihr Bauch bei der Einatmung etwas wölbt und bei der Ausatmung etwas zurücksinkt. Einfacher ist es im Liegen, so können Sie zum Beispiel auf dem Bauch liegend versuchen, den Bauch gegen den Boden zu drücken. Oder auf dem Rücken liegend legen Sie die Hände auf den Bauch und lassen die Atmung entspannt hineinströmen.

Mini 1

Zählen Sie in Gedanken sehr langsam rückwärts von »10« bis »0«, für jeden Atemzug eine Zahl. Mit dem ersten Atemzug bei der Ausatmung die »10« denken, beim nächsten Ausatmen »9« usw. Wenn Sie bei »0« angelangt sind: Spüren Sie, wie es Ihnen jetzt geht. Wenn es Ihnen bessergeht – schön! Wenn nicht, versuchen Sie es noch einmal! Wenn Sie zwischendrin von Gedanken abgelenkt werden und nicht mehr wissen, bei welcher Zahl Sie sind, fangen Sie wieder von vorne mit der »10« an, so lange, bis Sie ohne Ablenkung bei der »0« angekommen sind.

Mini 2

Während des Einatmens zählen Sie gedanklich langsam von »1« bis »4«, während des Ausatmens zählen Sie langsam von »4« rückwärts. Das heißt, einatmend sagen Sie sich gedanklich langsam »1, 2, 3, 4«. Ausatmend »4, 3, 2, 1«. Das Ganze 5–10-mal wiederholen.

Mini 3

Zählen Sie beim Einatmen wie bei der Übung »Mini 2« »1, 2, 3, 4« und machen Sie nach der Einatmung eine kleine Pause. In dieser Pause können Sie zum Beispiel weiterzählen: »5, 6, 7«. Beim Ausatmen zählen Sie dann rückwärts: »7, 6, 5, 4« und machen wieder eine Pause: »3, 2, 1«. Dann wieder mit »1, 2, 3, 4« einatmen usw.

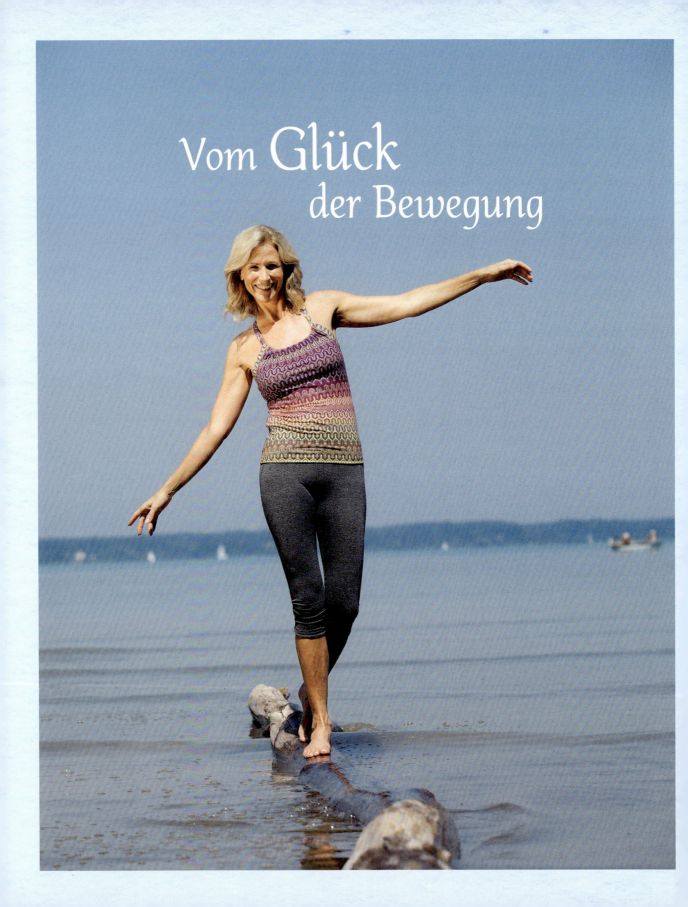

Bewegung – die Heilkraft des Aktivseins

Der menschliche Organismus ist von Natur aus auf Bewegung eingestellt. Auch wenn wir es nicht merken: unsere Zellen sind ständig in Bewegung. Bewegung kostet Energie, aber sie schenkt auch Energie und bringt ein wohliges Kribbeln in den Körper. Sport stärkt Muskeln, Knochen und Immunsystem und lässt uns unsere eigene Kraft spüren. Darüber hinaus wirkt sich Bewegung positiv auf die Stimmung aus und lässt uns den Alltag leichter erleben. Eigentlich ist Bewegung ein Grundbedürfnis, wie man gut an Kindern studieren kann.

Die Evolution hat den Menschen an ein Jägerleben in der Savanne angepasst. Unsere Vorfahren waren den größten Teil des Tages damit beschäftigt, Nahrung zu beschaffen, zu kämpfen oder zu fliehen. Anders als sie verbringen wir heute jedoch einen Großteil unserer Zeit im Sitzen oder Liegen, im Auto, am Rechner oder vor dem Fernseher. Doch dafür sind wir eigentlich genetisch falsch ausgerüstet: Der Körper lagert Fettreserven ein, die er im Alltag nicht mehr abbaut, und mit zunehmender Trägheit und steigendem Gewicht nimmt die Gefahr, krank zu werden, zu. Dagegen hilft vor allem eines: Bewegung!

Moment mal

Nehmen Sie sich einen Moment Zeit und schließen Sie Ihre Augen. Wann haben Sie das letzte Mal Ihre ganze körperliche Kraft gespürt? Wann dieses wohlige Kribbeln nach einer kleinen Anstrengung, die den Körper durchläuft, wenn die Muskeln warm werden? Legen Sie das Buch zur Seite und stellen Sie einen Timer auf eine Minute. Dann machen Sie einen Sprint auf der Stelle. Nutzen Sie diese Minute, um sich so richtig in Wallung zu bringen… Noch ein bisschen… ja, geschafft! Anschließend bleiben Sie auf der Stelle stehen, nehmen Ihren Atem wahr, spüren Ihre Zellen, wie sie vibrieren, und fühlen Ihre Kraft. Lassen Sie Ihren Atem nun langsam zur Ruhe kommen.

Notizen: _____

Die heilende Kraft der Bewegung

In der Wissenschaft sind die positiven Effekte von Bewegung auf die körperliche und seelische Gesundheit unumstritten. Studien zeigen, dass der Mangel an körperlicher Bewegung weltweit direkt für sechs Prozent der Herzerkrankungen, sieben Prozent der Diabetes-2-Erkrankungen und für zehn Prozent der Brust- oder Darmkrebserkrankungen verantwortlich ist. Weltweit sterben jedes Jahr rund 35 Millionen Menschen an den Folgen des Übergewichts.

Dabei hat sich gezeigt, dass die Regelmäßigkeit körperlicher Aktivität in Bezug auf die Gesundheit genauso entscheidend ist wie die Dosis. Man muss nicht bis zur Erschöpfung trainieren, um sich etwas Gutes zu tun. So wurde zum Beispiel in einer Studie der Effekt von Joggen auf die Lebenserwartung untersucht. Man kam zu dem Ergebnis, dass bei sehr sportlichen Läufern, die mit hohem Leistungsdruck und einer großen Frequenz laufen, genauso wie bei sehr unsportlichen Läufern, die nur sehr wenig und ungern joggen, die Lebenserwartung sinkt. Bei moderaten Läufern, die zwischen ein bis 2,4 Stunden pro Woche laufen, fand man das beste Ergebnis. Ihre Lebenserwartung stieg um 30 Prozent.

Sportliche Betätigung stärkt das Herz und den Kreislauf und ist sowohl in der Prävention als auch in der Therapie von entscheidender Bedeutung. Ein trainiertes Herz verbessert die Herzarbeit, dabei wirkt sich insbesondere regelmäßiges und dosiertes Ausdauertraining positiv auf das Herz-Kreislauf-System aus. Besonders geeignet sind Walking, Wandern und Radfahren. Eine Studie von 2015 belegt, dass das Herzinfarktrisiko bei regelmäßiger Bewegung auf die Hälfte sinkt. Das Risiko, eine Herzerkrankung zu bekommen, reduziert sich schon um 15 Prozent, wenn man eine Stunde in der Woche aktiv ist. Bei zwei Stunden reduziert sich das Risiko bereits um 40 Prozent, und wenn man mehr als zwei Stunden trainiert, sogar um mehr als 60 Prozent.

Regelmäßige sportliche Betätigung in Maßen gilt sogar als Schutzfaktor gegen Krebs. Und selbst bei Erkrankten kann körperliche Aktivität die Nebenwirkungen der Krebstherapie lindern. Dabei sollte die Auswahl der Bewegung nach Rücksprache mit dem Arzt erfolgen und natürlich auf individuelle Vorlieben und aktuelle Beschwerden Rücksicht genommen werden. Generell geeignet bei einer Krebserkrankung sind Spaziergänge, Wandern, Schwimmen und auch leichte Gymnastik und Krafttraining.

Für den Zusammenhang zwischen Diabetes und Sport gibt es klare wissenschaftliche Erkenntnisse: Viel Bewegung führt zu einer Reduzierung der Einnahme von Medikamenten, wenig Bewegung führt zu einer Steigerung. Eine schon länger bekannte Studie (Hauner et al., 2005) zeigt, dass bei einer Kombination von Bewegung, Entspannung und gesunder Ernährung das Diabetesrisiko um 80–90 Prozent niedriger ist als im Bevölkerungsdurchschnitt.

Auch bei Rückenschmerzen zeigt die Forschung, dass Bewegung eine sehr wirksame Therapie ist. Nur im hochakuten Stadium sollten Sie sich Ruhe gönnen.

Ansonsten sollten Sie auf keinen Fall auf körperliche Bewegung verzichten, besonders nicht auf Bewegungen, an die Ihr Körper gewöhnt ist. Spazierengehen und Gymnastik durchbluten die Muskulatur und beugen Schonhaltungen vor. Als Sportneuling sollten Sie ein gezielteres Training nur unter fachlicher Anleitung durchführen. Besonders geeignet sind: Gehen, Walking, Wandern, Schwimmen (Kraulen sowie Rückenschwimmen) und Tanzen. Auch Reiten und Bewegung auf einem Trampolin trainieren die Muskulatur durch eine notwendige Wechseldruckbelastung in der Wirbelsäule.

Unsere wichtigste Empfehlung

Egal, welche Aktivität Sie für sich auswählen: Üben Sie regelmäßig! Wir raten zu einer über die Woche verteilten Kombination aus:

* 70 Prozent Bewegung im Ausdauerbereich, zum Beispiel mit Sportarten wie Laufen, Walken, Radfahren, Schwimmen, Inlineskaten etc. Diese Bewegungseinheiten wirken besonders auf das Herz-Kreislauf-System sowie die Ausdauer.
* 20 Prozent Kraftübungen, wie Liegestütze, Klimmzüge, Crunches etc., zu Hause ausgeführt oder im Fitnessstudio. Sie eignen sich für Kraft- sowie Muskelaufbau.
* 10 Prozent Koordinations- und Gleichgewichtsübungen, zum Beispiel auf einem Bein Zähne putzen oder hüpfen, viele Yogaübungen etc.
* Trainieren Sie mit einem Puls, der Ihrem Lebensalter entspricht.

Neben Ihren gewohnten Alltagsbewegungen sollten Sie zusätzlich mindestens fünfmal pro Woche 30 Minuten »Extra«-Bewegungseinheiten einlegen (das entspricht umgerechnet einem Verbrauch von ca. 1500 kcal extra). Es ist nicht notwendig, diese 30 Minuten Bewegung an einem Stück zu absolvieren. Wenn Ihnen das am Anfang zu viel ist, können Sie die Bewegungsdauer beispielsweise in 10-Minuten-Sequenzen aufsplitten.

Bevor Claudia in die Klinik kam, war sie ein Bewegungsmuffel. Selbst kürzeste Strecken legte sie mit dem Auto zurück. Sport hatte sie zuletzt in der Schule betrieben. Deshalb war sie sehr überrascht, dass ihr Klinikaufenthalt jeden Tag mit Morgenbewegungen begann, an denen selbst ältere Patienten großes Vergnügen fanden. Besonders begeistert war Claudia von Yoga- und Qigong-Übungen. Die fließenden Bewegungen, verbunden mit Atmung, brachten auch ihre Seele zur Ruhe. Danach verspürte sie ein großes Wohlbefinden und inneren Frieden. Mittlerweile hat sie es geschafft, regelmäßige Bewegung in ihr Leben zu integrieren. Anstatt mit dem Auto zu fahren, geht sie nun auch bei Wind und Wetter spazieren, besucht einen Yogakurs und beginnt ihre Arbeit mit der Ersten Brokatübung aus dem Qigong, bevor ihre Kollegen ins Büro kommen. Sie kann sich überhaupt nicht mehr vorstellen, einen einzigen Tag in ihrem Leben ohne Bewegung zu verbringen. Außerdem ist Claudia bewusst, dass sie dank regelmäßiger Bewegungseinheiten und Ernährungsumstellung in der Lage war, ein halbes Jahr nach ihrem Klinikaufenthalt 15 kg weniger auf die Waage zu bringen.

Neben den »obligatorischen« Sportarten wie Laufen, Walken oder Schwimmen wollen wir Sie einladen, **ganzheitliche Bewegungsformen** wie Yoga und Qigong kennenzulernen. Diese sprechen sowohl den Körper als auch den Geist an, beruhigen die Gedanken und sind wie dafür geschaffen, uns die Lust an der Bewegung zurückzugeben. Zusätzlich schulen ganzheitliche Bewegungsformen die Achtsamkeit und das Kör-

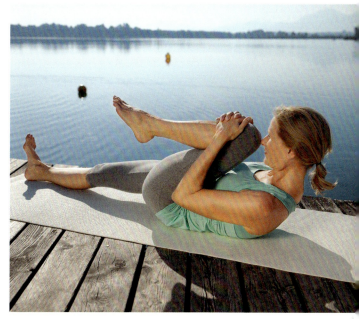

Dehnen ist genauso wichtig wie Ausdauer- und Krafttraining.

pergewahrsein und tragen neben dem körperlichen Trainingseffekt auch zu Entspannung und Wohlbefinden bei.

Qigong und seine Wirkung auf Körper, Geist und Seele

Qigong ist eine über tausend Jahre alte Bewegungs-, Meditations- sowie Konzentrationsmethode aus China und ein Bestandteil der Traditionellen Chinesischen Medizin (TCM). In der westlichen Welt wird »Qi« mit dem Begriff »Lebensenergie« übersetzt. »Gong« bedeutet so viel wie »Arbeit, Pflege, beständiges Üben«. In der östlichen Weisheitslehre geht man davon aus, dass Qi über die Nahrung, die Bewegung sowie die Atmung aufgenommen wird. Studien belegen, dass die regelmäßige Ausübung von Qigong die Gesundheit, das

Wohlbefinden und die Beweglichkeit fördert, Krankheiten vorbeugt, das Immunsystem stärkt und damit die Selbstheilungskräfte anregt. Deshalb wird Qigong häufig in Therapie und Rehabilitation eingesetzt. Qigong wirkt lindernd bei vielen Zivilisationskrankheiten, unter anderem bei Rückenbeschwerden, Bluthochdruck, Herzerkrankungen, Rheuma, und schützt ältere Menschen vor oft fatalen Stürzen. Der Blut-, Lymph- sowie der Energiefluss im Körper werden durch die Ausübung von Qigong stimuliert. Qigong-Übungen wirken zudem regulierend auf das gesamte Nervensystem. Sie regen die Konzentrationsfähigkeit bei gleichzeitiger Entspannung an, fördern die Selbstwahrnehmung und beeinflussen die Stimmungslage positiv.

Die Wirkung von Yoga auf die Gesundheit

Yoga ist eine ca. 4000 Jahre alte philosophisch-spirituelle Lehre, deren Wurzeln in Indien liegen. Das Wort »Yoga« stammt aus dem Sanskrit von der Wurzel »Yuj« und dies wird mit »binden«, »verbinden« und »verbinden mit« übersetzt. Gemeint ist, dass es im Yoga um die Vereinigung des Menschen mit sich selbst geht. Es ist eine Disziplin, die den Körper und seine Rhythmen mit dem Bewusstsein und der Seele verbindet. Etwa in den 1950er-Jahren fand Yoga den Weg in die westliche Welt. Es gibt mittlerweile viele unterschiedliche Yogarichtungen, bei denen entweder meditative oder körperbezogene Aspekte dominieren. Wissenschaftliche Studien belegen, dass sich regelmäßiges Yoga positiv auf die Gesundheit auswirken kann. Die Linderung von Rückenschmerzen und die Kräftigung der Gesamtmuskulatur sind nur zwei positive Effekte von Yoga.

Yoga ist darüber hinaus ein nachgewiesen effektives Verfahren zur Entspannung und Stressreduktion. Zahlreiche Studien haben gezeigt, dass es den wahrgenommenen Stress ebenso effektiv reduzieren kann wie auch den Umgang mit Stresssituationen verbessern. Denn Yoga wirkt auch direkt auf den Vagusnerv, aktiviert also das parasympathische System (siehe Seite 63). Yoga hat außerdem Einfluss auf das Gehirn, und in Studien konnte gezeigt werden, dass die emotionale Schmerzverarbeitung positiv beeinflusst wird. Allerdings ist die Dauer der Yogapraxis hierbei von besonderer Bedeutung. Je länger Yoga praktiziert wird, desto mehr wird die Schmerzverarbeitung positiv beeinflusst.

Alltagsbewegung

Neben bewusst eingeplanter Bewegung sind die vielen kleinen Möglichkeiten, sich im Alltag zu bewegen, nicht zu unterschätzen. Sie können zum Beispiel statt des Fahrstuhls die Treppe nehmen, mit dem Fahrrad anstatt mit dem Auto zur Arbeit fahren, beim Telefonieren umherwandern, in Ihrer Mittagspause einmal um den Block gehen oder – falls Sie öffentliche Verkehrsmittel nutzen – einfach mal eine Haltestelle früher aussteigen. Auch das Auto können Sie bewusst zwei Straßen weiter weg parken und einen genüsslichen Spaziergang zu Ihrem Arbeitsplatz machen. Bewegen Sie

> ### Besorgen Sie sich einen Schrittzähler!
> **Mithilfe eines Schrittzählers lässt sich die Anzahl Ihrer Schritte akkurat bestimmen.**
>
> Empfohlen wird ein Mindestpensum von 10 000 Schritten pro Tag. Das sind je nach Schrittlänge ca. fünf bis acht Kilometer.

sich sooft wie möglich an der frischen Luft und in der Sonne. Dadurch wird im Gehirn die Bildung des Botenstoffs Serotonin, des sogenannten Glückshormons, angeregt und außerdem die notwendige Versorgung des Körpers mit Vitamin D sichergestellt.

Auf die Plätze – fertig – los! Welche Art der Bewegung darf es sein?

Suchen Sie nach einer Form der Bewegung, die Ihnen Spaß macht. So fällt es Ihnen leichter, die vielleicht vorhandene Barriere zu überwinden und Bewegung in den Alltag zu integrieren. Versuchen Sie vor allem herauszufinden, ob Sie eher eine ruhigere, koordinationsorientierte, kraft- oder ausdauerorientierte Bewegungsform ausüben möchten. Vielleicht besitzen Sie auch einen größeren Bewegungsdrang und es kommt für Sie ein Sport infrage, der Sie schon mal an Ihre körperlichen Grenzen bringt? Ansonsten können Sie laufen, Rad fahren, schwimmen, Golf spielen, einen Zumba-Kurs besuchen, tanzen, Pilates machen, (Nordic-)Walken oder auch ein Fitnessstudio besuchen, um Ihren Bewegungsdrang zu stillen.

* Wenn es Ihnen schwerfällt, sich zum Beispiel zum Walken oder zum Laufen zu motivieren, suchen Sie sich Mitstreiter. Sport in der Gruppe macht Freude und stärkt Ihre sozialen Kontakte. Außerdem fällt es Ihnen dann schwerer, einen Termin abzusagen, wenn Sie einmal keine Lust haben sollten.
* Überfordern Sie sich nicht. Trainieren Sie lieber moderat und regelmäßig.
* Versuchen Sie, Rituale und feste Gewohnheiten aufzubauen, zum Beispiel immer zur selben Uhrzeit zu trainieren.
* Gönnen Sie sich eine Belohnung, wenn Sie Ihr Ziel erreicht haben.

Motivationsbarometer

Nun können Sie überlegen, wie wichtig es für Sie ist, mehr Bewegung in Ihren Alltag zu bringen, und ob Ihnen eher kraftvoller Sport, mehr Alltagsbewegung oder eine ruhige, ganzheitliche Bewegungsform wie Yoga oder Qigong guttun würde.

Wenn Sie mögen, formulieren Sie das in einem Satz. Mein **Ziel** im **Bereich der Bewegung** könnte lauten:

_____

Wichtigkeit

Wie wichtig ist es Ihnen, im Bereich der Bewegung in Bezug auf Ihr genanntes Ziel Ihr Verhalten zu ändern? Bitte bewerten Sie auf einer Skala von 0 bis 10 die Wichtigkeit Ihres Vorhabens, wobei 0 bedeutet, dass es Ihnen gar nicht wichtig ist, und 10, dass es Ihnen sehr wichtig ist. Bitte markieren Sie die Zahl, die am ehesten für Sie zutrifft.

0	1	2	3	4	5	6	7	8	9	10
Gar nicht wichtig										Sehr wichtig

Zuversicht

Wie zuversichtlich sind Sie, auch unter schwiergen Bedingungen (Regen, Schnee etc.) dieses Bewegungsziel beizubehalten, wenn Sie sich dazu entschieden haben? Bewerten Sie Ihre Zuversicht auf einer Skala von 0 bis 10. 0 bedeutet, dass Sie gar nicht zuversichtlich, und 10, dass Sie sehr zuversichtlich sind. Bitte markieren Sie die Zahl, die am ehesten zutrifft.

0	1	2	3	4	5	6	7	8	9	10
Gar nicht zuversichtlich										Sehr zuversichtlich

Bewegung

Was mir guttut

Wir haben für Sie einige Übungen zusammengestellt, die allesamt für Anfänger geeignet sind. Probieren Sie aus, was Ihnen gefällt. Haben Sie zum Beispiel Freude an Yoga oder Qigong entdeckt, schauen Sie nach, ob ein Kurs in Ihrer Nähe angeboten wird. Wenn Sie unsere Bewegungsangebote zu Hause praktizieren möchten, sollten Sie für eine ungestörte Atmosphäre sorgen. Schalten Sie Ihr Mobiltelefon aus und informieren Sie Ihre Mitbewohner, dass Sie nicht gestört werden möchten. Lüften Sie den Raum vor dem Üben gut durch. Tragen Sie locker sitzende und bequeme Kleidung, sodass Ihr Atem frei fließen kann. Planen Sie regelmäßige, feste Übungszeiten in Ihren Tagesablauf ein.

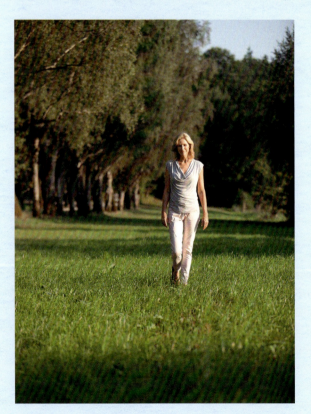

Bewegen Sie sich lieber kürzer, dafür aber regelmäßig. Der positive Trainingseffekt bleibt erhalten.

Achtsames gehen

Gewöhnlich gehen wir im Alltag zielgerichtet von A nach B. Das eigentliche Gehen wird uns in diesem Moment allerdings kaum bewusst. Zu sehr ist unser Geist damit beschäftigt, Pläne zu schmieden, Gedanken nachzuhängen, Probleme zu wälzen. In der Gehmeditation lenken Sie stattdessen Ihre ganze Aufmerksamkeit auf Ihr Gehen und auf Ihren Atem. Dadurch kann es Ihnen gelingen, die Qualität des Augenblicks zu spüren und tiefe Ruhe und Entspanntheit in Ihren Geist zu integrieren. Sie können die Gehmeditation überall ausführen, sogar auf dem Weg zur Arbeit.

Spüren Sie im Stehen in Ihre Füße hinein. Spüren Sie die Ballen, jeden einzelnen Zeh? Denken oder sprechen Sie den Satz: »Der Boden/die Erde trägt mich.«

Spüren Sie nun in Ihren ganzen Körper. Wie steht er, wie atmet er? Fühlen Sie Verspannungen? Wo sitzen diese?

Lenken Sie die Gewahrsamkeit wieder auf Ihre Füße. Setzen Sie ganz bewusst die Ferse des Fußes auf und rollen ihn langsam ab. Mit dem anderen Fuß verfahren Sie genauso. Machen Sie ganz bedächtig einen Schritt nach dem anderen. Wenn Ihre Gedanken abschweifen, richten Sie den Fokus wieder auf Ihre Füße. Sie können diese Übung auch mit Ihrem Atem verbinden.

Tipp: Experimentieren Sie mit Ihrer Gehgeschwindigkeit, gehen Sie zum Beispiel einmal etwas schneller und dann wieder ganz langsam. Probieren Sie auch für einige Schritte den Zehengang aus.

Morgenbewegung – frischer Start in den Tag

Mit der nachfolgenden Bewegungsabfolge 1 bis 9 können Sie am Morgen für einen guten Start in den Tag sorgen. Sie können diese kurzen und einfachen Bewegungsübungen im Ganzen oder in Teilübungen auch tagsüber zur Stressbewältigung einsetzen. Damit aktivieren Sie Ihren Körper, regen Ihren Kreislauf an und mobilisieren Ihre Gelenke. Bei täglicher Ausübung werden Sie feststellen, dass sich Ihre Beweglichkeit und Kondition verbessern.

Bei der Ausführung der Übungen gibt es kein »richtig« oder »falsch«. Finden Sie Ihr eigenes Maß. Um sich nicht zu überfordern, ist es hilfreich, vor Beginn folgende Fragen zu stellen: »Wie geht es mir heute?«, »Was tut mir heute gut?« und »Wo liegen meine Grenzen heute?«.

Führen Sie alle Übungen achtsam und in Ruhe aus. Die gesamte Übungsabfolge dauert 20 bis 30 Minuten.

1. Recken, strecken und gähnen

Diese Übung hilft Ihnen morgens dabei, in Ruhe in Ihrem Körper anzukommen und wach zu werden. Sie ermöglicht Ihnen, den eigenen Körper zu erspüren und bewusst wahrzunehmen.

Recken und strecken Sie sich so, wie es Ihnen angenehm ist. Wenn Ihnen danach ist, gähnen oder stöhnen Sie. Die Dehnung und Streckung können Sie mit Armen, Beinen und Rumpf ausführen.

2. Tiefe Atemzüge mit Armbewegung

Diese Übung hilft Ihnen dabei, die Lunge bis in die Lungenspitzen hinein zu be- und entlüften und den Kreislauf zu stabilisieren.

Stellen Sie Ihre Füße parallel und ungefähr hüft- bzw. schulterbreit nebeneinander, sodass Sie sicher stehen. Mit der Einatmung heben Sie Ihre Arme seitlich nach oben über den Kopf, strecken Arme und die Fingerspitzen zur Decke. Mit der Ausatmung senken Sie die Arme wieder. Machen Sie die Bewegungen so groß oder klein, wie es für Sie angenehm ist.

3. Meridiane klopfen

Die Meridiane sind in der Vorstellung der Traditionellen Chinesischen Medizin (TCM) Energiebahnen, auf denen die »Lebensenergie« fließt. Auf diesen Bahnen liegen auch die Akupunkturpunkte. Die Übung aktiviert diese Punkte und regt den Kreislauf an.

Mit Ihrer linken Hand beginnen Sie oberhalb Ihrer rechten Brust mit flacher oder zur Faust geballter Hand zu klopfen oder zu streichen. Gehen Sie mit der Hand weiter an der Innenseite des rechten Arms hinunter über die Handinnenfläche bis zu den Fingerspitzen und klopfen oder streichen Sie hinauf über den Handrücken, die Außenseite des Arms zurück bis zum Schulter-Nacken-Bereich. Wiederholen Sie dies dreimal.

Dann klopfen oder streichen Sie über die Brust zum linken Arm, wechseln dabei die Hand und aktivieren auf die gleiche Weise die Meridiane des linken Arms. Wiederholen Sie dies dreimal.

Danach klopfen oder streichen Sie mit beiden Händen entlang Ihres Brustbeins nach unten über den Bauch zu den Hüften und zum Gesäß, an den Außenseiten der Beine hinunter. Wenn möglich, wandern Sie mit den Händen bis zu den Fußrücken, um die Füße herum und über die Beininnenseiten wieder hinauf zum Gesäß zurück. Wenn Sie an den Beinen hinunterklopfen, gehen Sie in die Knie und schieben Ihr Gesäß etwas nach hinten. Den Rücken halten Sie möglichst gerade und blicken zur Stabilisierung des Kreislaufs geradeaus nach vorne. Wiederholen Sie dies dreimal.

4. Meridiane ausstreichen
In dieser Übung geht es darum, sich vorzustellen, negative Energien abzustreifen.

Nach dem Abklopfen der Meridiane können Sie die Arme, den Rumpf, die Hüften und die Beine noch ausstreichen. Stellen Sie sich dabei vor, alles aus dem Körper herauszustreichen, was Sie loswerden möchten (zum Beispiel Müdigkeit, Schmerzen, Verspannungen,

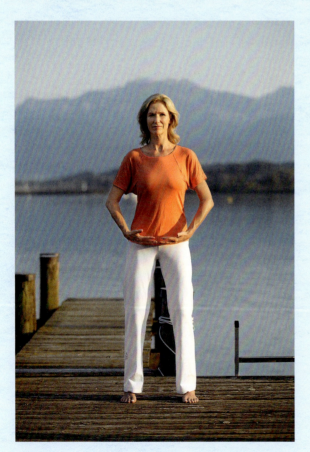

Unwohlsein oder Sorgen). Abschließend können Sie alles Ausgestrichene noch »zum Fenster rausschicken«.

5. Ohren kneten
Diese Übung reguliert den gesamten Organismus. Zugrunde liegt die Ohrakupunktur, die besagt, dass der ganze Körper auf dem Ohr abgebildet ist (wie ein eingerollter Embryo, der auf dem Kopf steht).

Kneten Sie den Außenrand Ihrer Ohrmuscheln und dann die ganzen Ohren zwischen Daumen und Zeigefingern, bis die Ohren ganz warm und rot geworden sind.

6. Erste Brokat-Übung
Die erste Brokat-Übung ist eine Übung der acht Brokate aus dem Qigong Yangsheng. Die Übung wirkt in vielfältiger Weise: Sie aktiviert den natürlichen Fluss der Atmung, stärkt die Konzentrationsfähigkeit und verbessert Stabilität, Gleichgewicht und Aufrichtung. Wiederholen Sie diese Bewegungsabfolge zweimal.

Stellen Sie sich hüft- oder schulterbreit hin. Die Knie sind locker, also nicht maximal gestreckt. Ihr Becken ist aufgerichtet, das heißt, das Steißbein bewegt sich Richtung Schambein bzw. das Schambein richtet sich nach vorne-oben aus. Spannen Sie Ihr Gesäß leicht an und richten Sie Ihre Wirbelsäule auf. Hierbei kann Ihnen die Vorstellung helfen, dass jemand sanft an Ihrem Schopf zieht, sodass die Wirbelsäule wie eine Perlenkette an einer Schnur herunterhängt. Ihre Schultern nehmen Sie entspannt nach hinten zurück und lassen sie hängen. Ihr Blick ist geradeaus gerichtet.

Verschränken Sie Ihre Hände so vor dem Körper, als würden Sie etwas Leichtes, Großes, Rundes tragen. Die Hände sind etwa in Höhe des Schambeins, die Handinnenflächen zeigen zur Decke und die Arme bil-

Bewegung

den einen Kreis vor dem Körper. Führen Sie nun Ihre Arme mit entspannten Ellenbogen vor dem Körper nach oben, maximal bis auf Brusthöhe. Die Bewegung wird mit dem Satz »Reguliere den Atem«, gedacht oder gesprochen, durchgeführt.

Drehen Sie Ihre Hände, die Handinnenflächen zeigen nun zum Boden. Führen Sie sie zum Körper heran und nach unten. Die Bewegung wird mit dem Satz »Beruhige den Geist«, gedacht oder gesprochen, durchgeführt.

Führen Sie anschließend die immer noch verschränkten Hände vor dem Körper im Bogen nach oben – nur so weit, wie es angenehm ist. Die Bewegung wird mit dem Satz »Stütze den Himmel«, gedacht oder gesprochen, durchgeführt.

Lassen Sie Ihre Finger auseinandergleiten und bewegen Sie die Arme seitlich mit weichen (»fallenden«) Ellenbogen nach unten. Die Bewegung wird mit dem Satz »Zerteile die Wolken«, gedacht oder gesprochen, durchgeführt.

Führen Sie Ihre Hände vor dem Becken bzw. unterhalb des Bauchnabels mit etwas Abstand zum Körper wieder zusammen. Die Bewegung wird mit dem Satz »Und lasse die Sonne in dein Herz«, gedacht oder gesprochen, durchgeführt.

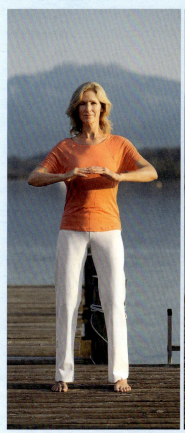
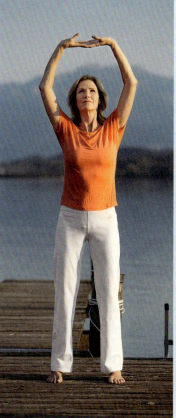
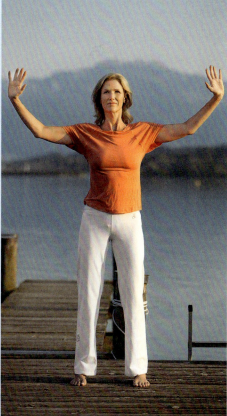

7. Gehen mit verschiedenen Geschwindigkeiten

Die Übung aktiviert den Kreislauf. Über die Beinmuskeln wird die Venenpumpe angeregt und der Rückfluss des Blutes zum Herzen unterstützt.

Beginnen Sie zuerst langsam auf der Stelle zu gehen und werden Sie dann zunehmend schneller – so, wie es für Sie angenehm ist. Wenn Sie genügend Platz haben, können Sie auch durch den Raum gehen. Sie können dabei die Knie auch höher heben, als Sie dies normalerweise beim Gehen tun. Gehen Sie für einige Schritte im Zehengang, das heißt, statt Ihrer Ferse setzen Sie zuerst die Zehen auf und rollen anschließend den Fuß ab.

8. Gelenke durchbewegen

Die Übung dient der Beweglichkeit der Gelenke und Muskeln. Sie soll den Körper auf den Tag vorbereiten.

Füße: Heben Sie Ihre rechte Ferse an und bewegen Sie das rechte Sprunggelenk kreisend – erst in die eine, dann in die andere Richtung. Das Gleiche dann mit dem anderen Fuß.

Hüften: Stellen Sie sich hin, die Füße etwa hüft- oder schulterbreit auseinander. Legen Sie die Hände an die Hüften und führen Sie achtsam kreisende Bewegungen mit den Hüften aus – sowohl in die eine als auch in die andere Richtung.

Als Variante können Sie mit den Hüften eine liegende Acht malen – sowohl in die eine als auch in die andere Richtung.

Schultern: Lassen Sie Ihre Arme locker herunterhängen und machen Sie mit den Schultern kreisende Bewegungen nach vorne und nach hinten.

Arme: Bewegen Sie Ihre Ellenbogen ein paar Mal durch, zum Beispiel durch Beugen und Strecken der Arme.

Hände: Lassen Sie Ihre Handgelenke in beide Richtungen kreisen.

Finger: Bewegen Sie jedes einzelne Fingergelenk durch. Schütteln Sie anschließend Hände und Finger locker aus.

9. Koordinationsübung

Mit dieser Übung sorgen Sie für eine vermehrte Durchblutung des Gehirns und schulen Ihre geistige Flexibilität, Ihre Koordination sowie das Gleichgewicht.

Variante 1: Klopfen Sie mit beiden Händen auf die Oberschenkel, dann führen Sie die eine Hand zum Ohrläppchen und die andere zur Nasenspitze. Klopfen Sie wieder mit beiden Händen auf die Oberschenkel und führen Sie nun jeweils die andere Hand zu Ohrläppchen und Nasenspitze. Die Übung einige Male immer im Wechsel wiederholen.

Variante 2: Klopfen Sie mit einer Hand sachte auf den Kopf und führen Sie mit der anderen Hand auf dem Bauch kreisende Bewegung aus. Dann für die andere Seite wiederholen.

Sonnengruß

Der Sonnengruß (sanskrit: *Surya Namaskar*) ist eine dynamische Yogaübungsfolge, die das Herz-Kreislauf-System anregt, die gesamte Muskulatur stärkt und energetisch sowie belebend wirkt. Außerdem wird bei der Ausführung der ganze Körper gedehnt. Es gibt zahlreiche Variationen des Sonnengrußes. Die folgende Variante ist mittelschwer und wird häufig unterrichtet. Verbinden Sie die einzelnen Asanas, also Positionen, mit Ihrem Atem und wiederholen Sie die Übung mindestens dreimal, idealerweise bis zu zwölfmal.

Falls Sie jedoch akute Beschwerden wie zum Beispiel Bandscheibenvorfall, Hexenschuss, Entzündungen im Bauchraum oder Hernien haben, sich nach einer Operation befinden oder an anderen chronischen Erkrankungen leiden, aber auch wenn Sie schwanger sind, dann unbedingt vor dem Üben mit Ihrem behandelnden Arzt darüber sprechen. Außerdem empfehle ich Ihnen in diesem Fall, die Yogaübungen erst einmal mit einem zertifizierten Yogalehrer zu üben.

Position 1: Aufrechter Stand
Stehen Sie locker, die Wirbelsäule ist aufgerichtet. Ihre Hände sind in der Gebetshaltung auf Höhe Ihres Herzens gefaltet. Unterarme in der Waagerechten halten, Ellenbogen leicht nach vorn heben und das Brustbein zu den Daumen bringen. Atmen Sie mehrmals tief ein und aus, um sich zu sammeln.

Position 2: Streckhaltung
Mit der Einatmung strecken Sie Ihre Arme nach oben und bringen Ihre Handflächen über dem Kopf zueinander. Ihr Blick ist nach oben zu Ihren Händen gerichtet. Beugen Sie sich leicht nach hinten, dabei das Schambein einrollen. Ihr Brustkorb öffnet sich weit. Bei dieser Asana sollten Sie spüren, dass Ihre Wirbelsäule gestreckt wird. Damit wird eine Dehnung des Sonnengeflechts im unteren Bereich der Rippenbögen und gleichzeitig eine Dehnung Ihres Bauchraums erreicht.

Position 3: Hände zu den Füßen
Beim Ausatmen beugen Sie sich nach vorne. Lassen Sie dafür den Rumpf sinken und legen Sie Ihre Handflächen neben Ihren Füßen ab. Ihre Beine sind gestreckt oder leicht gebeugt.

Position 4: Schrittstellung
Das rechte Bein nach hinten strecken, das linke beugen; linkes Knie über dem Fußgelenk. Fingerspitzen und Fußspitze des linken Fußes sind in einer Linie. Die rechte Ferse zieht nach hinten, die Kniekehlen strecken. Die Aufmerksamkeit auf die Streckung von der Ferse rechts über die Oberschenkelmuskulatur rechts über die Vorderseite des Körpers bis hinauf zur Stirn halten. Der Nacken bleibt entspannt. Ihre Schultern ziehen nach unten; Brustkorb und Herz öffnen sich.

Position 5: Bretthaltung
Mit der Einatmung nehmen Sie das linke Bein nach hinten und heben die Schultern über die Hände. Dabei haben Sie gestreckte Arme, einen festen Bauch und Rücken und Spannung im ganzen Körper.

Position 6: Raupe
Ausatmend nacheinander Knie, Brust, Stirn bzw. Kinn am Boden ablegen. Die Hände liegen unter den Schultern, die Ellenbogen sind am Oberkörper angelegt.

Position 7: Kobra
Legen Sie Bauch und Becken ab, dabei spannen Sie Ihr Gesäß an. Das Schambein in den Boden drücken und mit der Einatmung den Kopf heben, den Rumpf leicht aufrichten, die Schulterblätter leicht nach hinten-unten ziehen und den Blick nach oben richten.

Position 8: Nach unten schauender Hund
Den Kopf senken, den Beckenboden entspannen, die Zehen aufstellen und mit der Ausatmung das Becken mit den Sitzbeinen weit nach hinten und oben ziehen Ihre Füße sind hüftbreit nebeneinander, die Fersen drücken Richtung Boden. Die Finger sind gespreizt.

Bewegung

Ihre Sitzbeinhöcker ziehen nach oben, dabei Beine und Arme weiter strecken. Den Kopf locker zwischen den Oberarmen halten. Die Schultern von den Ohren wegziehen und einen langen Rücken machen.

Position 9: Schrittstellung
Beim Einatmen nun das rechte Bein nach vorne bringen (siehe Position 4).

Position 10: Hände zu den Füßen
Mit der Ausatmung den linken Fuß nach vorne zum rechten bringen, Beine durchstrecken und das Gesäß nach oben heben. Lassen Sie dabei den Rumpf sinken und legen Sie Ihre Handflächen neben den Füßen ab.

Position 11: Über die Stuhl- in die Streckhaltung
Beim Einatmen in eine »sitzende« Haltung kommen, dazu die Knie beugen, die Arme schräg nach oben nehmen, die Oberarme an die Ohren führen und dann mit guter Becken-Po-Spannung und aus der Kraft der Beine mit geradem Rücken hoch in den aufrechten Stand kommen. Die Arme nach oben strecken, die Handflächen über dem Kopf zueinander. Ihr Blick ist nach oben zu Ihren Händen gerichtet. Beugen Sie sich leicht nach hinten, dabei das Schambein einrollen. Ihr Brustkorb öffnet sich weit.

Position 12: Aufrechter Stand
Mit der Ausatmung die aneinandergelegten Hände nach unten bringen in die Höhe des Herzens (siehe Position 1). Unterarme in der Waagerechten halten, Ellenbogen leicht nach vorn heben und das Brustbein zu den Daumen bringen. Stehen Sie locker und aufgerichtet. Atmen Sie mehrmals tief aus und ein, um sich zu sammeln. Spüren Sie der Übung einen Moment nach.

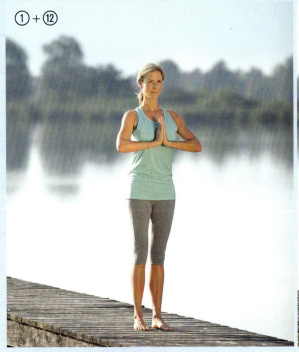

①+⑫

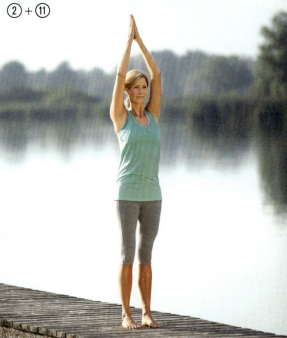

②+⑪

Bewegung

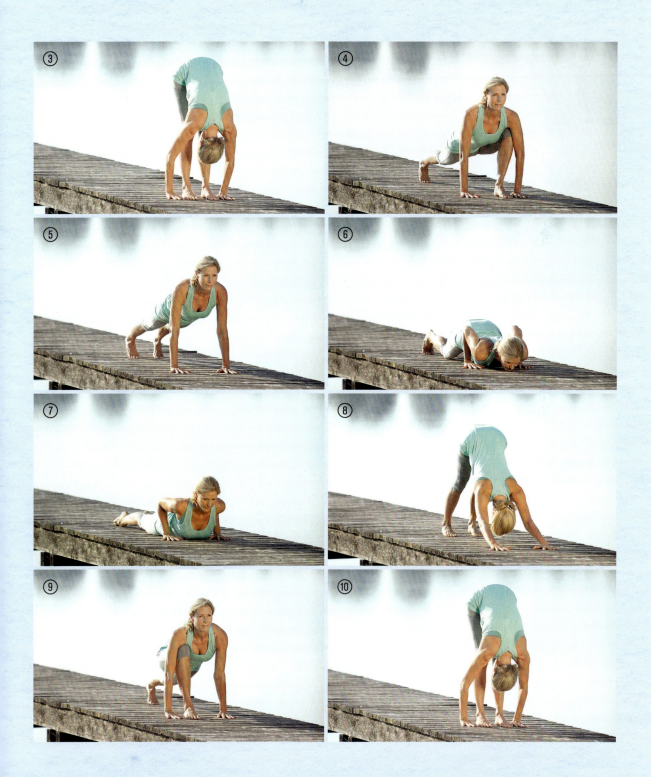

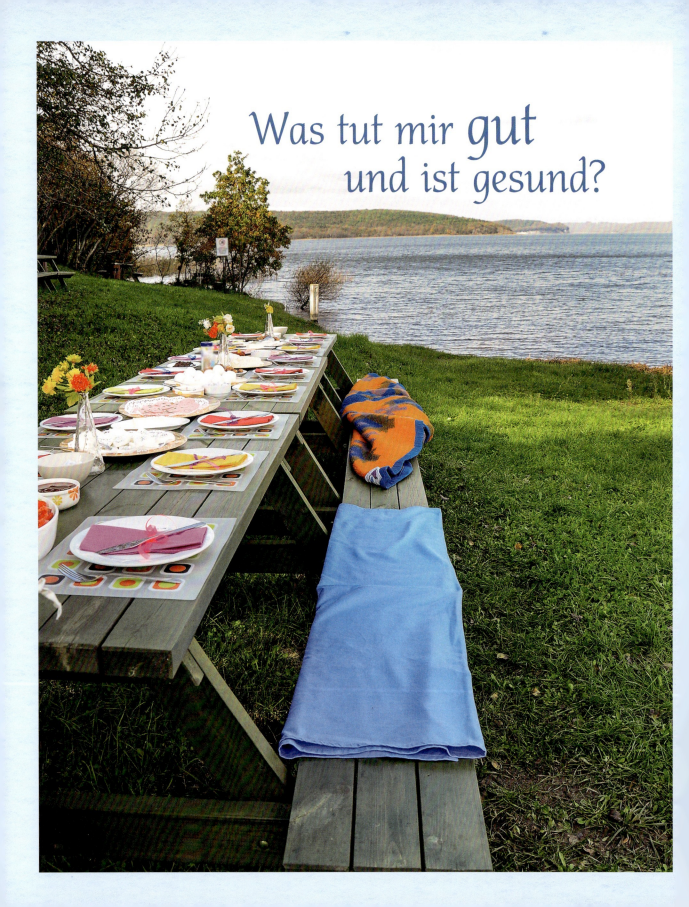
Was tut mir gut und ist gesund?

Ernährung – kann man Gesundheit essen?

Essen gehört zu den Grundlagen des Lebens und kaum ein Thema wird emotional so heiß diskutiert, wenn es um Gesundheit geht. Dabei ist ein wohlschmeckendes, gesundes Essen in der Familie, mit Freunden oder auch in der Mittagspause bei der Arbeit etwas Wunderbares. Sinnlichkeit und Freude, aber auch Verantwortung mit uns und der Umwelt kommen im Essen zusammen.

Tipps und Trends zum Thema Ernährung erreichen uns fast täglich über die Medien. Ob Paleo-(Steinzeit-)Ernährung, Low-Carb-Diät (wenig oder gar keine Kohlenhydrate) oder der neuste Trend Veganismus (Verzicht auf alle tierischen Lebensmittel) – die Meinungen im Privaten und in der Fachwelt zum Thema Ernährung sorgen immer wieder für Zündstoff. Fakt ist, es gibt nicht die *eine* Ernährungsempfehlung, die für alle Menschen gelten kann. Denn jeder von uns ist einzigartig – sowohl in seiner Verträglichkeit von Nahrungsmitteln, seinen geschmacklichen Vorlieben und seiner Konstitution als auch in seinen landestypischen Essgewohnheiten... und ganz besonders in dem, was ihn oder sie in seiner Kindheit prägte. Manche nennen dieses Essen »Soul Food« – Essen, das unseren Körper und unsere Seele nährt.

Moment mal

Schließen Sie für einen Moment die Augen und atmen Sie tief in Ihren Bauch. Wenn wir Sie nach Ihrem Lieblingsessen aus der Kindheit fragen, welche Speise kommt Ihnen da in den Sinn? Wer hat für Sie gekocht? Können Sie sich mit Liebe und Wärme an diese Person erinnern oder haben Sie schon als Kind in diesem Bereich einen Mangel erlebt? Dann erinnern Sie sich an eine Speise, die Ihnen jetzt guttut. Lassen Sie alle Gerüche, alle Geschmäcker, alle Düfte in Ihrer Vorstellung konkret werden und fühlen Sie dieses Essen in Ihrem Körper. Spüren Sie, wie die Nahrung Teil Ihres Körpers wird. Dann kehren Sie wieder zu Ihrem Atem zurück und nehmen auch hier wahr, wie der Atem und Sie eins sind. Was ist Ihnen bewusst geworden?

Notizen: _____

Wissenswertes zur gesunden Ernährung

Die Aufgabe der Nahrung ist es, unseren Körper mit lebenswichtigen Nährstoffen (Wasser, Fett, Kohlenhydrate, Vitamine, Eiweiß und Mineralstoffe) zu versogen. Wir brauchen Wasser als Transportmittel für Nährstoffe sowie Stoffwechselprodukte. Fette und Kohlenhydrate liefern uns die nötige Energie. Eiweiß bzw. Proteine werden für Muskeln, Organe, Blutzellen sowie Hormone und Enzyme benötigt. Vitamine sind lebensnotwendig für unseren Stoffwechsel. Mineralstoffe sind in erster Linie für die Blutbildung (Eisen), den Aufbau von Zähnen und Knochen (Calcium) und für die Muskel- und Nervenfunktionen (Kalium, Magnesium) unentbehrlich.

Bei einer gesunderhaltenden Ernährung geht es darum, wertvolle Kost auszuwählen, die unser Wohlbefinden und unsere Lebensqualität steigert und uns hilft, unseren Körper stark gegen Belastungen von außen zu machen. Nähren wir unseren Körper liebevoll und mit wertvoller Nahrung, ist jeder von uns in der Lage, weitgehend gesund zu bleiben, Erkrankungen vorzubeugen oder Einfluss auf bereits bestehende Krankheiten zu nehmen. Je nachdem, was und auch wie wir essen, können wir den Ausschlag der Waage der Gesundheit bzw. Krankheit in die eine oder andere Richtung lenken. Und das ohne Gebote oder Verbote bestimmter Nahrungsmittel.

Nehmen Sie sich Zeit zum Essen.

Ernährungsbedingte Krankheiten sind in den westlichen Industrieländern zum Phänomen unserer Zeit geworden. In der Wissenschaft geht man davon aus, dass etwa zwei Drittel aller Todesfälle (WHO-Gesundheitsstatistik 2006) auf schlechte Ernährungsgewohnheiten – zum Beispiel auf den Verzehr größerer Mengen industriell gefertigter Produkte – zurückzuführen sind. Die EPIC-Studie, eine große epidemiologische Studie, die den Zusammenhang von Krebs und Ernährung untersucht, deckte auf, dass der Verzehr von Obst und Gemüse einer der wichtigsten Faktoren in der Prävention gegen Krebs ist. Die Nationale Verzehrstudie II von 2008, erstellt vom Max Rubner-Institut, Bundesforschungsinstitut für Ernährung und Lebensmittel (MRI), im Auftrag des Bundesministeriums für Ernährung, Landwirtschaft und Verbraucherschutz, erbrachte die erschreckende Erkenntnis, dass mehr als die Hälfte – insgesamt 58,8 Prozent der Deutschen – nach herrschender Meinung als dick oder gar fettleibig gelten. Tendenz steigend. Das Geheimnis des Schlankseins ist immer noch nicht allumfassend erforscht. Jedoch ist das Verhältnis von Kalorienzufuhr und Kalorienverbrauch, angepasst an Lebensstil und Bewegung, eine wichtige Grundlage, sein Gewicht langfristig im »grünen Bereich« zu halten. Auch hier ist es gut, den Tempel der Gesundheit im Blick zu behalten. Nur wenn die Säulen Ernährung, Bewegung und Entspannung optimal ineinandergreifen, ist es auf Dauer möglich, sein Gewicht im optimalen Wohlfühlbereich zu halten. Eine Studie der Medizinischen Hochschule Hannover hat gezeigt, dass es letztlich unerheblich ist, ob Kalorien durch Verzicht auf Zucker und Kohlenhydrate (low carb) eingespart werden oder durch die Reduktion von Fett (low fat). Passend ist immer die Strategie, mit der man im Alltag am besten zurechtkommt. Übergewicht indes ist ein großer Risikofaktor für viele Folgeerkrankungen wie beispielsweise Herz-Kreislauf-Erkrankungen, Diabetes mellitus Typ 2 sowie einige Formen von Krebs.

Für viele Menschen ist Essen aber nicht nur Nahrungsaufnahme, sondern auch ein Ventil für den Abbau von Stress, Langeweile oder Frust. Hochkalorische, süße und sehr fette Nahrungsmittel vermitteln häufig ein Gefühl von Trost und vermeintlicher Geborgenheit und werden gerne konsumiert, um sich selbst zu belohnen. Die eigentlichen Ursachen für Stress und Co. werden nicht mehr wahrgenommen.

Mediterraner Genuss – alles, was das Herz begehrt

Unsere Ernährungsempfehlungen enthalten viele Komponenten der mediterranen Kost. Die Nahrungselemente der Mittelmeerküche und der Vollwerternährung gelten als besonders gesund und wurden durch viele wissenschaftliche Studien wie die Sieben-Länder-Studie, die Lyon-Heart-Studie oder die Gießener Vollwertstudie bestätigt.

Sie sollten beim Einkauf Ihrer Lebensmittel grundsätzlich auf Folgendes achten:
* Richten Sie Ihren Speiseplan saisonal und regional aus und verwenden Sie nach Möglichkeit Bio-Produkte bzw. Produkte, die direkt von Bauern bzw. Erzeugern stammen, deren Qualität Sie vertrauen.
* Kaufen Sie möglichst »bunt« ein, zum Beispiel rote und gelbe Paprika, Möhren, Kürbis, schwarze Jo-

hannisbeeren, Äpfel, Tomaten etc. Damit erhöhen Sie den Anteil an sekundären Pflanzenstoffen in der Nahrung. Besonders in ihrer Vielfalt unterstützen diese Nahrungsmittel uns, gesund zu bleiben.

* Wählen Sie Vollwert- statt Weißmehlprodukten. Dabei spielt es keine Rolle, welches Getreide Sie bevorzugen. Wichtig ist, dass Sie es gut vertragen und dass es Ihnen schmeckt.
* Versuchen Sie, den Schwerpunkt Ihrer Ernährung auf eine vegetarische Art und Weise zu gestalten. Dabei ist Neues auszuprobieren ausdrücklich erlaubt!
* Fastfood oder vorgefertigte Lebensmittel sowie zuckerhaltige Süßgetränke sollten Sie möglichst ganz meiden. Leider werden unsere Sinne durch Fertigprodukte auf die falsche Fährte gelockt, da fast alle Fertiggerichte mit künstlichen Aromastoffen aufgepeppt werden. Dieser »Trick« der Nahrungsmittelindustrie täuscht manchmal über eine minderwertige Qualität von Lebensmitteln hinweg.
* Die Verwendung von vielen Kräutern und wenig Salz rundet das Portfolio der gesunden und schmackhaften Ernährung ab.

Wenn Sie diese Grundsätze beachten, haben Sie schon sehr viel für Ihre Gesundheit getan. Alles andere sind »Kleinigkeiten«, die den Genuss- und Nährwert der Nahrung noch optimieren. Ein mit Liebe zubereitetes Essen aus frischen Zutaten ist nicht nur für unseren Körper eine Wohltat, sondern tut auch unserer Seele gut. Genießen Sie deshalb Ihre Mahlzeit mit allen Sinnen und am besten im Familien- oder Freundeskreis. Nehmen Sie sich Zeit zum Kochen, Essen und Beisammensein.

Um die Essenplanung nun so einfach wie möglich zu machen und gleichzeitig eine gute Vielfalt zu erhalten, haben wir einen Ernährungskreis zusammengestellt, in dem Sie die optimale Verteilung der einzelnen Lebensmittel finden. Darunter sehen Sie die optimale Aufteilung der Lebensmittel in einzelnen Portionsgrößen. So können Sie Ihr Essen einfach und gesund planen. Und wenn es mal Tage gibt, an denen Sie die Aufteilung nicht einhalten können wegen einer großen Feier oder eines Urlaubs, dann schauen Sie, wie Sie dies in den folgenden Tagen ausgleichen, indem Sie mehr aus den anderen Bereichen konsumieren.

Täglich

Getreide (Brot, Teigwaren, Brei/Müsli und Kartoffeln) 350 g/Tag
Gemüse und Salat 450 g/Tag
Obst 250 g/Tag
Nüsse 35 g/Tag
Milchprodukte 250 g/Tag
Fett + Öl 40 g/Tag

Wöchentlich

Ein- bis zweimal 75 g Hülsenfrüchte, einmal 150 g Fleisch, einmal 150 g Fisch, zwei Eier

Gemüse und Obst: Für beides gilt die Grundregel »mindestens *five a day*« (eine Portion = eine Handvoll). Gemüse und Obst enthalten viele Vitamine, Mineralstoffe sowie sekundäre Pflanzenstoffe. Diese bilden die Basis der Gesundheit. Entgegen der landläufigen Meinung ist Eiweiß aus pflanzlichen Quellen bekömmlicher und gesünder als aus Milchprodukten und wird ebenso gut resorbiert.

Getreide und Kartoffeln: drei- bis sechsmal täglich eine Portion (eine Portion = eine Scheibe Brot bzw. eine geöffnete Handvoll Kartoffeln etc.). Bei Getreide greifen Sie am besten auf bekömmliche Vollkornprodukte zurück. Diese enthalten verdauungsfördernde Ballaststoffe, bilden viel Wasser und tragen dadurch zu

Ernährung

einer hohen Sättigung und Bekömmlichkeit der Nahrung bei. Kartoffeln sind ein kalorienarmer Nährstofflieferant mit viele Kohlenhydraten, Vitaminen und Mineralstoffen und dürfen gerne reichlich verzehrt werden.

Milchprodukte: Empfehlenswert sind zwei bis drei Portionen täglich, möglichst in fettarmer Form (eine Portion = ein Becher Joghurt, ein Glas Milch, eine Scheibe Käse). Milchprodukte enthalten Calcium für die Knochen sowie Eiweiß für die Muskulatur. Jedoch wird Calcium auch über calciumreiches Mineralwasser gut aufgenommen, sodass die Menge an Milchprodukten im höheren Alter nicht erhöht werden muss.

Hülsenfrüchte: Sie sind eine leckere Alternative zu Fleisch und Fisch und besitzen unter den pflanzlichen Nahrungsmitteln den höchsten Eiweißgehalt (eine Portion = eine Handvoll gegarte Hülsenfrüchte). Außerdem sind sie ballaststoffreich, fettarm und verfügen über einen hohen Gehalt an Eisen, Mineralstoffen sowie Vitaminen der B-Gruppe. Auch Produkte aus Hülsenfrüchten, wie etwa der Sojabohne oder der deutschen Lupine, können den Speiseplan sehr bereichern.

Bei richtiger Zubereitung (siehe Rezeptteil) sind auch Hülsenfrüchte gut bekömmlich.

Fleisch und Wurst: Sollten nicht öfter als ein- bis zweimal die Woche konsumiert werden, am besten als Beilage und nicht als Hauptbestandteil der Mahlzeit. Beim Einkauf sollten Sie magere Fleischsorten wie Geflügelfleisch bzw. generell eher Filet bevorzugen. Wurstwaren sind aufgrund ihres hohen Anteils an versteckten Fetten nicht empfehlenswert. Greifen Sie auch hier auf fettarme Varianten zurück, zum Beispiel auf gekochten oder geräucherten Schinken oder Putenbrustaufschnitt. Fleisch ist ein guter Nährstoffträger für Eisen sowie Zink, der Bedarf kann allerdings auch pflanzlich gedeckt werden. Alternativ zur beliebten Wurst können köstliche Brotaufstriche mit Kräutern und Samen oder auf Basis von Nüssen, Kartoffeln oder Hülsenfrüchten verzehrt werden.

Fisch: Hier sind die fettreichen Sorten wie Lachs, Makrele, Thunfisch und Hering besonders empfehlenswert (ein- bis zweimal die Woche). Sie sind reich an Omega-3-Fettsäuren und haben eine positive Wirkung auf

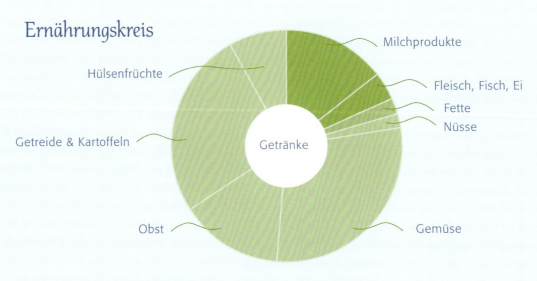

Ernährungskreis

unser Herz, die Gefäße und Cholesterinwerte. Allerdings ist im Bewusstsein von Nachhaltigkeit und Sozialverträglichkeit ein erhöhter Verzehr von Fisch genau zu überlegen.

Fette: Bevorzugt sollten Sie zum Kochen hochwertige kalt gepresste Öle mit einem hohen Anteil an Omega-3-Fettsäuren, also mehrfach ungesättigten Fettsäuren, und einfach ungesättigten Fettsäuren verwenden. Am besten benutzen Sie Oliven- und Rapsöl zur Warmanwendung sowie Walnuss- und Leinöl zur Kaltanwendung, also für Salate, Gemüsegerichte und in Brotaufstrichen. Bitte beachten Sie bei der Zubereitung: Öle dürfen beim Braten nicht zu stark erhitzt werden (höchstens mittlere Stufe), sonst wandeln sich die positiven Fettsäuren in gesundheitsschädliche Schadstoffe wie Acrylamide um. Obwohl Sonnenblumen- oder Distelöl auch cholesterinfrei und rein pflanzlich sind, ist ihr Verzehr aufgrund hoher Mengen an Omega-6-Fettsäuren nur sehr eingeschränkt zu empfehlen. Der Körper ist zwar auf diese mehrfach ungesättigten Fettsäuren angewiesen, da er sie nicht selbst produzieren kann, aber hier ist besonders auf das Verhältnis von Omega-3- zu Omega-6-Fettsäuren zu achten. Die besonders wertvollen und entzündungshemmenden Omega-3-Fettsäuren sind vor allem in Seefisch und Algen, Leinöl, Walnüssen und in geringen Mengen auch in anderen Nüssen enthalten. Ein erhöhter Verzehr ist in einer gesunderhaltenden Ernährung besonders zu empfehlen.

Nüsse und Ölsamen: Beide sind wertvoll für die Ernährung und sorgen in der Küche für Abwechslung. Sie sind reich an ungesättigten Fettsäuren, Ballaststoffen sowie sekundären Pflanzenstoffen und haben eine cholesterinsenkende Wirkung. Nüsse galten lange Zeit wegen ihres hohen Kaloriengehalts als Fettbomben, sodass ihr Verzehr in Ungnade gefallen war. Das sieht man in der aktuellen Forschung mittlerweile anders. In kleinen Mengen von bis zu 35 Gramm dürfen Nüsse gerne täglich verzehrt werden.

Ei: Es gibt keine Standard-Mengenempfehlung für Eier. Bedenken Sie, dass Eier oft als Bindemittel in vielen Produkten Verwendung finden und dadurch nicht sichtbar sind. Wenn Sie Eier kaufen, legen Sie Wert auf Bio-Eier oder Eier aus Freilandhaltung. Wichtig ist vor allem die Zusammensetzung des Futters, denn nur das, was ein Huhn isst, kommt auch ins Ei!

Getränke: Empfehlenswert sind täglich zwei Liter Wasser, Kräutertee (ungesüßt) oder selbst gemixte Saftschorlen im Verhältnis ¼ Saft zu ¾ Wasser. Vorsicht ist bei allen gekauften Süßgetränken geboten: Diese werden fast ausschließlich mit Glukose-Fruktose-Sirup hergestellt, der vom Körper nur sehr schlecht verstoffwechselt werden kann. Er treibt den Insulinspiegel stark in die Höhe und ist in der Forschung mittlerweile in Verruf geraten ist, das Körpergleichgewicht nachhaltig zu schädigen. Beim Alkohol gilt der Genuss in Maßen: Frauen sollten maximal 0,1 Liter Wein oder 0,25 Liter Bier am Tag trinken, Männer 0,2 Liter Wein oder 0,5 Liter Bier. Die Franzosen machen es uns vor: Hier wird Wein immer zum Essen getrunken. Dadurch verzögert sich die Resorptionszeit, was für den Körper gesünder ist. Guter, reifer Rotwein darf gerne wegen des hohen Gehalts an Phenolen bevorzugt genossen werden.

Schokolade: Zwei Stückchen dunkle Schokolade mit mindestens 70 Prozent Kakao ab und zu mit einem kleinen Espresso dazu stärken die Seelenkraft und halten gesund.

Die im Übungsteil zusammengestellten Rezepte sollen Ihnen helfen, diese Empfehlungen umzusetzen und Neues aus den einzelnen Bereichen auszuprobieren. Vielleicht entdecken Sie Ihr neues Lieblingsgericht.

Ernährung

Leckeres für Leib und Seele – mit Genuss gesund durch den Tag

Um unsere körperlichen, seelischen und geistigen Kräfte zu regenerieren bzw. so gut wie möglich zu erhalten, ist die tägliche Ernährung ein wichtiger Baustein. Die Bekömmlichkeit der Nahrung ist das wichtigste Kriterium für eine individuelle gesunde Nahrungsaufnahme. Auch der Zeitpunkt der Nahrungsaufnahme oder die Kombination von einzelnen Nahrungsmitteln kann entscheidend zur Verträglichkeit beitragen. Bestimmt kennen Sie den Spruch »Frühstücke wie ein Kaiser, speise mittags wie ein Bürger und abends wie ein Bettelmann« – die meisten Menschen tun sich Gutes, wenn Sie sich daran halten. Schwere Mahlzeiten am Abend stören den Schlaf und sind schwerer verdaulich. Außerdem spielt eine Rolle, ob wir beim Essen an schwierige oder an schöne Themen denken oder eine eher lieblos oder mit Hingabe gekochte Mahlzeit zu uns nehmen.

Ansätze aus dem Ayurveda und der Traditionellen Chinesischen Ernährung gehen noch über diesen Denkansatz hinaus. In beiden Heillehren wird auch die thermische Wirkung von Nahrungsmitteln auf den Körper mit einbezogen sowie die persönliche Konstitution berücksichtigt. Besonders bei gestressten Menschen kann man davon ausgehen, dass die Verdauungsleistung oft gestört ist. Morgens und abends wird eine leicht verdauliche, möglichst warme Mahlzeit empfohlen, um die Verdauungskräfte zu stärken. Mittags ist das Verdauungsfeuer am stärksten, sodass hierbei üppige Mahlzeiten und fettreiche Nahrung am besten verstoffwechselt werden können. Je nach Konstitution und Stress kann dieses sensible System jedoch auch gestört sein.

Man geht also davon aus, dass es aufgrund innerer Rhythmen und der Verdauungsleistung jedes Einzelnen wichtig ist, am Morgen eine leicht verdauliche Mahlzeit zu sich nehmen, die nährt und sättigt, weil in den Vormittagsstunden das Verdauungsfeuer noch geschürt wird. Auch kalte und thermisch kühlende Nahrung ist morgens nicht für jeden gut verträglich. Versuchen Sie doch mal einen warmen Brei mit gekochtem Obst zum Frühstück anstelle eines Joghurts und Orangensaft und beobachten Sie, ob Ihre Verdauung dann ruhiger wird und besser funktioniert.

Die Nahrung hat in der Traditionellen Chinesischen Medizin auch eine qualitative Seite. Man spricht von erwärmenden oder kühlenden Nahrungsmitteln. Je nach Jahreszeit und Konstitution sind dann für jeden Einzelnen jeweils andere Nahrungsmittel gut. Fragen Sie sich deshalb nach jeder Mahlzeit: War dies eine stärkende und nährende Mahlzeit für mich oder fühle ich mich kalt und schlapp? Spüren Sie in Ihren Körper hinein und bald wissen Sie immer besser, welche Ernährung Ihnen wirklich guttut. Gehen sich achtsam mit Ihren Körpersignalen um und verhalten Sie sich entsprechend.

Claudia hatte sich hauptsächlich von industriellen Fertigprodukten ernährt. Ob Tiefkühlpizza oder -lasagne, Tütensuppen und -saucen – schnell sollte die Mahlzeit auf dem Tisch stehen. Umso mehr überraschte es sie, wie gut ihr das frisch zubereitete vegetarische und vollwertige Essen schmeckte und wie sie sich damit wohlfühlte. Schnell konnte sie ihre alten Vorurteile gesundem Essen gegenüber revidieren. Claudia lernte während des Klinikaufenthaltes wieder, regelmäßig drei Mahlzeiten pro Tag zu essen und diese nicht nebenbei, sondern achtsam zu genießen. In den Lehrküchenveranstaltungen kochte sie gemeinsam mit den anderen Patientinnen ihrer Gruppe frische und köstliche Speisen, die aus saisonalen, frischen Zutaten zubereitet wurden. Alternativ zum schnell herun-

> # Eure Nahrungsmittel sollen eure Heilmittel sein und eure Heilmittel sollen eure Nahrungsmittel sein.
>
> HIPPOKRATES (460–360 V. CHR.)

tergeschlungenen morgendlichen Wurstbrot entdeckte sie, wie lecker und wohltuend ein warmer Getreidebrei sein kann. Auch die vegetarischen Brotaufstriche schmeckten ihr vorzüglich. Nachdem Claudia ein halbes Jahr das geänderte Ernährungsverhalten in ihrem Alltag umsetzte, hatte sie 15 Kilo abgenommen, keinen hohen Blutdruck mehr und ihre Blutfettwerte lagen im Normalbereich.

Achtsames Essen – mit Achtsamkeit und Genuss genießen

Um achtsam zu essen, sollten wir nichts anderes tun als: essen. Was scheinbar einfach daherkommt, sieht im Alltag aber meist anders aus. Denn viel zu oft essen wir nebenbei, schlingen die Mahlzeiten achtlos in uns hinein. Zwischen den Terminen schnell ein Croissant vom Bäcker im Gehen verzehrt, ein wahlloser Griff in den Kühlschrank gegen den kleinen Hunger, ein berufliches Problem mit den Kollegen am Kantinentisch diskutiert und beim Abendbrot läuft der Fernseher oder wir vertiefen uns ins Lesen. Das Essen wird so zur Nebensache degradiert.

Viele Menschen haben es verlernt, Verantwortung für ihre Ernährung zu übernehmen, und hören nicht mehr auf die körpereigenen Signale für Hunger und Sättigung. Sie essen zu viel, zu beiläufig und zu unkontrolliert. Die Folgen sind immer häufiger massive Ernährungsprobleme wie Fehl- oder Mangelernährung sowie Gewichtsprobleme. Achtsames Essen ist eine Möglichkeit zur Entschleunigung des Alltags und verhindert, dass wir mehr zu uns nehmen, als wir benötigen, um unseren Hunger zu stillen.

Genussaspekte, langsames und achtsames Kauen sowie die Art und Weise, wie die Mahlzeit gerochen, an-

Ernährung

geschaut und mit welchen Gedanken sie belegt wird, hat einen direkten Einfluss auf die Verdauung sowie die Verdaulichkeit der Nahrungsmittel. Denn auch die gesündeste Mahlzeit wird von unserem Körper anders verstoffwechselt, wenn wir während des Essens andere Dinge tun – zum Beispiel Fernsehgucken. Obwohl Menschen mittlerweile viel Geld für ihre Nahrung ausgeben, nehmen sie ihre Mahlzeiten nicht mit voller Aufmerksamkeit zu sich. Die Mind-Body-Medizin schlägt hier eine Brücke von der Nahrungswahl zur Achtsamkeitspraxis.

Machen Sie während des Essens nichts anderes als essen

Egal, ob Sie sich fünf oder dreißig Minuten Zeit nehmen möchten: Schenken Sie Ihrem Essen Ihre volle Aufmerksamkeit und ignorieren Sie alles, was Sie davon ablenken könnte. Das heißt konkret, schalten Sie den Fernseher aus, legen Sie Lesestoff, Tablet und Smartphone außer Reichweite. Es geht darum, aufmerksam zu essen sowie jeden Augenblick bewusst wahrzunehmen:

* Den Moment, in dem Sie das Gericht sehen und riechen, es in den Mund nehmen, es achtsam und langsam kauen, schmecken und schließlich hinunterschlucken.
* Schauen Sie zuerst an, was Sie gerade essen möchten. Wie sieht es aus? Wo kommt es her? Wie fühlen Sie sich damit, das Gericht gleich in Ihrem Körper aufzunehmen?
* Wie riecht Ihre Mahlzeit? Aus welchen Bestandteilen ist sie zusammengesetzt?
* Spüren Sie Ihren Atem, während Sie Ihre Mahlzeit mit dem Wissen anschauen, dass Sie diese gleich genießen werden.
* Fühlen Sie die Speise in Ihrem Mund. Kauen Sie langsam und richten Sie Ihre Aufmerksamkeit auf den Geschmack sowie auf deren Beschaffenheit. Versuchen Sie, länger zu kauen, als Sie es normalerweise tun, um den Prozess des Kauens und Schmeckens vollständig zu erfahren.
* Registrieren Sie jeden Impuls, Ihren Mund schnell zu leeren, weil Sie den nächsten Bissen zu sich nehmen wollen. Bleiben Sie im gegenwärtigen Augenblick mit diesem Bissen, anstatt hastig zum nächsten zu gehen. Probieren Sie, jeden einzelnen Bissen in gleicher Art und Weise zu sich zu nehmen und zu genießen.
* Versuchen Sie, sich der Absicht des Schluckens bewusst zu werden, bevor Sie tatsächlich schlucken. So können Sie auch den Vorgang des Schluckens spüren, damit Sie sich auch dieses Prozesses bewusster werden.
* Sie können Ihre Aufmerksamkeit darauf richten, wie viel Sie essen, wie schnell, wie sich Ihr Körper während und nach der Mahlzeit anfühlt, und beobachten, ob Sie vielleicht als Reaktion auf bestimmte Ereignisse in Ihrem Leben essen, zum Beispiel aus Frust, Langeweile oder aus anderen Gründen.

Und nicht vergessen: Bedanken Sie sich bei der Köchin bzw. dem Koch!

1 x die Woche eine Mahlzeit achtsam essen!

Achtsames Essen zu üben ist einfacher, wenn Sie alleine in Stille essen, als wenn Sie sich mit anderen Menschen unterhalten.

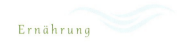

Ernährung

Die Umstellung von Ernährungsgewohnheiten braucht Zeit

Das tägliche Ernährungsverhalten, eine der fünf Säulen im Tempel der Gesundheit, hat viel mit Gewohnheiten zu tun. Nicht nur die Verhaltensänderung im Alltag braucht Zeit, die stufenweise Veränderung der Ernährungsgewohnheiten ist notwendig, damit auch der Körper Zeit hat, sich anzupassen. Eine Umstellung kann längere Zeit dauern, da die Bakterienflora des Darms an die veränderte Nahrungszusammenstellung adaptiert werden muss und auch der Körper neue Verdauungsleistungen lernen muss.

Man beginnt mit dem Weglassen von stark verarbeiteten und raffinierten Produkten. Hier kann es sein, dass eine Art »Entzug« auftritt, Kopfschmerzen und Unpässlichkeiten auftreten, da der Körper erst lernen muss, mit weniger freier Glukose zurechtzukommen. Als nächsten Schritt ersetzt man gesalzene Produkte durch Produkte, die mit frischen Kräutern und verdauungsfördernden Gewürzen gewürzt werden. Weiterhin haben sich folgende Schritte bei der Ernährungsumstellung bewährt:

1. mehr Gemüse und Obst, mehr Salat
2. weniger Fett und Fettreiches wie Wurst und Frittiertes
3. mehr Vollkornprodukte, auch als warme Getreidebreie zum Frühstück oder in Brotaufstrichen
4. weniger Fleisch, Fleischwaren und Eier
5. eventuell täglich rohes Gemüse, Milchsauervergorenes und Hülsenfrüchte

Auch wenn es am Anfang schwerfällt, auf liebgewonnene Ernährungsgewohnheiten zu verzichten, werden Sie merken, dass es Ihnen langfristig bessergeht und Sie sich fitter mit einer ausgewogenen und gesunden Ernährung fühlen.

Motivationsbarometer

Sicherlich sind Ihnen beim Lesen der letzten Seiten schon Ideen gekommen, welche Veränderungen Sie im Ernährungsbereich vornehmen könnten. Formulieren Sie hier konkret, welches **Ziel** Sie **im Bereich Ernährung** als Erstes umsetzen wollen:

_____

Wichtigkeit

Wie wichtig ist es Ihnen, in Ihrer Ernährungsweise in Bezug auf Ihr genanntes Ziel Ihr Verhalten zu ändern? Bitte bewerten Sie auf einer Skala von 0 bis 10 die Wichtigkeit Ihres Vorhabens, wobei 0 bedeutet, dass es Ihnen gar nicht wichtig ist, und 10, dass es Ihnen sehr wichtig ist. 0 kann auch bedeuten, dass Sie im Ernährungsbereich schon alles richtig machen und keine Veränderung anstreben. Bitte markieren Sie die Zahl, die am ehesten für Sie zutrifft.

0	1	2	3	4	5	6	7	8	9	10
Gar nicht wichtig									Sehr wichtig	

Zuversicht

Wie zuversichtlich sind Sie, auch unter schwierigen Bedingungen (wenig Zeit, nörgelnde Familie, ein paar Kochversuche, die noch nicht so gut schmecken) die neue Ernährungsweise beizubehalten, wenn Sie sich dazu entschieden haben? Bewerten Sie Ihre Zuversicht auf einer Skala von 0 bis 10. 0 bedeutet, dass Sie gar nicht, und 10, dass Sie sehr zuversichtlich sind. Bitte markieren Sie die Zahl, die am ehesten zutrifft.

0	1	2	3	4	5	6	7	8	9	10
Gar nicht zuversichtlich									Sehr zuversichtlich	

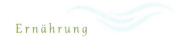

Ernährung

Was mir guttut: Gesunde Rezepte für einen genussvollen Alltag

Damit Sie nun direkt loslegen und ein paar erste Ideen in Ihrem Alltag umsetzen können, haben wir Ihnen ein paar unserer Lieblingsrezepte zusammengestellt. Die Rezepte wurden nach Gesichtspunkten der Vollwerternährung und der mediterranen Ernährung, des allgemeinen Nährstoffbedarfs, der präventiven Forschung (WCRF) und der praktischen Handhabbarkeit ausgewählt. Soweit nichts anderes angeben ist, sind die Rezepte für jeweils vier Personen berechnet. Viel Freude beim Ausprobieren und guten Appetit!

Statt Wurst aufs Brot – Brotaufstriche

Linsenpaste mit Oliven

100 g Linsen
50 g Oliven
2 EL Olivenöl
1 Zwiebel
1 EL Olivenöl
2 Knoblauchzehen
Kräuter der Provence
Kräutersalz

Zubereitung

Die Linsen über Nacht in der doppelten Menge Wasser einweichen und am nächsten Tag weich kochen. Abkühlen lassen. Die Oliven entsteinen und zusammen mit den Linsen und dem Öl pürieren. Die Zwiebel sehr fein hacken, in etwas Olivenöl sautieren (kurz anbraten) und zur Paste geben. Mit gepresstem Knoblauch, Kräutern der Provence und Kräutersalz abschmecken. Im Kühlschrank einige Stunden durchziehen lassen.

Zur Info: Dieser Aufstrich ist etwa 1 Woche im gut verschlossenen Glas im Kühlschrank haltbar.

Kartoffel-Zucchini-Aufstrich

250 g mehligkochende Kartoffeln
1–2 EL Olivenöl
50 g Zwiebel, fein gewürfelt
200 g Zucchini, grob geraspelt
100 g saure Sahne oder Joghurt
2–3 EL frische oder getrocknete Kräuter
  nach Geschmack
1 Prise Muskat
Meersalz, Pfeffer

Zubereitung

Die Kartoffeln mit Schale kochen und heiß pellen, durch eine Kartoffelpresse drücken. Das Olivenöl in einem Topf erwärmen, die Zwiebel hinzufügen und glasig dünsten. Die Zucchiniraspel dazugeben und ca. 3 Minuten mitdünsten, dann abkühlen lassen. Mit den Kartoffeln und saurer Sahne bzw. Joghurt zu einer streichfähigen Masse verrühren und mit Kräutern und Gewürzen abschmecken. Der Aufstrich hält sich in einem gut verschlossenen Gefäß ca. 1 Woche.

Zur Info: Dieser Aufstrich ist eine köstliche pikante Alternative zu Streichfetten und Wurst. Durch die Zugabe unterschiedlicher Kräuter lässt sich der Geschmack des Aufstrichs immer wieder verändern.

Ernährung

Avocadoaufstrich

- 2 reife Avocados
- 1 TL Zitronensaft
- 1 kleine Zwiebel
- 1 Bund Petersilie
- 1 Knoblauchzehe
- Salz, Pfeffer

Zubereitung

Die Avocados halbieren und entsteinen. Das Fruchtfleisch mit einem Löffel aus der Schale lösen, mit einer Gabel zerdrücken und mit Zitronensaft beträufeln. Die Zwiebel schälen, fein hacken und hinzufügen. Die Petersilie waschen, trocken schleudern, fein hacken und unterrühren. Den Knoblauch schälen und dazupressen. Den Aufstrich mit Salz und Pfeffer würzen.

Varianten: Zum Beispiel eine fein gewürfelte Tomate oder 50 g Doppelrahmfrischkäse hinzugeben.

Zur Info: Die Avocado enthält eine Vielzahl an wertvollen Wirkstoffen, beispielsweise lebenswichtige ungesättigte Fett- und Linolsäuren. Die Früchte bestehen bis zu 30 Prozent aus gutem Fett. Weiterhin enthalten sie Mineralstoffe (u. a. Kalium und Magnesium) und sind reich an den Vitaminen A, B und C.

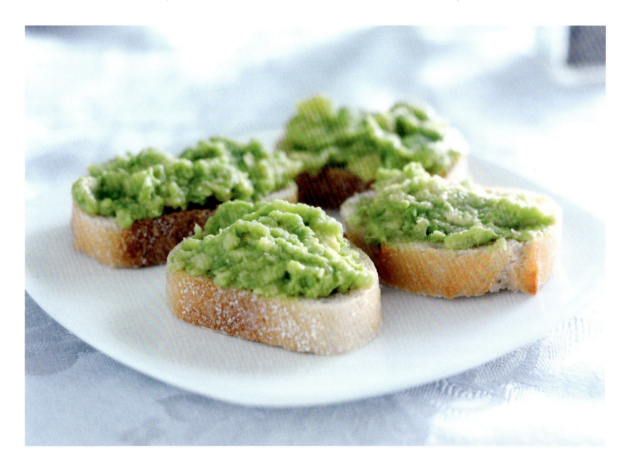

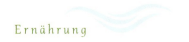

Ernährung

Etwas Warmes für Leib und Seele/ ein Fitmacher fürs Büro

Brokkolisüppchen

- 1 EL Rapsöl
- 1 Brokkoli, Röschen klein zerpflückt, Stiele geschält und gewürfelt
- 1 mehligkochende Kartoffel, geschält und grob gewürfelt
- 1 kleiner TL geriebener Ingwer
- ¼–½ TL Kümmel
- 0,75–1 l Gemüsebrühe
- 100 ml Kokoscreme oder 200 ml Kokosmilch
- etwas Meersalz
- 1 Prise Pfeffer
- 1 Bund frische Petersilie, gehackt

Zubereitung

Das Rapsöl in einem Topf erwärmen. Brokkoli, Kartoffel, Ingwer und Kümmel hinzugeben und mit der heißen Gemüsebrühe aufgießen. Zugedeckt ca. 10 Minuten garen. Kokoscreme oder -milch hinzugeben und die Suppe pürieren, mit Salz und Pfeffer abschmecken. Die Konsistenz nach Wunsch mit heißem Wasser regulieren. Großzügig mit gehackter Petersilie bestreuen. Tipp: einen kleinen Teil der Brokkoliröschen zum Garnieren verwenden.

Variante: Die Suppe mit Curry abschmecken.

Zur Info: Brokkoli enthält Mineralien wie Eisen und Calcium, fast so viel Vitamin C wie Paprika, Carotinoide (sind antioxidativ) sowie viel Sulforaphan (sekundärer Pflanzenstoff). Brokkoli ist aufgrund seiner Zellstruktur leichter verdaulich als die meisten anderen Kohlsorten und Nummer eins in der Prävention von Krebs.

Chicoréesalat mit Walnüssen

- 2 Äpfel (z. B. Cox Orange) oder Birnen
- Saft von 1 Zitrone
- 1 EL Walnussöl
- 1 große Prise Koriandersamen (leicht gequetscht)
- 2 Stangen weißer Chicorée
- 2 Stangen roter Chicorée (oder alternativ eine andere Salatsorte)
- 100 g Wasserkresse oder frische Kräuter (z. B. Petersilie, Basilikum)
- 75 g Walnüsse, grob gehackt
- Granatapfelkerne nach Belieben

Zubereitung

Die gewaschenen Äpfel vierteln, vom Kerngehäuse befreien und in dünne Scheiben schneiden. In einem tiefen Teller mit dem Zitronensaft und Walnussöl beträufeln. Die Koriandersamen darüberstreuen. Die gewaschenen und abgetropften Chicoréeblätter mit Wasserkresse oder Kräutern auf einer Platte arrangieren und anschließend das Dressing mit den Apfelscheiben darübergeben. Mit den gehackten Walnüssen und nach Belieben mit Granatapfelkernen garnieren.

Zur Info: Chicorée ist ein sehr gesundes Wintergemüse, das viel Provitamin Carotin und die Vitamine B_1, B_2 und C enthält. Chicorée liefert Folsäure und viele Mineralien, die wichtig sind für Blutbildung, Knochenaufbau sowie Nervenstoffwechsel. Zudem unterstützen seine Bitterstoffe den Magen. Sie wirken basisch und ausleitend.

Ernährung

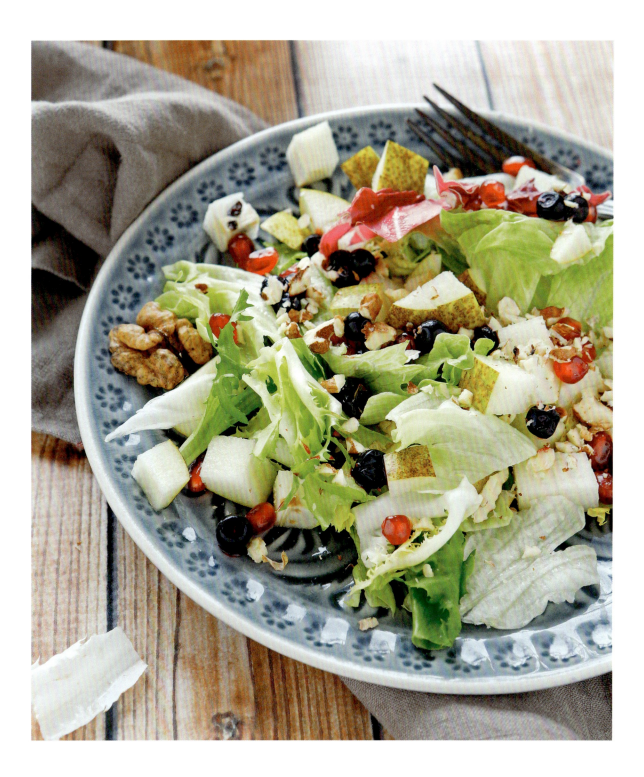

Ernährung

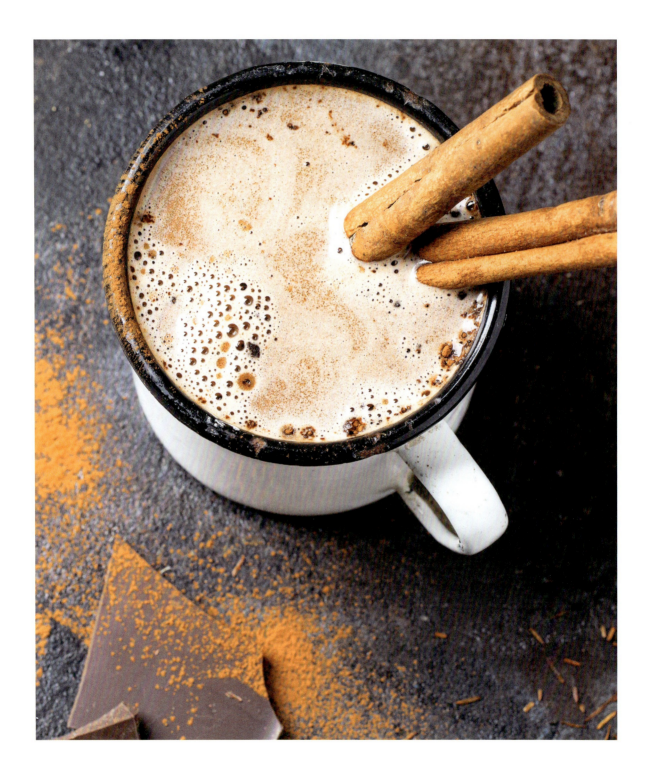

Ernährung

Das herzgesunde Hauptgericht/ ein Glücklichmacher für kalte Tage

Rote-Bete-Ragout mit Kartoffeln

(Für zwei Portionen)
250 g Rote Bete
150 g Kartoffeln
ca. 250 ml Gemüsebrühe
1 EL Oliven-, Raps- oder Hanföl
Saft von ½ Zitrone
50 g Sauerkraut
Majoran
Meersalz
50 g Sahne
Sesamsaat
1 EL saure Sahne

Zubereitung

Rote Bete und Kartoffeln schälen, in kleine Würfel schneiden (dabei Handschuhe tragen). Beides in Gemüsebrühe aufkochen, Öl und Zitronensaft hinzufügen und ca. 20 Minuten köcheln lassen. Das Sauerkraut untermischen, mit Majoran, Salz sowie Sahne abschmecken. Zum Servieren großzügig mit Sesamsaat bestreuen und mit etwas saurer Sahne garnieren.

Zur Info: Rote Bete enthält viele Vitamine der B-Gruppe, Folsäure, sekundäre Pflanzenstoffe und Mineralien (vor allem Eisen, Calcium, Magnesium – wichtig bei Stress –, Kalium und Phosphor). Zusätzlich fördert Rote Bete die Gallensekretion und kann den Cholesterinspiegel günstig beeinflussen. Neueste Forschung zeigt, dass der Verzehr von Roter Bete einen stark blutdrucksenkenden Effekt hat … Wenn das nicht viele Argumente für dieses Gemüse sind.

Honig-Ingwer-Kakao mit Zimt

(Für eine Portion)
25 g Zartbitterschokolade
1 TL Honig
200 ml fettarme Milch, Mandelmilch oder Sojamilch
1 TL frisch geriebener Ingwer
1 Prise Zimt nach Belieben

Zubereitung

Schokolade und Honig in der heißen Milch schmelzen lassen. Den Ingwer hinzufügen und mit Zimt abschmecken.

Zur Info: Ingwer enthält viele wertvolle Wirkstoffe. Zum Beispiel zahlreiche Vitamine (C, B_1, B_2 und B_3), Mineralien wie Eisen, Calcium und Kalium sowie einen Cocktail aus verschiedenen ätherischen Ölen. Ingwer regt außerdem die Verdauungssäfte an und wärmt den Körper wunderbar von innen heraus. In Kombination mit dunkler Schokolade wärmt und schützt dieser Drink das Herz – ein perfektes Getränk für den Herbst und Winter!

Ernährung

Wenn man gemütlich zusammensitzt – ein leckeres Vollwertmenü

Einfache Kürbissuppe

- 100 g Möhren
- 1 Zwiebel
- 1–2 TL Olivenöl
- 400 g Kürbis (z. B. Hokkaido), klein gewürfelt
- 2 Msp. Curry
- 2 EL feines Hirsemehl
- 1 l Gemüsebrühe
- 1 Msp. gehackter Ingwer
- Meersalz, Pfeffer
- 1 TL Kürbiskerne
- 1 TL saure Sahne

Zubereitung

Die Möhren schälen, waschen und würfeln. Die Zwiebel schälen und fein hacken. Das Olivenöl in einem Topf erhitzen und die Zwiebel darin glasig dünsten. Kürbis und Möhren hinzugeben und anbraten. Curry und Hirsemehl hinzufügen und anschwitzen. Die Gemüsebrühe hinzugeben. Die Suppe ca. 10 Minuten köcheln lassen, pürieren. Mit Ingwer, Salz und Pfeffer abschmecken. Die Kürbiskerne in einer Pfanne ohne Fett rösten. Zum Servieren die Kürbiskerne über die Suppe streuen und mit einem Klecks saurer Sahne garnieren.

Zur Info: Der Kürbis, der botanisch gesehen zu den Beeren gehört, hat einen hohen Gehalt an antioxidativem Beta-Carotin, einer Vorstufe des Vitamins A. Dies ist wichtig für die Erhaltung der Sehkraft und kann als Antioxidans der Bildung von freien Radikalen entgegenwirken. Außerdem liefert Kürbis viel Vitamin C, das das Immunsystem unterstützt.

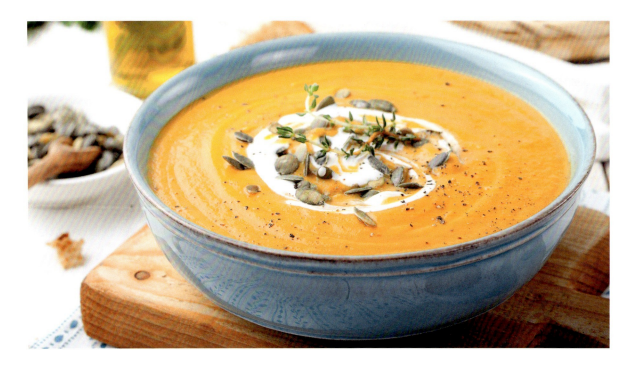

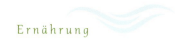

Ernährung

Bunte Nudelpfanne

400 g Dinkelspiralnudeln
300 g Möhren
300 g Zucchini
1 Zwiebel
1 EL Rapsöl
300 g Erbsen (frisch oder TK-Ware)
2 EL gehackte Minze
1 TL getrocknete italienische Kräuter
 (z. B. Rosmarin, Oregano, Basilikum)
Meersalz, Pfeffer

Zubereitung

Die Spiralnudeln in Salzwasser al dente garen, abtropfen lassen und warm stellen. Möhren und Zucchini putzen und waschen. Die Möhren in mundgerechte Stücke schneiden, die Zucchini in dünne Scheiben. Die Zwiebel schälen und fein hacken. Das Rapsöl in einem Topf erwärmen, die Zwiebel hinzufügen und darin glasig dünsten. Die Möhren hinzufügen und ca. 10 Minuten garen. Zucchinischeiben und Erbsen in den Topf geben und etwa 3 Minuten mitgaren. Die Nudeln unter das Gemüse mischen, mit Minze, italienischen Kräutern, Salz und Pfeffer abschmecken.

Zur Info: Minze enthält reichlich Gerb- und Bitterstoffe sowie das ätherische Öl Menthol und wirkt dadurch nachweislich krampflösend, beruhigend und schmerzlindernd für Magen und Darm. Die Gemüsepfanne bietet eine leckere vollwertige Kombination und ist auch bei Magen-Darm-Problemen gut verträglich.

Obstsalat mit Dinkelsprossen

4 getrocknete Datteln
2 Äpfel | 2 Bananen
1 Orange, ¼ Ananas
4 EL Dinkelsprossen

Für das Dressing:
2 EL Zitronensaft
1 Orange, ausgepresst
Einweichwasser der Datteln
1 Prise Vanillepulver
1 Prise Kardamom
1 Prise Zimt, 1 Prise Ingwer
50 g Sahne

Zubereitung

Die Datteln entkernen, in feine Streifen schneiden und für ca. 1–2 Stunden in wenig Wasser einweichen. Abgießen, das Einweichwasser dabei auffangen. Alle Zutaten für das Dressing vermengen. Das Obst waschen, putzen und in mundgerechte Stücke schneiden. Die Dattelstreifen hinzufügen, das Dressing darübergeben und mit den Sprossen garnieren.

Zur Info: Sprossen sind wunderbare kleine Nährstoffbomben. Jedes Dinkelkorn versechshundertfacht mit der Keimung seine Menge an Mineralstoffen und bioaktiven Stoffen wie Eiweiß. Am besten züchten Sie Ihre Sprossen zu Hause frisch für den täglichen Gebrauch. Dafür einfach ein Einmachglas nehmen, gut ausspülen und die Keimsaaten über Nacht in kaltem Wasser einweichen lassen. Die nächsten Tage täglich spülen und abgießen, damit die Sprossen sich optimal entwickeln können, bis die Sprossen die gewünschte Größe haben. Es ist wichtig, dass Sie dabei hygienisch einwandfrei arbeiten und das tägliche Spülen nicht vergessen, sonst kann sich Schimmel bilden.

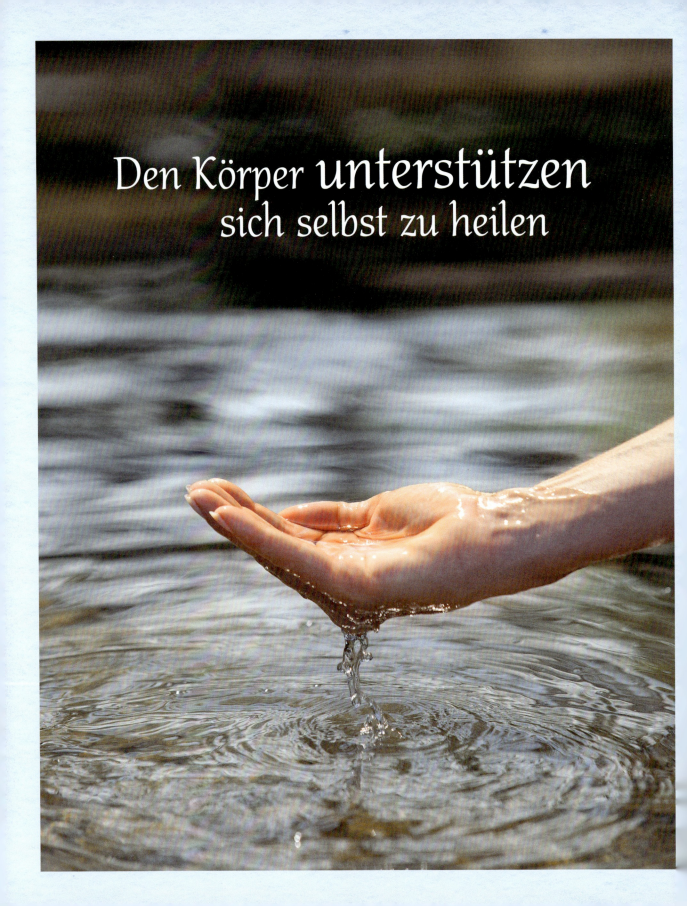

Naturheilkundliche Selbsthilfestrategien

In diesem Kapitel, das die fünfte Säule des Tempels darstellt, wird eine Auswahl an naturheilkundlichen Selbsthilfestrategien vorgestellt. In erster Linie geht es um die Stärkung der Selbstheilungskräfte durch Reiz-Regulationstherapien mit dem Ziel der Abhärtung sowie der Entgiftung und Entlastung der Ausscheidungsorgane. Aber auch die Stärkung des Regulationssystems ist ein wichtiger Bereich. Für die kleinen Beschwerden im Alltag finden Sie auch einige Selbsthilfestrategien. Lassen Sie sich inspirieren, die Naturheilverfahren bieten Ihnen eine Vielfalt an Möglichkeiten, sich selbst etwas Gutes zu tun, und verstärken das Gefühl der eigenen Souveränität und Selbstbestimmtheit.

Früher, in den traditionellen Heilsystemen, hatten die »Ärzte« nur dann ein Einkommen, wenn die Familien, die sie betreut haben, auch gesund genug waren, um den Arbeitsalltag zu bewältigen. Ohne das Vorhandensein von Sozialsystemen, wie es sie heutzutage gibt, konnten die Familien nur bei Arbeitsfähigkeit den Arzt auch bezahlen. So umfasste die »hausärztliche Kunst« nicht nur die kurative therapeutische Behandlung von Krankheiten. Der Arzt musste in erster Linie den Familien zum Erhalt der Arbeitsfähigkeit beibringen, die Selbstheilungskräfte zu stärken, indem sie im Alltag präventive Maßnahmen für die Gesundheit durchführten. Auf der anderen Seite lernten die Menschen von Generation zu Generation, wie man sich selbst kuriert oder Symptome lindert.

Hinter diesem Volkswissen verbargen sich naturheilkundliche Selbsthilfestrategien, die der Abhärtung, der Entgiftung sowie der Steigerung der Abwehrkräfte dienten und generell die allgemeine Regulationsfähigkeit förderten. Zusätzlich war es wichtig, dass Familien mit Hausmittelchen umgehen konnten, damit kleinere Beschwerden selbstständig und schnell behandelt wurden. Denn es dauerte oft Tage, bis der Arzt bei den Familien sein konnte, war er ja zu Fuß unterwegs und meist für eine größere ländliche Gemeinde zuständig.

Im Laufe der letzten Jahrzehnte sind jedoch dieses Wissen um die naturheilkundlichen Selbsthilfestrategien und die Hausmittel, wie sie früher jede Familie hatte, mehr und mehr in Vergessenheit geraten. Für das allgemeine Wohlbefinden und die Gesundheit ist es deshalb wichtig, diese Säule im Tempel der Gesundheit wieder aufzubauen. Die naturheilkundlichen

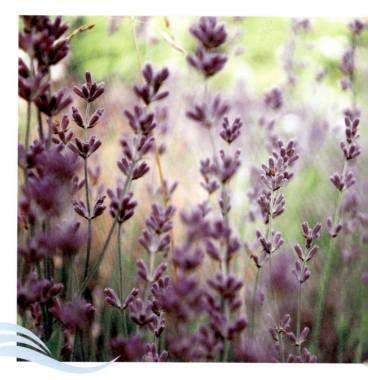

Schöner Anblick, herrlicher Duft, wichtiges Heilkraut – der Lavendel

Methoden nämlich unterstützen die Krankheitsbewältigung und stabilisieren nachhaltig die Vitalität.

Selbsthilfestrategien für daheim

In der Klinik für Naturheilkunde und Integrative Medizin in Essen werden bewährte Verfahren der Naturheilkunde in schulmedizinische Therapien integriert. Dazu zählen Selbsthilfestrategien. Im Rahmen der Ordnungstherapie erlernen und erfahren die Patienten, wie sie mit den Mitteln der Natur mit kleineren Beschwerden umgehen und auch langfristig ihre Selbstheilungskräfte stärken können.

Die Naturheilkunde umfasst dabei ein Spektrum verschiedener Methoden, um die körpereigenen Fähigkeiten zur Selbstheilung anzuregen. Eingesetzt werden natürliche Mittel wie Sonne, Licht und Luft, aber auch der gezielte Ausgleich von Bewegung und Ruhe. Nahrung und eng damit verbundene Heilpflanzen sind wichtige therapeutische Mittel, ebenso Temperaturreize durch Wasseranwendungen. Wichtig ist in jedem Fall, achtsam mit seinem Körper, seinem Geist und seiner Seele umzugehen.

Moment mal

Machen Sie nun für einen kleinen Augenblick die Augen zu und nehmen Sie sich Zeit, sich zu erinnern. Vielleicht mögen Sie sich Ihre Großmutter vorstellen oder eine vertraute Person, die Ihnen als Kind nahestand und die Sie in Krankheitszeiten gepflegt und betreut hat. Kennen Sie Wadenwickel bei Fieber oder Kamillen-Fenchel-Tee bei Bauchweh? Woran können Sie sich erinnern?

Was machen Sie heute für sich bei kleineren Beschwerden? Nutzen Sie vorbeugend naturheilkundliche Verfahren wie zum Beispiel Nasendusche und Ölziehen oder gehen Sie regelmäßig in die Sauna? Was sind Ihre Hausmittel? Wie stärken Sie Ihre Abwehrkräfte?

Notizen: _____

Die Wirksamkeit von Naturheilverfahren

Wie sehr das der Heilung und dem inneren Gesundheitspotenzial zugutekommt, ist inzwischen auch durch viele Studien bewiesen. Dabei geht es nicht nur um die rein körperlichen Aspekte, sondern auch um die Psyche: Ganz entscheidend ist, dass man durch die Selbstanwendungen ins eigene Handeln kommt, das Gefühl entsteht, dass man zumindest teilweise die Kontrolle über die eigenen Belange zurückgewinnen kann.

Das zeigt sich zum Beispiel beim Heilfasten. Der Fastende erlebt zum einen unmittelbar körperlich direkt die Wirkung des Fastens: Schon nach drei Tagen kommt es zu einer drastischen Schmerzreduktion für an Rheuma erkrankte Patienten. Dabei erfahren sie aber auch, wie sie diese positive Veränderung selbst auslösen konnten. Studien klären gerade, ob Fasten während einer Krebskrankheit die onkologische Therapie, etwa die Chemotherapie, unterstützen kann. Das Heilfasten, das in der Regel sieben Tage lang durchgeführt wird, sollte jedoch immer mit dem behandelnden Arzt abgesprochen werden.

Als Alltagsstrategie haben sich auch kurze Pausen in der Nahrungsaufnahme durch Entlastungstage bewährt. Diese helfen ebenso wie das Fasten, den Körper und den Geist zu entgiften und die Regulationsfähigkeit zu stärken. Ab Seite 119 finden Sie die Anleitung hierzu.

> Kaum ein Umstand kann schädlicher
> auf die Gesundheit wirken
> als die Lebensweise unserer Tage.
> Es muss ein Ausgleich gefunden werden,
> um die überanstrengten Nerven zu stärken;
> ihre Kraft zu erhalten;
> es muss ein Gleichgewicht hergestellt werden.
>
> SEBASTIAN KNEIPP (1821–1897)

Was kann man noch tun? An unserer Essener Klinik zum Beispiel wurde in Studien gezeigt, dass ein Kohlwickel, angewendet bei Kniearthrose, ebenso schmerzreduzierend wirkt wie die üblichen Schmerzmedikamente. Ein gutes Ergebnis, wenn man bedenkt, dass in den USA pro Jahr über 100 000 Menschen an den Nebenwirkungen von Schmerzmittelgebrauch sterben, was in der renommiertesten Medizinfachzeitschrift JAMA 1998 veröffentlicht wurde. Auch Quarkauflagen helfen gegen Schmerzen aus entzündlichen Prozessen.

Studien aus den 1970er-Jahren konnten zeigen, dass regelmäßige Saunagänge der Abhärtung förderlich sind und die Infektabwehr steigern. Eine andere Studie belegte, dass Patienten mit Einschlafproblematik wesentlich schneller in den Schlaf finden, wenn sie Kneippsche Socken (in kaltes Wasser getränkte und dann ausgewrungene Socken) tragen – der Körper arbeitet gegen den Kälteimpuls und entspannt sich durch die angeregte Blutzirkulation.

Mittlerweile wird in Deutschland viel Forschung im naturheilkundlichen Bereich betrieben, mit interessanten Ergebnissen. Leider jedoch werden die wenigen naturheilkundlichen medizinischen Lehrstühle kaum mit öffentlichen Geldern finanziert. Ohne Stiftungen könnten sie keine Studien finanzieren. So finanziert zum Beispiel die Carstens-Stiftung seit über 30 Jahren entsprechende Forschung und hat inzwischen 30 Millionen Euro dafür aufgewendet. Interessant dabei ist, dass die Fördermitglieder des Vereins Natur und Medizin der Carstens-Stiftung in Selbstberichten schildern, wie sie seit Jahrzehnten Naturheilverfahren anwenden, um ihre Fähigkeit zur Selbstregulation zu unterstützen. Sie erfreuen sich – manche trotz hohen Alters – einer erstaunlich guten Gesundheit und wissen, was sie naturheilkundlich unternehmen können, wenn sie Beschwerden plagen.

Reiz-Regulation – wie bleibt mein Körper im Gleichgewicht?

In der naturheilkundlichen Behandlung wie auch in der Prävention hat die Reiz-Regulationstherapie einen zentralen Stellenwert. Der Mensch reagiert auf Reize, körperlich wie geistig. Zum Beispiel auf kaltes Wasser. Der Körper erhöht die Durchblutung an der kalten Stelle, um sie zu erwärmen. Das stärkt die körpereigenen Kräfte, die Regulationsfähigkeit des Körpers wird gesteigert. Zwar wird das im Volksmund Abhärtung genannt, doch in Wirklichkeit wird der Körper nicht härter, sondern flexibler: Er kann sich besser an Reize anpassen. Nur bei guter Regulationsfähigkeit kann Ihr Körper auf Veränderungen der Umwelt wie etwa auf einen Wetterwechsel ohne Krankheitssymptome (zum Beispiel Migräne oder Kopfschmerzen) reagieren.

Wie stark die Reize gesetzt werden und wie lange sie anhalten, ist individuell unterschiedlich und hängt davon ab, wie die körperliche und seelische Konstitution des Menschen ist. Wenn der Reiz zu stark ist, zum Beispiel das kalte Wasser zu lange einwirkt, kann der Körper auskühlen und man bekommt einen Schnupfen. Auch hier gilt der Satz von Paracelsus:
»(…) allein die Dosis machts, daß ein Ding kein Gift sei.«

Mal ein anderer Start in den Tag!
Auf zu neuen Pfaden!

Anstatt mit einer großen Tasse Kaffee beginnen Sie Ihren Tag mit einer Wechseldusche, einem kalten Armguss und/oder mit Tautreten.

Um die Regulationsfähigkeit Ihres Körpers zu stärken, gibt es einfache, aber dennoch sehr wirkungsvolle Möglichkeiten, die Sie ausprobieren können. Auch hier ist Achtsamkeit bzw. das Im-Moment-Sein eine wichtige Voraussetzung, um die Signale des Körpers wahrzunehmen und zu verstehen.

Abhärtung und Stimulation

Die Regulationsfähigkeit Ihres Körpers stärken vor allem Wasseranwendungen wie Güsse, Tautreten, Wassertreten und Wechselduschen sowie Saunagänge. Ebenso sind Luft- und Lichtbäder sehr wirksam.

Wasseranwendungen

Schon in der Antike war man davon überzeugt, dass Wasseranwendungen eine wirksame Möglichkeit sind, das eigene Wohlgefühl und die Gesundheit zu fördern. Besonders bei den Griechen und Römern wurde Wasserkuren, insbesondere dem Baden, ein hoher Stellenwert beigemessen. Die heute therapeutisch bevorzugten Wasseranwendungen gehen auf Vinzenz Prießnitz (1799–1851) sowie Sebastian Kneipp (1821–1897) zurück. Güsse haben sehr viele wohltuende Wirkungen. Sie verbessern das Immunsystem, wirken vitalisierend und haben positive Auswirkungen auf die Blutgefäße und damit auf die Regulationskapazität des Körpers. Die Anwendungen sind täglich möglich. Allerdings sollte man die Anwendungen abwechseln oder zwischendurch einmal eine Woche Pause einlegen, damit kein Gewöhnungseffekt eintritt.

In unserer Klinik werden **Kneipp'sche** Güsse als Selbsthilfestrategie für Zuhause den Patienten praktisch vermittelt. Einige wichtige sind hier für Sie zusammengestellt:

Naturheilkunde

Kalter Armguss – statt Kaffee macht wach!
Ein kalter Armguss sorgt für Erfrischung und Belebung des Körpers und regt kurzfristig den Kreislauf an. Zusätzlich stärkt die Anwendung regelmäßig ausgeführt das Immunsystem, hilft bei nervlicher Anspannung sowie Schwindelgefühlen.

Kalter Kniguss – stärkt die Abwehr!
Ein kalter Kniguss stärkt im Allgemeinen die körpereigenen Abwehrkräfte und fördert die Durchblutung von Haut und Muskulatur. Außerdem ist diese Anwendung ein gutes Gefäßtraining für die Venen und eine gute Einschlafhilfe.

Kalter Gesichtsguss – der sogenannte Schönheitsguss!
Die Kneippianer bezeichnen ihn als Schönheitsguss, denn die Gesichtshaut wird angenehm durchblutet, und man fühlt sich danach herrlich erfrischt. Außerdem hilft er bei Müdigkeit der Augen, bei Kopfschmerzen aufgrund von schwacher Durchblutung und er liefert einen Frischekick nach geistiger Arbeit. Die Anleitung finden Sie im Übungsteil auf Seite 126.

Tautreten – mit der Natur erwachen!
Eine nach Sebastian Kneipp gesundheitsfördernde Anwendung ist das morgendliche Tautreten. Es stärkt das Immunsystem, kräftigt die Fußmuskulatur und aktiviert die Venenmuskelpumpe. Gehen Sie barfuß für zwei bis drei Minuten über eine taufeuchte Wiese und genießen Sie die ersten Strahlen der aufgehenden Sonne. Wärmen Sie anschließend Ihre Füße auf, indem Sie ohne Abtrocknen in Wollsocken schlüpfen und im Trockenen weiter umhergehen. Falls Sie mögen, können Sie im Winter auch durch den Schnee gehen. Bitte achten Sie dabei auf die Reizstärke – wie lange können Sie Eiseskälte vertragen?

Sie können das Tautreten als Zeit für eine kleine Gehmeditation nutzen.

Wechselduschen
Eine einfache Methode, die sich täglich beim Duschen durchführen lässt. Sie brauchen dazu nur einen Duschkopf, der sich auf ganzen Wasserstrahl umstellen lässt, oder einen Gussaufsatz für den Duschkopf. Nach dem normalen, warmen Duschen wird ein kalter Guss von unten nach oben »von der Peripherie zu zentral« durchgeführt. Praktisch heißt das: Mit dem Beinguss rechts außen von unten nach oben beginnen, dann an der Innenseite des Beins hinunter, nun dasselbe links,

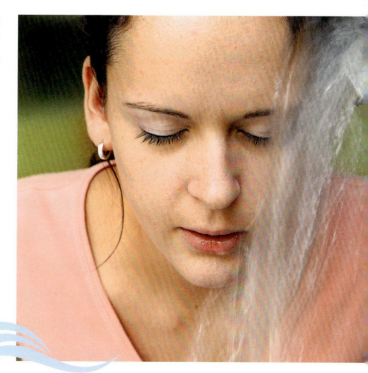

Hilft bei Müdigkeit und spendet herrliche Frische – der kalte Gesichtsguss.

gefolgt von Armguss rechts und links, danach einen Gesichtsguss; wenn Sie schon etwas abgehärtet sind, dann können Sie das kalte Wasser über die rechte, dann die linke Schulter über den Rücken laufen lassen und dann zum Schluss einen Kreis um den Nabel herum. Die Wechseldusche kann ein paarmal durchgeführt werden – das Ganze endet aber immer mit einem kalten Guss. Danach kann man höchstens die Füße mit warmem Wasser verwöhnen. Die Wechseldusche wirkt stimmungsaufhellend, vitalisierend und reduziert Hitzewallungen.

Luft- und Lichtbäder

Luftbäder oder -kuren waren im 19. Jahrhundert eine Standardtherapie bei vielen Erkrankungen. Wie auch die Patienten des Sanatoriums in Thomas Manns »Zauberberg« verbrachten Menschen viele Stunden auf Liegestühlen im Freien, da ihre Ärzte das Höhenklima und die frische Luft als besonders heilsam ansahen. Zur körperlichen Abhärtung wurden Luftbäder schon in der Renaissance empfohlen. Heute ist es zum Problem geworden, dass wir Menschen uns immer weniger Umweltreizen, insbesondere Wärme, Kälte, Feuchtigkeit und Sonnenlicht, aussetzen. Auch der zunehmende Bewegungsmangel ist ein enormes Gesundheitsrisiko. Hinzu kommt, dass wir kaum mehr emotionale Erfahrungen mit der Natur haben. Ein Aufenthalt in der freien Natur oder im Garten wirkt sich sehr positiv auf die Regulationsfähigkeit des Körpers aus. Er wird dabei ausreichend mit Licht und Sauerstoff versorgt und natürlichen Wärme- und Kältereizen ausgesetzt.

Im frühen 20. Jahrhundert wurde der therapeutische Gedanke des Luft- mit dem des Lichtbades verknüpft. Sonnenlicht ist nicht nur eine Wohltat für die Seele, sondern der Körper benötigt es zur Herstellung von Vitamin D. Dieses Vitamin steuert unter anderem die Calciumaufnahme und ist somit ein wichtiger Faktor für die Stabilität der Knochen. Damit der Körper hierzulande in der Lage ist, ausreichend Vitamin D zu produzieren, sollte man täglich ohne Sonnenschutzmittel 10 bis 15 Minuten Sonnenlicht tanken. Es genügt, Hände, Gesicht sowie Teile der Arme sowie Beine dem Sonnenlicht auszusetzen. Achtung: Bei einem Zuviel an Sonneneinstrahlung erhöht sich das Hautkrebsrisiko! Das Einnehmen von Vitamin D-Präparaten ist nur bei diagnostiziertem Vitamin-D-Mangel notwendig.

Entlasten und Entgiften

Um die Regulationsfähigkeit zu stärken und zu erhalten, ist es nötig, Körper und Geist hin und wieder zur Ruhe kommen zu lassen. Umgangssprachlich wird dies Entlasten, Entschlacken oder auch Entgiften genannt. Medizinisch gesehen ist das kein besonderer Prozess. Der Körper ist ständig dabei, über Darm, Haut, Lunge und den gesamten Stoffwechsel die Stoffe, die er nicht für seine Funktionen braucht, umzuwandeln und aus-

---

Der Gemüsegarten als Therapie

Es gibt verschiedene Wege, sich selbst etwas Gutes zu tun.

Wenn Sie einen Garten haben, legen Sie dort ein Gemüsebeet an. Oder Sie pachten ein Stück Ernteland. Es zwingt Sie, an die frische Luft und in das natürliche Licht zu gehen. Sie bewegen sich, Sie ernten gute Nahrungsmittel und Sie erleben Natur.

zuscheiden. Sie können den Organismus aber gezielt dabei unterstützen, indem Sie zum Beispiel keine belastenden Substanzen zuführen.

Sie »entgiften«, wenn Sie:
* Fertigprodukte mit Zusatz- und Konservierungsstoffen und unnötige Kalorien durch Glukose vermeiden
* ausreichend Wasser über den Tag verteilt trinken, weniger am Abend
* die Kalorienzufuhr ab und an reduzieren – eine Studie mit Mäusen hat gezeigt, dass die Zufuhr von weniger Kalorien das Leben verlängert
* sich täglich ausreichend bewegen, um den Stoffwechsel anzukurbeln; Sie sollten täglich einmal ins Schwitzen kommen
* Sauna, Bürstenmassagen, Ölziehen und/oder Bäder nutzen, damit die Haut besser Stoffwechselprodukte ausscheiden kann
* für eine gute Durchlüftung der Lunge sorgen, indem Sie täglich im Freien tief durchatmen
* auf Alkohol, Rauchen und übermäßigen Kaffeegenuss verzichten
* ausreichend schlafen und sich nicht seelisch überanstrengen.

Fasten und Entlastungstage

Apropos Kalorienzufuhr: Fasten und Entlastungstage sind wichtige Selbsthilfestrategien, die dem Körper helfen, seine Regulationsfähigkeit zu erhalten. Wer fastet, verzichtet bewusst und freiwillig für eine begrenzte Zeit auf feste Nahrungs- und Genussmittel. Fasten ist Ernährung von innen und erfasst den gesamten Menschen in seiner Einheit aus Körper, Seele und Geist. Es wird seit Jahrtausenden in vielen Weltreligionen zur Stärkung der seelisch-geistigen Kräfte praktiziert, geriet jedoch immer mehr in Vergessenheit, bis es im letzten

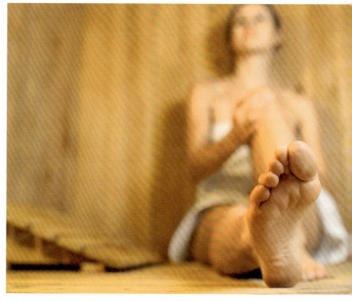

Die Regulationsfähigkeit des Körpers stärken, in wohliger Wärme entspannen.

Jahrhundert wieder neu entdeckt und zum therapeutischen Instrument weiterentwickelt wurde.

Für unseren Körper ist es kein Problem, eine Zeit lang ohne feste Nahrung auszukommen. In früheren Zeiten war dies eine wichtige Überlebensstrategie bei Hungersnöten oder in Zeiten schlechter Nahrungsmittelversorgung. Heute ist allerdings weniger der Mangel als vielmehr der Überfluss das Problem. Gerade dann ist das Fasten eine Wohltat. Fasten kann eine faszinierende Erfahrung sein. »Aus sich selbst heraus zu leben« schafft neues Selbstvertrauen, motiviert zu neuen Lebenswegen und steigert das körperliche Wohlbefinden. Es gibt viele Möglichkeiten zu fasten, zum Beispiel kann man sich einer Fastengruppe anschließen oder in einem Kloster unter Anleitung fasten. Eine andere Möglichkeit ist es, jede Woche einen Fastentag durchzuführen.

Naturheilkunde

Auch ein sogenannter **Entlastungstag** tut gut. Entlastungstage liefern nur ca. 600 Kilokalorien, und zwar ausschließlich über kohlenhydrathaltige Nahrungsmittel. Man nimmt kein Fett zu sich und nur ganz wenig Eiweiß. Zudem wird auf Salzen und Süßen verzichtet. Welche Entlastungstage gibt es?

* **Kartoffeltag:** drei Mahlzeiten mit je 250–500 Gramm Kartoffeln und gedünstetem Gemüse
* **Reistag:** drei Mahlzeiten mit je 50 Gramm Naturreis und gedünstetem Gemüse
* **Obsttag:** 1,5 kg Obst auf drei bis vier Mahlzeiten verteilt

Für Magen- und Darmempfindliche ist ein Reis- bzw. Kartoffeltag anstelle eines Obsttags verträglicher.

Wirkung: Die zellulose- und pektinreichen Nahrungsmittel verstärken und beschleunigen den Transport und die Ausscheidung von Darminhalt. Durch die gleichzeitige Einsparung von Salz und die Auswahl kaliumreicher Nahrungsmittel (Gemüse, Obst, Kartoffeln, Vollkornreis) wird eine entwässernde Wirkung erreicht (verstärkte Ausscheidung harnpflichtiger Substanzen).

Am Entlastungstag bitte zwei bis drei Liter Flüssigkeit in Form von Mineralwasser oder ungesüßten Kräutertees zu sich nehmen! Wohltuend ist ein Leberwickel (siehe Seite 128) mittags oder abends nach der Mahlzeit. Machen Sie auch einen Spaziergang an der frischen Luft und nehmen Sie sich Zeit für Meditation und gute Gespräche. Entlastungstage sollten übrigens möglichst auch immer »Medienfasten« umfassen – verzichten Sie auf Zeitunglesen, Nachrichtengucken bzw. Fernsehen überhaupt, auf Computer, Handy und Co. Wenn es beruflich nicht möglich ist, versuchen Sie, wenigstens in Ihrer Freizeit darauf zu verzichten.

Ölziehen – die Schleimhautreinigung unterstützen

Schon in der jahrtausendealten ayurvedischen Heilkunde wird Ölziehen als Möglichkeit der Selbstbehandlung empfohlen. Es handelt sich um eine unkomplizierte Methode zur täglichen »Entgiftung«, insbesondere im Mundraum. Wissenschaftlich unumstritten ist, dass Ölziehen sich positiv auf die Mundgesundheit auswirken kann, wie indische Forscher 2011 im *Indian Journal of Dental Research* nachweisen konnten. Tägliches, achtsames Ölziehen kann dazu beitragen, Zahnfleischbluten und Mundgeruch zu reduzieren, lockere Zähne zu festigen, Karies zu bekämpfen sowie Zahnbeläge zu verringern. Außerdem können Schadstoffe und Gifte aus der gesamten Mundhöhle ausgeleitet werden. Die genaue Durchführung ist im Übungsteil auf Seite 127 beschrieben.

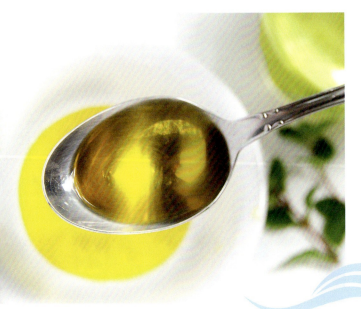

Zum Ölziehen werden hochwertige, kalt gepresste Öle verwendet – geeignet sind u. a. Oliven-, Kokosnuss- oder Sesamöl.

Naturheilkunde

Stärkung und Unterstützung der Regulationsfähigkeit

Bereits in der Antike wurden Nahrungsmittel nicht nur als Stärkungs-, sondern auch als Heilmittel eingesetzt. Die naturheilkundliche Ernährungstherapie ist auch heute noch eine Begleittherapie bei vielen ernährungsbedingten Krankheiten sowie gesundheitlichen Problemen, zum Beispiel bei Magen-Darm-Störungen, Nahrungsmittelallergien oder -intoleranzen und unerwünschter Gewichtsab- oder -zunahme.

Im Ernährungsmodul haben Sie schon einiges über die Stärkung der Selbstheilungskräfte durch die mediterrane Vollwertkost erfahren. Unser leckeres Rezept für **vegetarische Kraftbrühe** ist sowohl Stärkungs- als auch Heilmittel in einem und außerdem ein wahrer Seelenwärmer. Die Suppe hilft, das Qi in der Nahrung anzureichern, stärkt die Verdauungskraft und spendet Energie. In Kombination mit Ingwer hilft diese – in Anlehnung an Rezepte aus der Traditionellen Chinesischen Medizin – bei Infekten, Unterkühlungen und genereller Schwäche des Körpers. Trinken Sie sie bei Erkältungskrankheiten ganz einfach pur! Außerdem ist die vegetarische Kraftbrühe eine gute Grundlage für andere Gerichte, zum Beispiel kann sie zum Dünsten verwendet werden. Das Rezept finden Sie auf Seite 126.

Krankheitssymptome lindern und Selbstheilungskräfte stärken

Neben den naturheilkundlichen Selbsthilfestrategien, die dazu dienen, die Regulationskapazität des Körpers zu erhöhen, gibt es natürlich auch Möglichkeiten, Beschwerden und Symptome positiv zu beeinflussen. Dazu haben sich Kräuter und Tees, unterschiedliche Auflagen und Wickel mit ätherischen Ölen sowie Fußbäder und eine Schröpfkopfmassage in Partneranwendung bewährt.

Es gibt eine Vielzahl von naturheilkundlichen Selbsthilfestrategien für unterschiedliche Beschwerden. Je nachdem, mit welchen Symptomen die Patienten in unsere Klinik kommen, werden sie mit verschiedensten selbst durchführbaren Methoden und Techniken der Naturheilkunde vertraut gemacht.

Claudia zum Beispiel hat erlebt, dass nach einigen Akupunkturbehandlungen ihre Schmerzen weniger wurden. Auch die Schröpfkopfmassage hat die Nackenschmerzen deutlich gemindert. Diese hat ihr Ehemann erlernt und kann sie nun zu Hause bei Claudia anwenden. Wenn die Schmerzen gar nicht mehr auszuhalten sind, nimmt sie ein mildes pflanzliches Schmerzmittel, das sie früher für unwirksam gehalten hatte. Als ich sie fragte, was von der Therapie denn geholfen habe, zögert sie kurz und meinte: »Alles – das Gesamtpaket.«

Stärkt die Abwehrkräfte im Winter

Bei jeder Mahlzeit als Vorspeise ein Schälchen warme oder heiße Brühe trinken.

Wenn Sie möchten, geben Sie frisch geraspeltes oder klein geschnittenes Gemüse der Saison oder ein wenig klein gewürfelten frischen Ingwer hinzu und lassen die Einlage vor dem Verzehr kurz mitkochen. Die vegetarische Kraftbrühe können Sie nach Geschmack mit frischen oder getrockneten Kräutern würzen.

Naturheilkunde

Gegen jedes Leiden ist ein Kraut gewachsen

Die Heilpflanzenkunde oder Phytotherapie ist eine der ältesten Methoden, die Gesundheit des Menschen zu erhalten und wiederherzustellen. Ob Magen-Darm-Probleme, Schlafstörungen, Fieber oder Sonnenbrand – noch vor zwei Generationen hatte jede Familie ihre eigenen pflanzlichen Rezepturen zur Selbstbehandlung. Dieses Heilwissen ist zunehmend in Vergessenheit geraten. Als sogenannte rationale Phytopharmazie, also Medikamente, die kontrolliert und standardisiert werden, haben Heilkräuter inzwischen wieder einen hohen Stellenwert in der Behandlung von leichteren Erkrankungen.

In Studien wurde für folgende chronische Krankheiten eine besondere Wirksamkeit nachgewiesen: Baldrian gegen Schlafstörungen, Pestwurz zur Vorbeugung von Migräne, Weißdorn gegen Herzinsuffizienz, Johanniskraut sowie Lavendel bei leichten Depressionen, Flohsamen zur Vorbeugung vor akuten Phasen der Colitis ulcerosa, Preiselbeeren gegen Harnwegsinfekte, Sägepalme gegen Prostatabeschwerden, Umckaloabo bei Bronchitits und Ginkgo biloba bei Demenz.

Heilkräuter sollten immer aus sicherer Quelle bezogen werden, möglichst von einer spezialisierten Apotheke, nicht aus dem Asialaden, nicht aus dem Internet usw. Selbst sammeln sollten Sie nur, wenn Sie wirklich ein Experte in Kräutern sind. Empfehlenswert sind die Kräuterwanderungen und -seminare von Umweltverbänden und ausgewiesenen Experten.

Tees sind eine sanfte Form der Selbstbehandlung und unproblematisch, wenn sie aus sicheren Quellen bezogen werden und hinsichtlich ihrer Inhaltsstoffe abgewechselt werden. Fenchel-Anis-Kümmel-Tee hat sich zum Beispiel bei Verdauungsproblemen und Blähungen bewährt, Salbeitee bei nächtlichem Schwitzen oder Lindenblütentee bei Erkältungen und vielem mehr. Im Anhang finden Sie eine Tabelle mit den üblichen Tees und ihrer Wirkung (Seite 172).

Bitte beachten Sie: Bei der Teezubereitung werden unterschiedliche Teile der Pflanze verwendet und entsprechend gibt es verschiedene Zubereitungsweisen, um die Wirkstoffe optimal zu nutzen:

* **Der Aufguss:** Man übergießt die trockenen Pflanzenteile mit heißem Wasser und lässt den Tee der Anweisung entsprechend ziehen, danach seiht man ab.

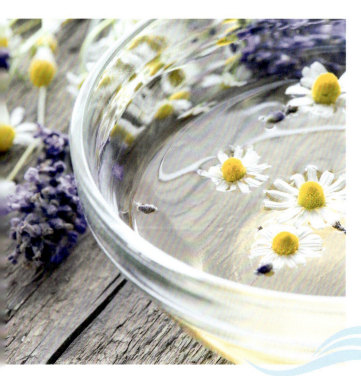

Eine wärmende und wohltuende Wirkung verspricht der Kamille-Lavendel-Aufguss – auch zur Inhalation.

Naturheilkunde

* **Abkochung:** Harte Pflanzenteile wie Wurzeln, Stängel oder Früchte müssen richtig gekocht werden, damit die Inhaltsstoffe herausgelöst werden. Den klein geschnittenen Pflanzenteilen wird kaltes Wasser zugesetzt; je nach Rezept ein paar Minuten aufkochen und dann abseihen.
* **Kaltwasserauszug:** Heilpflanzen mit schleimbildenden oder hitzeempfindlichen Inhaltsstoffen benötigen einen mehrstündigen Auszug im kalten Wasser. Sie werden nach dem Abseihen meist nur leicht erwärmt.

Hier ein paar meiner Lieblingsteemischungen:
Der **Haustee** der Naturheilkundeabteilung – wärmend und vitalisierend für alle Tage:
Je 30 g Rosmarin, Melisse und Pfefferminze sowie je 15 g Zitronengras und Kornblume in der Apotheke mischen lassen. 1 TL der Mischung mit einer großen Tasse kochendem Wasser überbrühen, 10 Minuten ziehen lassen, abseihen. Kann über den Tag verteilt warm oder kalt getrunken werden. Nur wenn unbedingt nötig, mit etwas Honig süßen.

Der **Schlaftee** – wenn der Tag mal wieder allzu stressig war:
Passionsblume, Hopfen, Melisse in der Apotheke zu gleichen Teilen mischen lassen. 1 flachen EL der Teemischung mit einer großen Tasse kochendem Wasser überbrühen und zugedeckt 10 Minuten ziehen lassen, abseihen. Mehrmals täglich eine Tasse davon trinken. Und wenn es ein besonders nervenaufreibender Tag war, dann abends 30 Minuten vor dem Schlafengehen 1 bis 2 Tassen zusätzlich trinken.

Der **Reinigungstee** zum Entschlacken – hilfreich vor oder nach Feiertagen:
Löwenzahnwurzel und -kraut, Brennnesselkraut, Pfefferminze in der Apotheke zu gleichen Teilen mischen lassen. 1 flachen EL der Mischung mit einer großen Tasse kochendem Wasser überbrühen und zugedeckt 10 Minuten ziehen lassen, abseihen. Vor den Mahlzeiten trinken.

Wickel und Auflagen

Wickel und Auflagen sind in der Naturheilkunde ein erstes, gut wirksames Mittel bei einer Reihe von Beschwerden.

Was sollten Sie bei einer Wickelanwendung beachten?
Wickel sollten nur in gut *durchwärmten Räumen* angelegt werden. Wickel dürfen nur an *warmen Körperteilen* aufgelegt werden, vor allen Dingen müssen die Füße *warm* sein (gegebenenfalls Füße anwärmen, Bett vorwärmen oder warme Getränke trinken). Bevor der Wickel angelegt wird, sollten Sie *Blase (und gegebenenfalls Darm) entleeren*. Während der Wickel wirkt, sollten Sie *ruhig und entspannt* liegen, das heißt sich nicht unterhalten, lesen oder anderweitig beschäftigen. Nach der Anwendung sollte der Wickel rasch abgenommen werden. Sie sollten mindestens noch eine halbe Stunde im Bett liegen bleiben und nachruhen.

Hier eine Auswahl der bewährtesten Wickel und Auflagen gegen unterschiedliche Beschwerden (die Durchführung finden Sie im Übungsteil ab Seite 127):

1. **Feuchtheiße Leberauflage »Leberwickel«**
   Indikation: täglich nach den Hauptmahlzeiten anwenden, während des Fastens und auch als unterstützende Therapie bei Lebererkrankungen

2. **Lavendel-Herzauflage**
   Indikation: Bluthochdruck, erhöhter Puls, Einschlafschwierigkeiten, Unruhe, Angst

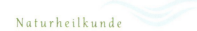

3. **Rosmarinauflage**
   Indikation: niedriger Blutdruck, Kreislaufschwäche

4. **Schafgarbe-Leberwickel**
   Indikation: Lebererkrankungen, Verdauungsbeschwerden, Magen-Darm-Erkrankungen, zur Förderung der Entgiftungsfunktion (u. a. beim Fasten)

5. **Ingwer-Nierenwickel**
   Indikation: »Kälte-Leere-Konstitution«, Burn-out, Erschöpfung, chronische Nieren- und Gelenkerkrankungen

6. **Kümmel-Leibauflage**
   Indikation: Völlegefühl, Blähungen, Bauchschmerzen

7. **Eukalyptus-Blasenauflage**
   Indikation: beginnende Blasenentzündung, Reizblase

8. **Kohlauflage**
   Indikation: Gelenkschmerzen, Krampfadern, Kniearthrose, Abschwellung bei Lymphstau, offene Beine

Auch unsere Patientin Claudia profitierte sehr von einer Wickelanwendung – der Lavendel-Herzauflage, die man ihr in der Klinik beigebracht hatte. Obwohl sie auch in diesem Punkt zunächst sehr skeptisch war, war sie erstaunt, wie hilfreich sich die einfach durchzuführende naturheilkundliche Selbsthilfestrategie gegen ihre Beschwerden wie Herzklopfen, innere Unruhe sowie Einschlafproblemen erwies. Nachdem sie sich selbst mithilfe einer Lavendel-Herzauflage achtsam und liebevoll behandelt hatte, verschwanden Anspannung, Herzklopfen sowie nervöse Unruhe und sie glitt sanft in den Schlaf und konnte die Nacht durchschlafen. Das war eine sehr positive Erfahrung, die sie darin bestärkte, selbst mehr für ihre Gesundheit zu tun.

Weitere Selbsthilfestrategien

Kopfschmerzen und Schlafstörungen sind sehr häufige Beschwerden und werden gerne in Selbstmedikation mit Schmerz- und Schlafmitteln von den Betroffenen selbst behandelt. Wenn man die Selbstregulationskräfte des Menschen im Blick hat, dann sind diese Medikamente nicht zuträglich und sollten so weit wie möglich vermieden werden. Deshalb stelle ich Ihnen hier noch jeweils eine Selbsthilfestrategie vor.

Kopfschmerzen natürlich behandeln

Die Forschung zeigt, dass Kopfschmerzen, die regelmäßig mit Schmerzmedikamenten behandelt werden, auf Dauer stärker werden, wodurch nach und nach immer stärkere Medikamente nötig sind. Dies gilt für Spannungskopfschmerzen genauso wie für Migräne. Bei oft auftretenden Kopfschmerzen haben sich naturheilkundlich folgende Methoden bewährt, um aus dem Teufelskreis der schnellen Pilleneinnahme bewusst auszusteigen:

* ausreichend trinken, mindestens 1,5 Liter
* Bewegung an der frischen Luft
* Ruhe; gegebenenfalls den Raum abdunkeln
* Minzöl auf Stirn und Schläfen verteilen
* heißes Nackenkissen, um Verspannungen zu lindern
* Schröpfkopfmassage von Schulter und Nacken, auch proaktive einmal die Woche (siehe Seite 129)
* Senfmehlfußbad bei kalten Füßen (siehe Seite 129)
* Entspannungsverfahren im Vorfeld anwenden

Und fragen Sie Ihren naturheilkundlichen Arzt, es gibt hervorragende Phytotherapeutika gegen Schmerzen.

Naturheilkunde

Was kann ich gegen Schlafstörungen machen?

Ein Drittel seiner Lebenszeit verbringt der Mensch schlafend. Überlegen Sie einmal, wie oft Sie abends im Bett liegen, grübeln und nicht einschlafen können. Sie sind geistig unruhig, aber körperlich schon todmüde. Dagegen hilft eine gute Schlafhygiene:

* regelmäßiger Tag-Nacht-Rhythmus
* regelmäßige 15-Minuten-Pausen in den Alltag einbauen, vor allem geistige Pausen mit Mini-Entspannungen
* zwei Stunden vor dem Zubettgehen keinen Computer mehr benutzen und nicht mehr fernsehen, da das blaue Licht des Bildschirms die Melatoninausschüttung verhindert. Diese ist jedoch sehr wichtig, um schlafen zu können.
* keinen Kaffee oder Schwarztee am Nachmittag und Abend trinken
* körperliche Aktivität an frischer Luft erhöhen
* bei kalten Füßen: warmes Fuß- oder Senfmehlfußbad (siehe Seite 129)
* bei heißen Füßen: Kneipp'sche Socken
* Lavendel-Herzauflage anwenden (siehe Seite 128)
* Entspannungsübungen, insbesondere die Tuna-Atemübung (Seite 67), kann man auch im Bett durchführen.

Honigwasser für die Verdauung

Honig wird seit jeher als sanftes Abführmittel eingesetzt. Warmes Wasser regt die Peristaltik bei nüchternem Magen an.

1 EL Blütenhonig in 1 Tasse Wasser mischen. Jeweils nüchtern eine halbe Stunde vor dem Frühstück und dem Abendessen einnehmen.

Motivationsbarometer

Nun können Sie überlegen, wie wichtig es für Sie ist, Ihren Körper durch gezielte naturheilkundliche Selbsthilfestrategien zu stärken, um eine höhere Regulationskapazität im Alltag zu erreichen. Überlegen Sie, was Ihnen guttut, welche Anwendungen könnten Ihnen Spaß machen und dabei Ihren Körper gegen krank machende Einflüsse schützen? Ihr **Ziel im Bereich der naturheilkundlichen Selbsthilfestrategien:**

Wichtigkeit

Wie wichtig ist es Ihnen im Bereich der naturheilkundlichen Selbsthilfestrategien, Ihr Verhalten zu ändern und Neues hinzufügen? Bitte bewerten Sie auf einer Skala von 0 bis 10 die Wichtigkeit Ihres Vorhabens, wobei 0 bedeutet, dass es Ihnen gar nicht wichtig ist, und 10, dass es Ihnen sehr wichtig ist. Bitte markieren Sie die Zahl, die am ehesten für Sie zutrifft.

0	1	2	3	4	5	6	7	8	9	10
Gar nicht wichtig										Sehr wichtig

Zuversicht

Wie zuversichtlich sind Sie, auch unter schwierigen Bedingungen wie dem Unverständnis Ihrer nächsten Angehörigen oder Freunde die Anwendungen durchzuführen, wenn Sie sich dazu entschieden haben? Bewerten Sie Ihre Zuversicht auf einer Skala von 0 bis 10.

0 bedeutet, dass Sie gar nicht zuversichtlich sind und 10 bedeutet, dass Sie sehr zuversichtlich sind. Bitte markieren Sie die Zahl, die am ehesten zutrifft.

0	1	2	3	4	5	6	7	8	9	10
Gar nicht zuversichtlich										Sehr zuversichtlich

Was mir guttut – Anleitungen und Rezepte

Die wichtigsten naturheilkundlichen Anwendungen und Methoden auf einen Blick.

Kalter Armguss

Sorgen Sie für eine angenehme Temperatur in Ihrem Badezimmer und dafür, dass Ihre Haut an Händen, Armen sowie Schultern gut vorgewärmt ist. Ziehen Sie Ihr Oberteil aus. Hängen Sie einen Arm seitlich über die Badewanne. Drehen Sie das Wasser auf und stellen Sie die Temperatur auf kühl bis kalt ein (ca. 18 Grad). Haben Sie hier Vertrauen in Ihr Körpergefühl. Welchen Kältegrad empfinden Sie als angenehm?

Beginnen Sie nun, den sanften Wasserstrahl an der rechten Hand vom Handrücken außen aufwärts bis zur Schulter zu bewegen. Dort angekommen, verweilen Sie kurz und führen den Wasserstrahl anschließend am Innenarm abwärts entlang bis zum Handteller – dabei atmen Sie ruhig aus. Nun folgt der linke Arm. Insgesamt sollten Sie den kalten Armguss auf jeder Seite zweimal ausführen. Streifen Sie das Wasser nach Beendigung der Anwendung nur ab. Kleiden Sie sich wieder an und sorgen Sie für Erwärmung. Wenn möglich sollten Sie nach dem kalten Armguss für eine halbe Stunde ruhen.

Vorsicht: Bei Angina pectoris, Brustenge und Asthma sollten Sie den Armguss nur mit Rücksprache Ihres Arztes durchführen.

Kalter Knieguss

Führen Sie den kalten Wasserstrahl beginnend am rechten Bein über die Außenseite des Unterschenkels bis zur Kniekehle. Verweilen Sie dort für fünf bis zehn Sekunden und führen Sie den Strahl über die Innenseite des Unterschenkels abwärts zu den Füßen. Anschließend wiederholen Sie dieselbe Gussführung mit dem linken Bein. Zum Abschluss werden die rechte und linke Fußsohle begossen. Trocknen Sie danach nur Ihre Zehenzwischenräume ab. Ansonsten wird das restliche Wasser vom Fuß abgestreift. Sorgen Sie nach dem Knieguss für Wiedererwärmung.

Vorsicht: Bei akuten Blasen- und Nierenentzündungen sollten Sie den kalten Knieguss nicht ausführen!

Kalter Gesichtsguss

Legen Sie sich ein Handtuch um den Hals, damit Ihre Kleidung nicht nass wird. Beugen Sie den Kopf über die Badewanne und beginnen Sie an der rechten Stirnseite mit einem abgeschwächten, etwa drei Finger breiten Strahl. Führen Sie ihn nach links über die Stirn und wieder zurück nach rechts. Fahren Sie dann mit dem Wasserstrahl in Längsstrichen von der Stirn zum Kinn und zurück, erst rechts, dann links. Anschließend umkreisen Sie mehrmals Ihr Gesicht. Während der Anwendung tief ein- und ausatmen. Beenden Sie die Anwendung, indem Sie den Wasserstrahl über die Stirnmitte abwärts zur Nasenspitze bis hin zum Kinn führen. Anschließend das Gesicht trocken tupfen.

Vorsicht: Wenden Sie den kalten Gesichtsguss nicht an bei Augenleiden wie grauem oder grünem Star, Nervenentzündungen im Gesicht, akuten Nebenhöhlenerkrankungen sowie Schnupfen.

Rezept: Vegetarische Kraftsuppe

Zutaten

500 g Möhren, 2 Stangen Lauch, 500 g Sellerie, 2 Petersilienwurzeln (ca. 600 g), 4 Kartoffeln (ca. 200 g),

1 Zwiebel, 4 Knoblauchzehen, 1 Bund Petersilie, 8 Wacholderbeeren, 2 Lorbeerblätter, je 2 Zweige Rosmarin und Thymian oder 1 gehäufter TL getrocknete Kräuter, 1 kleines Stück Ingwer, nach Belieben 10 rote Chinesische Datteln, ½ TL Meersalz, nach Belieben 1 Handvoll Walnüsse

Zubereitung
2–3 Liter Wasser in einem großen Topf zum Kochen bringen. Das Gemüse waschen und bürsten. Zwiebel und Knoblauch schälen. Alle Zutaten im Ganzen oder höchstens grob zerkleinert in das kochende Wasser geben. Auf kleinster Flamme 2–4 Stunden köcheln lassen. Anschließend die Brühe durch ein Sieb oder besser Küchentuch abgießen, das Gemüse entsorgen. Die vegetarische Kraftbrühe lässt sich für einige Tage in einem dicht schließenden Gefäß im Kühlschrank aufbewahren.

Ölziehen

Anfangs kann das Ölziehen eine große Herausforderung für Sie darstellen. Beginnen Sie deshalb zunächst mit einem Teelöffel Öl der Sorte, die Ihnen auch geschmacklich zusagt. Können Sie das Öl nicht länger als fünf Minuten in Ihrem Mundraum halten, spucken Sie die Reste in ein Papiertaschentuch und beginnen Sie erneut. Wie bei allen Anwendungen, die wir Ihnen in diesem Buch vorstellen, soll das Ölziehen grundsätzlich angenehm für Sie sein und Ihnen Freude bereiten.

Entfernen Sie direkt nach dem Aufwachen mit nüchternen Magen zunächst mit einem Zungenschaber den Zungenbelag. Anschließend nehmen Sie einen Esslöffel Bio-Sonnenblumen-/Oliven-/Sesam-/Kokosöl in den Mund. Spülen Sie Ihren Mundraum 15 (idealerweise 20) Minuten mit dem Öl durch. Setzen Sie es dabei in Bewegung und ziehen Sie es durch die Zähne. Sie können immer mal wieder eine kleine Pause einlegen. Achten Sie darauf, das Öl nicht hinunterzuschlucken. Gegen Ende der Mundspülung wird das Öl immer dünnflüssiger und färbt sich weiß. Spucken Sie die Ölreste in ein Papiertaschentuch und entsorgen Sie es im Mülleimer. Anschließend spülen Sie Ihren Mundraum mit warmem Wasser und putzen sich die Zähne.

Wickel und Auflagen – Anleitungen

Wickel und Auflagen sind in der Naturheilkunde ein erstes gut wirksames Mittel bei Beschwerden. An dieser Stelle wollen wir Sie mit einer Auswahl der bewährtesten Wickel und Auflagen gegen unterschiedliche Beschwerden bekanntmachen.

Bereiten Sie die Wickeltücher vor, damit ein zügiges Anlegen möglich ist. Ein Wickel besteht aus einem Innentuch, einem Zwischentuch und einem Außentuch.

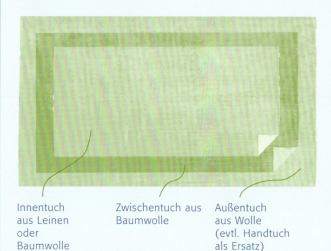

Wickel vorbereiten

Innentuch aus Leinen oder Baumwolle

Zwischentuch aus Baumwolle

Außentuch aus Wolle (evtl. Handtuch als Ersatz)

Der Wickel sollte nach der Anwendung rasch abgenommen werden und Sie sollten mindestens noch eine halbe Stunde im Bett liegen bleiben und nachruhen.

Feuchtheiße Leberauflage »Leberwickel«
Wickel mit Außen- und Zwischentuch fürs Bett sowie Wärmflasche vorbereiten. Geschirrtuch (Innentuch) in heißes Wasser tränken und auf den rechten Oberbauch bzw. Rippenbogenrand auf die Leberregion auflegen. Das Zwischentuchtuch darüberlegen. Wärmflasche auflegen und Außentuch darüberwickeln. Mindestens 20–30 Minuten belassen.

Lavendel-Herzauflage
Ein Küchenhandtuch in kaltes Wasser tauchen, auswringen, dreifach falten (ca. DIN-A4-Format) und entweder mit Lavendelöl (2 %) beträufeln oder die Herzgegend mit Lavendelöl einreiben. Das Tuch auf die Herzgegend legen, mit einem Frotteetuch abdecken und mindestens 30 Minuten liegen lassen. Alternativ kann statt Lavendel Melisse verwendet werden.

Rosmarinauflage
Vorgehen siehe Lavendel-Herzauflage.

Schafgarbe-Leberwickel
Kontraindikationen: Fieber, akute unklare Bauchschmerzen

Wickel mit Außen- und Zwischentuch sowie Wärmflasche vorbereiten. Küchenhandtuch (Innentuch) in lauwarmem Schafgarbentee tränken und auf den rechten Oberbauch bzw. Rippenbogenrand auflegen. Das Zwischentuch darüberlegen. Wärmflasche auflegen und Außentuch darüberwickeln. Mindestens 20–30 Minuten belassen. Der Wickel hat eine schlaffördernde Wirkung, daher eher am Abend anwenden.

Ingwer-Nierenwickel
Kontraindikationen: Überempfindlichkeit gegen Ingwer, schwere Nierenentzündung, Hautverletzung, starke Menstruation

Material: 2–4 EL Ingwerpulver (am besten frisch gemahlen aus der Apotheke) oder 5 EL fein geraspelter frischer Ingwer, 150 ml heißes Wasser, 2 Kompressen (10 x 20 cm), 1 wasserdichte Einmalunterlage, 1 Moltontuch und 1 Geschirrtuch

Ingwer in heißem Wasser (ca. 90 Grad) 5–10 Minuten quellen lassen, zwischendurch umrühren. Ingwermasse auf doppelt gelegte Kompresse geben, Restflüssigkeit leicht ausdrücken. Das Bett vorbereiten: Einmalunterlage zuunterst, darauf das Außentuch (Molton), darauf das Zwischentuch (Geschirrtuch). Ingwerkompresse auflegen, rasch mit dem Zwischentuch überdecken und mit dem Moltontuch glatt anliegend zudecken. Den Wickel nach 20 Minuten entfernen, die Nierengegend mit Olivenöl einreiben und für mindestens 30 Minuten nachruhen. Nach fünf Tagen die Anwendung für zwei Tage aussetzen. Diesen Zyklus maximal dreimal durchführen.

Kümmel-Leibauflage
Eine Wärmflasche mit wenig heißem Wasser füllen und in ein Frotteetuch wickeln. Im Liegen den Bauch im Uhrzeigersinn mit Kümmelöl (2 %) einreiben, ein feuchtwarmes Geschirrtuch darüberlegen. Die vorbereitete Wärmflasche auf das Geschirrtuch legen. Mindestens 30 Minuten einwirken lassen.

Eukalyptus-Blasenauflage
Eine mehrlagige Kompresse (ca. 8 x 16 cm) mit Eukalyptusöl (2 %) beträufeln, in eine Plastiktüte legen und zwischen zwei heißen Wärmflaschen erwärmen. Ein Handtuch erwärmen. Die Kompresse ohne die Plastiktüte auf den Unterbauch legen und mit dem warmen

Naturheilkunde

Handtuch abdecken. Für mindestens 60 Minuten belassen, eventuell auch über Nacht.

Kohlauflage

2–4 Kohlblätter (Wirsing oder Weißkohl), je nach Größe und Anwendungsbereich die Mittelrippe entfernen und die Blätter auswalzen, bis Kohlsaft heraustritt. Direkt auf die Haut legen und mit einer Mullbinde festwickeln. Für ein bis zwölf Stunden einwirken lassen (kann auch über Nacht belassen werden). Gegebenenfalls im Bett ein Handtuch unterlegen, damit die Feuchtigkeit nicht in die Matratze dringt.

Senfmehlfußbad

Indikationen: Einschlafschwierigkeiten, beginnende Erkältung, Kopfschmerzen
Kontraindikationen: Krampfadern, offene Wunden an Unterschenkeln oder Füßen, Senfmehlunverträglichkeit
Eine Fußwanne knöchelhoch mit warmem Wasser füllen, 1 EL Senfmehl darin auflösen. Die Füße ca. 20 Minuten darin baden, nach und nach heißes Wasser bis zur halben Wadenhöhe zugießen. Die Füße anschließend gut abspülen und trocknen (besonders die Zehenzwischenräume), nach Wunsch mit Oliven- oder Lavendelöl einreiben. Vorsicht: Augen- und Schleimhautkontakt mit Senfmehl vermeiden!

Schröpfkopfmassage

Indikationen: Verspannungen der Nacken-, Schulter- und Rückenmuskulatur, chronische Rückenbeschwerden, Kopfschmerzen, Migräne, funktionelle Beschwerden des Magen-, Darm- und Urogenitaltrakts
Wirkung: tiefe Bindegewebsmassage, Reiztherapie (Immunstimulation, reflektorische Organwirkung), Ausleitungstherapie (Ausscheidung von Schmerz- und Entzündungsmediatoren, verbesserter Lymphfluss)
Kontraindikationen: Gerinnungsstörungen, Hautveränderungen (z. B. unter dauerhafter Cortisoneinnahme), frische Ekzeme, Wunden, Narben, Muttermale, frische Tätowierungen, Sonnenbrand

Die Schröpfkopfmassage wird in Partnerarbeit durchgeführt. Wichtig ist, dass die Haut gut eingeölt ist, damit das Schröpfglas gut gleiten kann. Durch das Zusammenpressen des Balls am Glas wird ein Unterdruck erzeugt, sodass sich das Glas gut an der Haut festsaugen kann. Das Schröpfglas wird vom Halswirbelansatz im Schulterbereich bis zum Gesäß über die langen Rückenmuskeln mit streichenden oder kleinkreisenden Bewegungen über die Haut gezogen. Zusätzlich kann man die Zwischenrippenmuskulatur und den flachen Bereich im Beckenkamm mit einer Bewegung in Form von einer liegenden Acht behandeln.

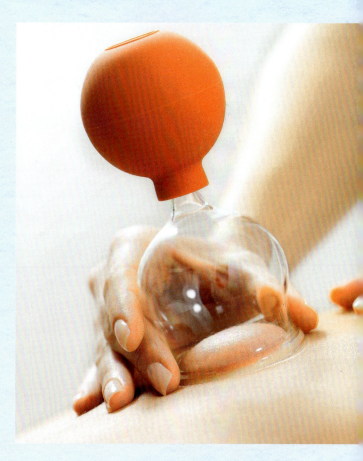

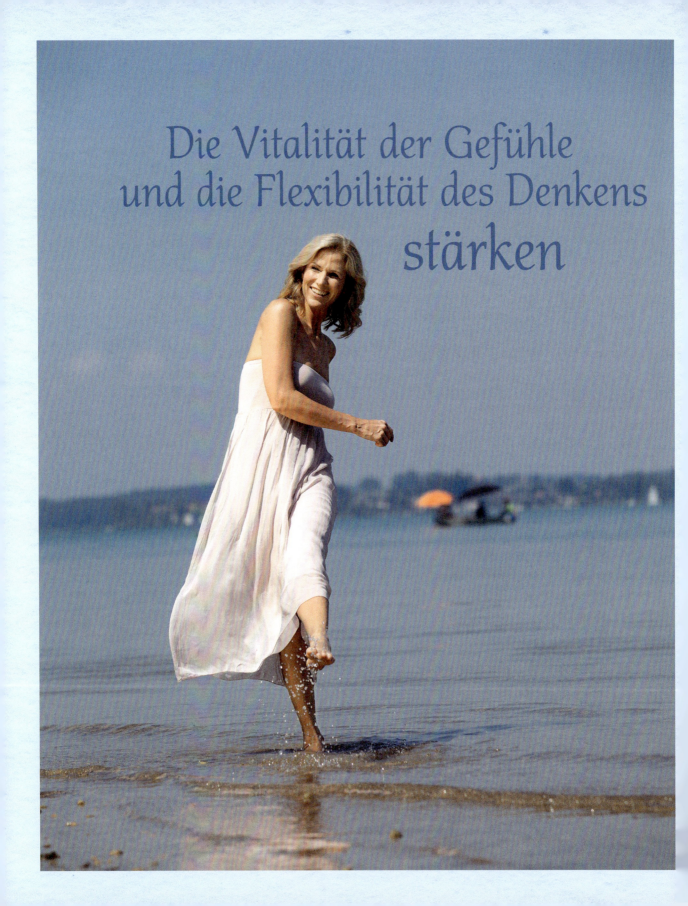

Die Regulation des Verstehens und Fühlens

Denken – Fühlen – Handeln, das macht uns Menschen aus. Nur wenn Kopf, Herz und Hand zusammenarbeiten, können wir die Fülle und Lebendigkeit unseres Lebens erleben. Mit diesem Thema befinden wir uns nun in der Zwischendecke des Tempels der Gesundheit. Emotion und Kognition haben prägende Funktion für unser Gesundheitsverhalten, mehr, als uns meist bewusst ist. Wie wir mit Belastungen, Herausforderungen oder auch Stress umgehen, unsere Selbststeuerung, ist stark von unseren Gefühlen und Gedanken abhängig.

Ein Beispiel dafür ist die Geschichte des Kommunikationswissenschaftlers und Psychotherapeuten Paul Watzlawick, die dies auf humorvolle Art erzählt: Ein Mann will sich einen Hammer von seinem Nachbarn leihen. Da fällt ihm ein, dass just dieser Nachbar ihn bei der letzten Begegnung nicht gegrüßt hat und ihm gegenüber komisch war. Der Mann denkt sofort an etwas Negatives: »Der Nachbar hat etwas gegen mich. Ich habe aber keine Schuld.«

Dann wird er wütend, weil er sich ungerecht behandelt fühlt. Er klingelt beim Nachbar, und als dieser die Tür öffnet, schreit er ihn an: »Mir doch egal. Behalten Sie gefälligst Ihren blöden Hammer! Ich wollte ihn mir eh nicht bei Ihnen ausleihen!« Sie können sich sicherlich das überraschte Gesicht des Nachbarn vorstellen.

Kennen Sie solche Situationen? Solche negativen Gedankenspiralen wie »… immer ich …«, »Das können die mit mir nicht machen …«, »Wenn es so weitergeht, dann …«? Momente, wo Sie unbedingt eine rauchen müssen oder nur ein Stück Schokolade Sie beruhigen kann? Aber vielleicht kennen Sie auch Momente, wo Sie ein Lächeln tief im Herzen berührt und die Freude darüber den ganzen Tag anhält. Sie können die Offenheit für solche Augenblicke schulen.

Ein arabisches Sprichwort besagt: »*Wir können nicht verhindern, dass die Vögel der Sorge über unserem Kopf kreisen. Doch es liegt an uns zu entscheiden, ob sie Nester bauen dürfen.*«

In den vorangegangenen Kapiteln haben Sie viel über Verhaltensweisen (die fünf Säulen des Tempels) erfahren, die Ihnen helfen, Ihre Selbstheilungskräfte zu stärken. Doch es sind häufig Gedanken und Gefühle, die verhindern, dass Sie Vorhaben auch wirklich in die Tat umsetzen. Denn sie haben eine große Rolle, wenn es um die Bildung einer Absicht und die Motivation dazu geht.

Um Spaß an der Vitalität und gesundheitsförderndem Leben zu haben, brauchen wir kognitive Kompetenz und emotionale Vitalität. Wir müssen gegen negative Gedanken und unangenehme Gefühle gezielt angehen, denn sie lösen dauerhaften Stress aus, was die Selbstheilungskräfte schwächt.

Moment mal

Nehmen Sie Sich ein paar Minuten Zeit, bringen Sie zuerst Ihre Aufmerksamkeit für fünf bis zehn Atemzüge auf die Atembewegung, dann reflektieren Sie Ihren Tag. Gab es heute irgendeinen Auslöser für unangenehme Gefühle oder vielleicht auch für schöne, freudvolle Emotionen? Wie war die Situation? Wie haben Sie reagiert? Wie hätten Sie sich gewünscht zu reagieren? Konnten Sie das Schöne genießen?

Notizen: _____

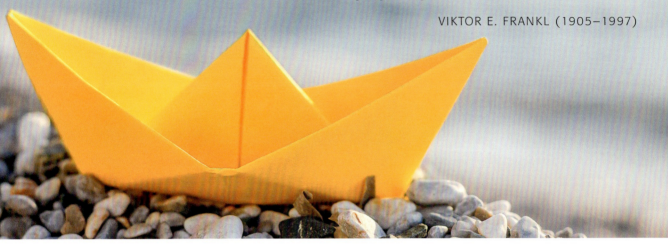

> Zwischen Reiz und Reaktion ist Raum.
> In diesem Raum liegt unsere Freiheit, weil er es uns ermöglicht,
> uns für eine Reaktion zu entscheiden.
> Durch unsere Reaktion können wir reifer
> werden und haben Einfluß auf unser Glück.
>
> VIKTOR E. FRANKL (1905–1997)

Der innere Dialog

Wir stehen ständig in einem inneren Gespräch mit uns selbst. Durch unseren Kopf gehen viele Gedanken, die meisten sind negativ, von Selbstkritik und Zweifeln getragen. Das hat Folgen, denn je öfter wir uns selbst auf diese Weise begegnen, desto eher glauben wir daran. Unser Körper nämlich macht wenig Unterschiede zwischen Vorstellungen und dem, was wir tatsächlich erleben. Denken wir zum Beispiel an einen Horrorfilm, erhöht sich unsere Herzfrequenz, unsere Arm- oder Nackenhaare stellen sich auf oder es läuft uns kalt den Rücken hinunter. Bei einer angenehmen Vorstellung – der Erinnerung an einen schönen Ort beispielsweise – beginnt unser Körper sich zu entspannen. Unsere Atmung wird tiefer und langsamer. Unsere Gedanken prägen unsere Gefühle – und umgekehrt. Selten überprüfen wir, wie weit sie sich mit der Realität decken. Warum ist das so?

Unsere Instinkte und Emotionen werden im Gehirn von seinen evolutionsgeschichtlich ältesten, instinktiven Teilen gesteuert. Aus diesem Grund reagieren wir (unser limbisches System) unmittelbar auf emotionale Reize. Dem Verstand, der in entwicklungsgeschichtlich jüngeren (und äußeren) Bereichen des Gehirns angesiedelt ist, gelingt es nicht leicht, Gefühlen entgegenzuwirken. Sehen wir bei einem einsamen Waldspaziergang plötzlich einen dunklen Schatten und hören es im Unterholz knacken, jagt uns das Angst ein. Bevor sich der Verstand einschalten und den Schatten analysieren kann, reagiert unser Körper vollkommen autonom mit einem Urgefühl. In einer wirklichen Gefahrensituation würde Nachdenken auch viel zu lange dauern.

Was passiert also? Der Körper schüttet Stresshormone aus. Das Herz schlägt schneller, damit unsere Extremitäten besser durchblutet werden, um weglaufen zu können oder bereit zum Kampf zu sein. Die feinen Ge-

Emotion und Kognition

fäße aber ziehen sich zusammen, um dem Körperinneren alle Energie zukommen zu lassen, deshalb werden die Hände kalt. Wir schwitzen, auch das eine Abwehrreaktion.

Neurobiologen haben den Beweis erbracht, dass Gedanken immer mit Gefühlen verknüpft sind und dadurch Körperreaktionen auslösen. Unser Gehirn »erinnert« sich genauso wie unsere Organe, Muskeln und Faszien an Spuren vergangener Erlebnisse. Dieses Körpergedächtnis archiviert unsere Erfahrungen – positive wie negative.

Die Macht der negativen Gedanken

In unseren Selbstgesprächen sind wir häufig negativ eingestellt und entwickeln uns selbst gegenüber ein sich selbst verstärkendes Vorurteil. Anstatt unsere Gedanken zu überprüfen, nehmen wir nur noch selektiv wahr, sehen nur das, was unsere Meinung bestätigt. In der Psychologie nennt man das eine »self fulfilling prophecy«.

Die Fixierung auf selbstschädigende Gedanken löst neben negativen Gefühlen auch Muskelverspannungen und Schmerzen aus (s. Abb. rechts, orientiert an H. Benson). Gleichzeitig kommt es zu Genussmittelmissbrauch, Inaktivität oder anderen Formen gesundheitsschädlichen Verhaltens. Wenn man es aber schafft, die negativen Gedanken in positive zu verwandeln, dann hat das Einfluss auf die eigenen Gefühle und auch Handlungen.

Automatische Gedanken – von der Eigenmächtigkeit unseres Geistes

Nach Feierabend betreten Sie den Supermarkt. Sie haben es eilig, nach Hause zu kommen, doch die Schlange an Ihrer Kasse scheint sich am langsamsten zu bewegen. »Oh nein, warum ich? Nicht schon wieder, hätte ich nur die andere Warteschlange gewählt«, denken Sie sich. »Das passiert mir immer, wenn ich es besonders eilig habe. Schrecklich, wie langsam die Kassiererin ist. Und der Nächste wird sicher auch noch mit Karte bezahlen.« In Ihrem Inneren empfinden Sie enormen Zeitdruck, und der löst dann Stressreaktionen wie Muskelverspannungen, Blutdrucksteigerung und unangenehme Gefühle wie Wut und Ärger aus.

Diese unmittelbaren verzerrten und negativen Selbstgespräche bezeichnet man in der Psychologie als **automatische Gedanken.** Es sind reflexartige Reaktionen auf individuelle Stressauslöser:

* Diese Gedanken sind kein Resultat von Reflexion oder gezieltem Wollen.
* Sie entstehen schnell und sind kurzlebig.
* Wir werden uns ihrer meistens nicht bewusst und bemerken oft nicht, dass sie uns Probleme machen.
* Sie sind meistens negativ, unrealistisch und verzerrt.

Der negative Stress-Kreislauf

Stress → Haltungen, Annahmen, Vermutungen → Automatische Gedanken → Negative Stimmungen und Gefühle → Negative körperliche Symptome und/oder unangemessenes Verhalten → Stress

Automatische Gedanken basieren meist auf Mythen. Wir glauben ihnen sofort, ohne sie zu hinterfragen oder sie realistisch abzuwägen. Sie beeinflussen uns sehr stark und bestimmen darüber, wie wir unseren Alltag wahrnehmen.

Doch der Geist handelt nicht vollkommen eigenmächtig. Sie können lernen, liebevoll und achtsam mit sich umzugehen. Schaffen Sie also Raum zwischen den auslösenden Stressoren und Ihren Reaktionen: Gehen Sie in die Rolle eines inneren Beobachters, der nicht bewertet, sondern nur wahrnimmt, was ist. Betrachten Sie Ihre Gedanken, Gefühle, Ihr Verhalten und Ihre Körperreaktionen wertschätzend und nicht negativ.

Wir alle sind nur Menschen mit unseren Licht- und Schattenseiten. Beide sind von grundlegender Bedeutung und gehören zu uns. Üben Sie sich in Selbstliebe und Mitgefühl für alle Wesen auf dieser Welt.

Claudia hatte zu Beginn in den Therapiegruppen große Angst, vor den anderen über sich zu sprechen. Hören wir uns ihre automatischen Gedanken an: »Ich kann das nicht, ich werde alles vergessen, was ich eigentlich sagen wollte. Ich werde mich zum Narren machen. Meine Stimme wird zittern. Man wird mich für unmöglich halten.« Jeder Beobachter sieht, dass diese Ängste der Situation nicht angemessen sind. Trotzdem hat Claudia große Angst vor dem Gruppentermin und versucht erst einmal, an den Therapiegruppen nicht teilzunehmen. Doch in der Lerneinheit »Umgang mit negativen Gedanken« wird sie mit Übungen aus der kognitiven Umstrukturierung (siehe Seite 137 ff. vertraut gemacht und wird sich nun bewusst, wie übertrieben ihre automatischen Gedanken und negativen Gefühle sind. Ihre wiedergewonnene Achtsamkeit erlaubt es ihr, wieder selbstbestimmter zu werden.

Gefühle achten, auch wenn sie übertrieben sind

Viele Dinge in unserem Leben lassen uns uns ärgerlich, gestresst, depressiv oder ängstlich fühlen. Auch wenn wir diese Gefühle als eher negativ bewerten, so können sie uns dennoch helfen, indem sie uns zum Beispiel motivieren, Schwierigkeiten aus dem Weg zu räumen und zu unserem Ziel zu gelangen. Jedem Gefühl – ob positiv oder negativ – sollte deshalb mit Achtsamkeit, dem Fundament des Tempels der Gesundheit, begegnet werden. Denn es erfüllt eine bestimmte Aufgabe.

Emotionen – das Salz in der Suppe unseres Lebens

Wir alle kennen Wut, Trauer, Angst, Eifersucht, aber auch Liebe, Freude und Glück. Ohne solche Gefühle wäre unser Leben trist und farblos – eben ohne »Salz in der Suppe«. Der Philosoph Solomon schreibt, dass das Leben allein deshalb einen Sinn hat, weil wir empfinden, lieben und uns leidenschaftlich einmischen.

»E-motion« – der Begriff stammt vom lateinischen Wort *emovere*, das beschreibt eine Bewegung. **Gefühle sind demnach das, was uns bewegt und motiviert.**

Haben wir zum Beispiel einen Menschen gern, fühlen wir uns zu ihm hingezogen und suchen den Kontakt. Mögen wir ihn nicht, weichen wir ihm aus. Unsere Emotionen sind eine Art Kompass, mit dessen Hilfe wir uns orientieren. Zwar haben sie viele Farben und Schattierungen. Trotzdem tendieren wir dazu, die Welt in Schwarz und Weiß zu teilen, Dinge als gut oder schlecht zu bewerten. Doch jede Nuance eines Gefühls hat eine wichtige Aufgabe.

Unsere Grundgefühle

Die folgenden Emotionen sind in jedem von uns. Aber sie können durch verschiedene Übungen und Maßnahmen beeinflusst werden:

Angst: ein Warnmechanismus. Angst versetzt uns in die Lage, Gefahren zu erkennen und im Notfall zu flüchten. Da sie über das Nervensystem vermittelt wird, helfen Übungen, die dieses beruhigen. In erster Linie sind das alle Atem- und Entspannungsübungen sowie die Übung, auch unangenehme Gefühle willkommen zu heißen. Bei Angst ist es sehr hilfreich, den Kontakt zu vertrauten Personen, gute Gespräche und liebevolle Berührung zu suchen.

Ärger und Wut: treten auf, wenn wir in der Erfüllung unserer eigenen Bedürfnisse und Ideen eingeschränkt werden, wenn unser Zeit- und Raumempfinden verletzt wird. Solche Aggressionen helfen uns, Grenzen zu setzen und Energie zum Handeln zu gewinnen. Sie sind im Muskelbereich gut zu spüren und lassen sich auch durch Muskeltätigkeit wie das traditionelle »Holzhacken« oder auch mit dem Sonnengruß (Seite 90 ff.) mildern.

Freude und Liebe: sorgen für Bindung zu anderen Menschen. Freude drückt sich in Bewegung aus. Mit Laufen, Tanzen und anderer Bewegung können Sie das Gefühl der Freude – falls es Ihnen verloren gegangen ist – wieder hervorholen oder auch verstärken. Liebe spüren wir als große innere Zufriedenheit, gepaart mit Ruhe, Geborgenheit sowie tiefem Vertrauen. Kultivieren Sie Ihre Selbstfürsorge und Selbstliebe. Schenken Sie sich Zeit und begeben Sie sich in Ihren eigenen Rhythmus. Bringen Sie Ihren Atem- und Herzrhythmus in einen Gleichklang. Hilfreich für Freude und Liebe sind die Atem- und Achtsamkeitsübungen sowie zum Beispiel die Erste Brokatübung aus dem Qigong.

Traurigkeit: Dieses Gefühl ist für die meisten von uns schwer erträglich. Es entsteht bei Trennung oder dem Verlust eines geliebten Menschen oder eines anderen Wesens. Aber auch Fähigkeiten oder Visionen können verloren gehen. Einen Verlust zu erleiden hat auch mit »loslassen« zu tun. Das Lösen wird in unserem Körper in den Funktionen der Ausscheidungsorgane gespiegelt. Deshalb ist es wichtig, Tränen auch zuzulassen, vielleicht auch mal laut zu klagen oder zu schreien. Das Lösen kann man mit einem tiefen Durchatmen unterstützen. Die Ausscheidung über die Haut wird durch Bürstenmassage und Schwitzen, zum Beispiel in der Sauna, aber auch durch Fasten körperlich unterstützt. Das aktive Trauern ist ebenso wichtig für unsere Gesundheit wie das Entgiften über die Ausscheidungsorgane.

Gefühle wahrnehmen, nicht bewerten und wieder loslassen

Viele Menschen haben den Kontakt zu ihren eigenen Gefühlen verloren. Ein Unterdrücken oder Verdrängen unseres inneren Erlebens, aber auch ein hemmungsloses Ausleben schadet unserer seelischen Gesundheit und Vitalität. Gehen Sie deshalb achtsam mit Ihren Gefühlen um und versuchen Sie, ihnen mit Freundlichkeit und ohne Wertung zu begegnen. Gelingt es uns, unsere Gefühle wahrzunehmen, sie nicht zu bewerten und auch wieder loszulassen, zeigen sie uns einen Weg auf, der sich zu gehen lohnt.

Wenn Sie achtsam in sich hineinfühlen, so merken Sie mit der Zeit, dass Ihre Gefühle ständig im Wandel sind. Sie kommen und gehen. In der Achtsamkeitsmeditationspraxis fällt in diesem Zusammenhang folgender Satz: »Ich bin nicht meine Gefühle.« Was bedeutet das?

Emotionen und Gesundheit

Intuitiv wissen wir, dass Gefühle sehr eng mit unserem Körper verbunden sind und sich damit auch auf die körperlichen Aspekte unserer Gesundheit auswirken können. Deshalb ist es für einen Patienten von enormer Bedeutung, wie er selbst seine Erkrankung und seine Selbstheilungskräfte wahrnimmt. Sieht er seine Krankheit zum Beispiel als Strafe für vergangenes Fehlverhalten, kann es sein, dass sämtliche Therapieversuche fehlschlagen. Umgekehrt erwachsen Menschen, die daran glauben, eine schwere Krankheit überwinden zu können, und sich in der Therapie gut aufgehoben und begleitet fühlen, ungeahnte Kräfte. Der Glaube kann Berge versetzen. Diese Volksweisheit wird durch die Ergebnisse der Placebo-Forschung bestätigt: Glaube, Vertrauen und Zuversicht sind ganz zentral bei der Selbstheilung (siehe Seite 16 f.).

Wird unser Verhalten von sehr exzessiven Gefühlen wie Angst, Hoffnungslosigkeit, Ärger, Schuld oder Pessimismus geleitet, wird unser Geist zu einem Filter, der uns nur solche Gedanken bewusst macht, welche die dominierende Seelenlage noch weiter stützen. Kaum etwas anderes dringt mehr zu uns durch. Wir glauben dann, dass diese negativen Gefühle eine solche Macht über uns haben, dass sie negative Gedanken erzeugen. Sehr häufig ist es aber genau anders herum: Negative Gedanken tragen zu schmerzhaften Gefühlen bei. Wenn wir uns aus unserem inneren Kerker der negativen Gefühle freikämpfen wollen, ist es notwendig zu verstehen, dass diese oft gespeist sind aus der Quelle negativer Gedanken.

Wahrnehmungs- und Bewertungsgewohnheiten erkennen

Der Weg aus dem Stresskreislauf beginnt mit der Selbstwahrnehmung der eigenen Gedanken, Gefühle und Verhaltensweisen. Die »9-Punkte-Übung« macht erfahrbar, wie Ihre Problemlösung von Denkmustern und Denkgewohnheiten abhängt.

9-Punkte-Übung

Verbinden Sie alle neun Punkte mit vier geraden Linien, sodass jeder Punkt einmal von der Linie durchschnitten wird. Dabei den Stift nicht absetzen, aber die Linien dürfen sich kreuzen. Die Auflösung finden Sie auf Seite 173.

Aufgabe erfolgreich gelöst? Was haben Sie über sich erfahren beim Umgang mit der Übung? Wie sind Sie herangegangen? Was haben Sie bei der Beschäftigung über sich gedacht, was haben Sie gefühlt? Kennen Sie diese Muster aus Ihrem alltäglichen Problemlösungsverhalten? Die meisten Menschen nehmen nicht nur die neun Punkte wahr, sie »sehen« gleichzeitig das optische Quadrat, das entsteht, wenn man die acht äußeren Punkte miteinander verbindet. Bei dem Versuch, die Aufgabe zu lösen, bewegen sie sich deshalb ausschließlich innerhalb dieser quadratischen Grenze. Ihre Wahrnehmung hindert sie daran, über diese gedachten Grenzen hinaus zu denken. Im Alltag führt ein solches Vorgehen oft zu Stress, Überforderung und Frustration.

Die meisten Menschen glauben, dass sie die Welt so erleben, wie sie ist. Doch wie die Übung zeigt, hängt die Wahrnehmung mit unserer persönlichen Geschichte zusammen. Sie ist abhängig von unseren Erfahrungen, Meinungen, Interpretationen, Vorlieben und Vorurteilen und bestimmt unsere Handlungen. Leo Tolstoi schreibt dazu: »Wir sehen die Wirklichkeit nicht so, wie sie ist, sondern so, wie wir sind.«

Die folgenden Reflexionsübungen können Ihnen helfen, Ihre gedanklichen und sprachlichen Muster aufzufinden und sich bewusst zu machen. Gleichzeitig zeigen sie Ihnen Ihren Umgang mit stressigen Situationen und Belastungen. Ihre Basis haben sie größtenteils in der kognitiven (Verhaltens-)Therapie, die sich in den 1960er- und 70er-Jahren zur Behandlung leichterer psychischer Störungen durchsetzte.

Mit dem Begriff **Kognitionen** wird die Gesamtheit aller gedanklichen Vorgänge und Strukturen bezeichnet, die zu einem Erkennen führen. Dazu zählen verschiedene subjektiv-mentale Vorgänge wie Wahrnehmungen und Bewertungen von Ereignissen, Erinnerungen sowie Erwartungen und Hypothesen. Auch Einstellungen und Lebensphilosophien zählen dazu.

Wege aus dem Stresskreislauf

Der erste Schritt, aktiv aus dem Stresskreislauf auszusteigen, ist es, uns unserer Gedanken und Vorstellungen klarzuwerden. Der US-amerikanische Psychologe und Psychotherapeut Albert Ellis (1913–2007) entwickelte dazu in den 1950er Jahren die Rational-Emotive Therapie. Hierauf basiert das ABC-Modell. Es verdeutlicht Ihnen den Zusammenhang zwischen Ihren Gedanken, Gefühlen und Ihrem Verhalten. Sie erkennen die subjektive Verzerrung Ihrer Gefühle durch stressverschärfende Gedanken und die damit verbundenen automatisch ablaufenden Prozesse.

ABC-Situationsanalyse

A steht für Auslöser: Sie realisieren, welche Situation, welcher Auslöser für Ihre Reaktion verantwortlich war. Zum Beispiel: Zwei Personen bemerken, dass es zu regnen begonnen hat.

B steht für die Bewertung: Die erste Person denkt: »Super, ich muss den Garten jetzt nicht gießen und kann mein Buch lesen.« Die zweite Person wollte mit dem Fahrrad zur Arbeit fahren, um sich zu bewegen. Sie hat Angst, dass es so **nie** etwas wird mit dem Vorhaben, und macht sich Sorgen um ihre Gesundheit.

C steht für Konsequenz: Die erste Person freut sich und entspannt sich mit einer Tasse Tee und einem Buch. Die zweite ist frustriert und ärgerlich, fährt mit dem Auto in die Arbeit und lässt bei den anderen Verkehrsteilnehmern Dampf ab.

Wenn Sie an Beispiele aus Ihrem persönlichen Alltag denken, wird Ihnen auffallen, dass Situationen nicht nur Gefühle, sondern auch Körperreaktionen auslösen. Ebenso werden Sie sensibel für Verhaltensweisen, die durch Ihre Gedanken automatisch ausgelöst werden.

Die Tabelle auf der nächsten Seite zeigt, wie man die Reflexionsübung durchführen kann:

Hilfe zur Reflexionsübung

		Im Büro	Unter der Dusche
Auslöser	Wo?	Im Büro	Unter der Dusche
	Wann?	Montag, kurz vor Feierabend	Heute Morgen um 6 Uhr (wie fast jeden Tag)
	Was geschieht?	Mein Chef ruft mich zum Diktat für einen langen Brief, der heute noch raus muss.	Unter der Dusche überkommt mich eine Flut von Gedanken über die Arbeit und wie viel in den nächsten Tagen noch zu tun ist.
Bewertung	Meine Gedanken	Kann er damit nicht früher kommen? Immer alles auf den letzten Drücker. Mit mir kann man es ja machen.	Wie soll ich das bloß schaffen? Was werden die anderen von mir denken, wenn ich das nicht erledigt bekomme?
Consequenzen	Meine Gefühle	Ich bin sauer.	Lustlosigkeit, Hilflosigkeit
	Meine Körperreaktion	Nackenverspannung, leichte Magenschmerzen, kalte Hände	Innere Unruhe, kein Appetit, Herzklopfen
	Mein Verhalten	Ich tippe den Brief in aller Schnelle ab und schimpfe mich bei einer Kollegin aus.	Weiterduschen

Die Bewertung und die damit verbundenen Gedanken verändern die Auswirkungen einer Situation komplett. Wie wir etwas bewerten, wird durch unsere Lebenserfahrung geprägt. Viele unserer Reaktionen laufen automatisch ab und helfen uns, im Alltag schnell und erfolgreich zu reagieren. Manchmal aber engen unsere Bewertungsmuster uns ein, erzeugen Stress, bringen unangenehme Gefühle mit sich und sind kontraproduktiv. Wenn wir den gedanklichen Verzerrungen und den Bewertungsmustern auf die Spur kommen, können wir solche eingefahrenen Wege identifizieren und uns wieder mehr Entscheidungsspielraum im Leben zurückerobern.

Gedankliche Verzerrungen wahrnehmen

Der US-amerikanische Psychologe David D. Burns machte bestimmte Kategorien aus, die bei vielen Menschen stressverschärfend wirken:

1. Alles-oder-nichts-Denken
Wenn eine Leistung nicht absolut perfekt ist, sehen Sie sich als totalen Versager.

2. Übertriebene Verallgemeinerung
Sie nehmen ein einzelnes Ereignis als ein nie endendes Muster von Niederlagen wahr. Beispiel: Ein Freund

begeht einen Vertrauensbruch und Sie denken: »Man kann einfach niemandem vertrauen.«

3. Geistiger Filter
Sie wählen einen einzigen negativen Aspekt aus und beschäftigen sich so sehr damit, dass die Sicht auf die Realität verstellt wird – genau wie ein Tropfen Tinte ein ganzes Glas Wasser einfärbt. Beispiel: Sie haben viel Spaß auf einer Party, bis Sie jemand fragt, ob Sie zugenommen haben. Nun ist der ganze Abend für Sie verdorben.

4. Abwehr des Positiven
Sie weisen eine positive Erfahrung ab, indem Sie darauf bestehen, dass diese aus irgendeinem Grund nicht »zählt«. Beispiel: Jemand lobt Sie wegen einer guten Arbeit. Sie denken aber: »Das hätte doch jeder geschafft.«

5. Willkürliche, voreilige Schlussfolgerungen
Sie ziehen negative Schlussfolgerungen, auch wenn keine realen Tatsachen gegeben sind. Gedankenlesen: Sie treffen einen Nachbarn, der Sie nicht grüßt, und denken automatisch: »Der mag mich nicht.« Wahrsagen: Sie sagen negative Ereignisse schicksalhaft voraus. Zum Beispiel bitten Sie einen Freund nicht um Hilfe, da er in Ihren Augen sowieso Nein sagen wird.

6. Übertreiben (Katastrophieren) – Untertreiben
Sie überschätzen die Wichtigkeit oder Bedeutung bestimmter Dinge. Beispiel: Der Bus kommt zu spät, Sie aber müssen zu einem wichtigen Termin. Sie sagen zu sich: »Ich halte das nicht aus«. Das ist ganz klar eine Übertreibung, da Sie diese Situation ertragen. Umgekehrt lassen Sie zum Beispiel positive persönliche Qualitäten oder Ereignisse schrumpfen, bis sie Ihnen trivial erscheinen. Sie sagen zu sich: »Was bedeutet es schon, ein freundlicher Mensch zu sein. Freundlich sein kann jeder. Man braucht kein Talent dazu.«

7. Gefühlsmäßige Beweisführung
Sie nehmen an, dass Ihre Gefühle genau das ausdrücken, was wirklich geschieht. Beispiel: Sie sagen zu sich: »Ich fühle, dass mich hier keiner mag. Also muss es auch wahr sein.« Oder: »Ich fühle mich unterlegen. Deshalb kann ich nicht so gut sein wie andere.«

8. Wunschaussagen
Sie versuchen, sich mit Aussagen wie »man sollte« oder »man sollte nicht« zu motivieren. Dies führt aber eher in ein Gefühl des Unter-Druck-Stehens oder Ärgerlich-Seins.

9. Abstempeln
Beim Abstempeln handelt es sich über eine besonders übertriebene Form der Verallgemeinerung. Beispiel: Sie beschreiben ein Ereignis mit einer ungenauen, gefühlsmäßig aufgeladenen Sprache. Wenn Ihnen ein Vorhaben einmal nicht gelingt, sagen Sie sich: »Ich bin ein absoluter Versager.« Wenn das Vorhaben einer anderen Person Sie ärgert, denken Sie sich: »Er ist ein absoluter Volldiot.«

10. Dinge persönlich nehmen
Sie glauben für ein Ereignis verantwortlich zu sein, obwohl Sie damit nichts zu tun haben. Beispiel: Ihr Kind fällt durch eine Prüfung und Sie sagen zu sich: »Ich bin eine schlechte Mutter/ein schlechter Vater.«

11. Perfektionismus
Anerkennung suchen: Sie gehen davon aus, dass alle Menschen in Ihrem Leben Sie immer lieben müssen und alles gutheißen, was Sie tun. Wenn dies einmal nicht der Fall ist, ist das eine Katastrophe für Sie. Selbstgerechtigkeit: Alle Menschen müssen immer das tun, was Sie für richtig halten. Wenn sie das nicht tun, sind sie im Unrecht und müssen zurechtgewiesen bzw. bestraft werden.

Emotion und Kognition

Das Verändern stressverschärfender Gedanken (modifiziert nach Dr. G. Kaluza, Marburg)

	Auslösende Situation: Ich komme am ersten Arbeitstag nach meinem Urlaub ins Büro. Es liegen viele Unterlagen auf meinem Schreibtisch, die nicht meine sind.
Bewertung	**Gedanken | Einstellungen** Na – das ist ja 'ne tolle Begrüßung! Da fühle ich mich so richtig willkommen. Kann der seinen Kram nicht woanders hinpacken?! Der denkt auch nur an seinen Kram – was mit anderen ist, ist ihm egal.
Consequenzen	**Gefühle | Körper | Verhalten** **Gefühle** Ich bin enttäuscht und wütend. **Körper** Magendrücken, Herzklopfen, Schwitzen, heißer Kopf **Verhalten** Ich schimpfe vor mich hin. Ich lege die Unterlagen mitten auf seinen Schreibtisch.
Diskussion	**Kritische Fragen** Woher weiß ich das? Ziehe ich voreilige Schlüsse? Was denkt einer, den die Situation weniger belastet als mich? Wie werde ich später, morgen, in einem Monat oder in einem Jahr über die Situation denken? **Realistische Gedanken** Stopp! Aufregen bringt jetzt gar nichts. Ich weiß nicht den Grund dafür, weshalb er die Sachen dort hat liegen lassen. Vielleicht hat er vergessen, dass ich heute zurückkomme. Ansonsten ist er ja immer sehr zuvorkommend und hilfsbereit. Vielleicht war er ja krank und hatte nicht die Gelegenheit, am Freitag alles wegzuräumen.

Nachdem Sie mit dem ABC-Verfahren Ihre stressverschärfenden Gedanken oder auch Ihre gedanklichen Verzerrungen erkundet haben, können Sie diese kritisch hinterfragen, indem Sie noch ein »D« anhängen – für Diskussion. In einer Diskussion, die Sie mit sich selber führen, können Sie Ihre Gedanken hinterfragen und durch »realistische Gedanken« ersetzen. Hilfreiche Fragen hierbei sind: Ist das wirklich wahr? Hilft mir das in diesem Moment? Übertreibe ich? Wie kann ich wissen, ob es eintreffen wird? Wenn es passiert, kann ich damit umgehen? Gibt es andere Möglichkeiten, die Situation zu betrachten? Ziel ist, die stressverschärfenden Gedanken und Verzerrungen durch Sätze und Formulierungen zu ersetzen, die Ihnen mehr Spielraum für gute Gefühle, neue kreative Handlungen und insgesamt mehr Freude und Spaß im Leben geben können. Es sind **Sie**, die/der Ihre Gedanken denkt. Einstellungen und Verhalten sind wandelbar. Dazu muss das Gehirn allerdings trainiert werden.

Emotion und Kognition

Motivationsbarometer

Wenn Sie Lust haben, dann nehmen Sie sich ein paar Minuten Zeit, um das bisher Gelesene zu überdenken. Was möchten Sie verändern oder weiterentwickeln? Was wollen Sie beibehalten oder stärken?

Mein **Entwicklungsziel** im **Bereich der Gedanken und Gefühle** lautet wie folgt:

_____

Wichtigkeit

Wie wichtig sind Ihnen Änderungen im Bereich Ihrer Gedanken und Gefühle und wie zuversichtlich sind Sie, Ihr Ziel – selbst wenn Schwierigkeiten auftreten sollten – in absehbarer Zeit zu erreichen? Bitte bewerten Sie auf einer Skala von 0 bis 10 die Wichtigkeit Ihres Vorhabens. 0 bedeutet, dass es Ihnen gar nicht wichtig ist, und 10, dass es Ihnen sehr wichtig ist. 0 kann auch bedeuten, dass Sie mit Ihrer Situation zufrieden sind und keinen Veränderungsbedarf in Ihrem Leben sehen. Bitte markieren Sie die Zahl, die am ehesten für Sie zutrifft.

0	1	2	3	4	5	6	7	8	9	10
Gar nicht wichtig										Sehr wichtig

Zuversicht

Wie zuversichtlich sind Sie, auch unter schwierigen Bedingungen Ihr Ziel aktiv zu verfolgen, wenn Sie sich dazu entschieden haben? Bewerten Sie Ihre Zuversicht auf einer Skala von 0 bis 10. 0 bedeutet, dass Sie gar nicht, und 10, dass Sie sehr zuversichtlich sind. Bitte markieren Sie die Zahl, die am ehesten für Sie zutrifft.

0	1	2	3	4	5	6	7	8	9	10
Gar nicht zuversichtlich										Sehr zuversichtlich

Die Übungen können Sie bei der Entwicklung einer wohltuenden Gedanken- und Emotionsregulation unterstützen und Ihre gedankliche Flexibilität und emotionale Vitalität stärken. Probieren Sie aus, was Ihnen zusagt, und finden Sie für mindestens eine Woche eine regelmäßige Praxis darin. Ideal ist es, wenn Sie sich jeden Tag 20, 30 oder auch 60 Minuten Zeit gönnen, aber auch eine Minute oder fünf machen bereits einen Unterschied.

Was mir guttut – Experimente und Reflexionsübungen

Um die kognitiven und emotionalen Ressourcen und damit die Selbstheilungskräfte zu stärken, ist es hilfreich, die Fähigkeit zu stärken, im gegenwärtigen Moment zu sein, innezuhalten und dabei die eigenen Reaktionen liebevoll und zugewandt zu beobachten. Die Methoden aus der Praxis der Achtsamkeit sind hierbei besonders hilfreich. Sie fördern Ihre Fähigkeit der Distanzierung, was es Ihnen in belastenden Situationen erleichtert, den »Problemknoten« zu lösen. Damit wird der Raum eröffnet, eigene bewusste, kreative Entscheidungen zu treffen. Dies muss nicht zwingend bedeuten, dass Sie alles verändern müssen. Es kann auch bedeuten, dass Sie einzelne Umstände akzeptieren können, Momente der Selbstfürsorge kultivieren und damit mit sich selbst Frieden finden. Ideal ist eine Kombination von Meditations- und Entspannungsübungen mit den Reflexionsübungen zu den gedanklichen Mustern.

Emotion und Kognition

»*Du musst nicht alles glauben, was du denkst.*«
Dieser Satz hat mir im Leben oft geholfen, aus negativen Denkmustern auszusteigen und mit mehr Humor und Gelassenheit mir selbst mit meinen Gedanken und Gefühlen gegenüberzutreten.

Sitzmeditation mit Gedankenbeobachten

In den zuvor vorgestellten Meditationen lag der Fokus darauf, wie der Körper die Welt erlebt und interpretiert, im Atemfluss oder beim genussvollen Essen oder Bewegen. Nun werden die Gedanken zum Objekt der Betrachtung in der Meditation.

Nehmen Sie sich 10 Minuten oder auch länger Zeit. Dazu brauchen Sie einen störungsfreien Raum (Telefon ausschalten etc.). Sie können die Übung auf einem Stuhl, aber auch in verschiedenen Positionen auf dem Boden sitzend durchführen (siehe Seite 53 f.).

Nehmen Sie eine bequeme Sitzhaltung ein und nehmen diese bewusst vom Kontakt zur Unterlage bis zum Scheitel und zu den Fingerspitzen wahr. Lassen Sie Ihren Körper zur Ruhe kommen und sich getragen fühlen.

Es ist hilfreich, zu Beginn die Aufmerksamkeit ein paar Minuten lang beim Atem verweilen zu lassen. Den Atem einfach geschehen lassen. Wahrnehmen, wie sich der Atem von Moment zu Moment in Ihnen entfaltet. Bewusst erleben, was in Ihrem Körper geschieht und wo Sie den Atem jetzt am deutlichsten spüren.

Wenn Sie sich bereit fühlen, bringen Sie Ihre Aufmerksamkeit zu Ihren Gedanken. Sie werden bemerken, wie sie aufsteigen, aber auch wieder verschwinden. Es handelt sich jetzt nicht um eine Einladung zum Denken. Nein, es geht darum, den Vorgang des Denkens an sich wahrzunehmen. Sehen Sie die Gedanken als Gedanken und nicht mehr und nicht weniger. Wir haben die Tendenz, unsere Gedanken als mehr als nur Gedanken wahrzunehmen, wie erleben sie als »Da-Sein«, also meinen wir: Nicht wir denken unsere Gedanken, sondern wir *sind* unsere Gedanken. Tatsächlich können unsere Gedanken vieles sein, verbunden mit geliebten Menschen und verschiedensten Gefühlen, eine Situation richtig oder falsch einschätzend. Erinnern Sie sich während der Meditation immer wieder daran: Sie betrachten Ihre Gedanken. Sie SIND NICHT Ihre Gedanken, sonst könnten Sie sie nicht betrachten.

Es können ganz praktische Gedanken auftauchen, zum Beispiel, was noch zu erledigen ist oder dass endlich Zeit ist, über ein Problem nachzudenken. Erlauben Sie sich, NICHTS mit dem Gedanken zu tun, ihm nicht zu folgen, sondern ihn nur zu betrachten, wie er kommt und dann abgelöst wird von einem oder mehreren neuen Gedanken. Es geht bei dieser Meditation nicht darum, den »Geist zu leeren«, es geht darum mitzuerleben, was passiert, egal, worum es sich handelt. Es ist nicht notwendig, zu kontrollieren oder zu bewerten. Kehren Sie immer wieder zum Strom der Gedanken zurück, um den Prozess des Denkens zu beobachten. Beenden Sie die Meditation, indem Sie sich für einige Minuten wieder auf Ihren Atem fokussieren.

Emotionale Vitalität entwickeln

✳ Spüren Sie in Ihrem Alltag – bei deutlich angenehmen und auch unangenehmen Erlebnissen – immer wieder in Ihren Körper hinein.

✳ Nehmen Sie wahr, wie sich Ihr Körper als Ganzes anfühlt, und spüren Sie in Ihre einzelnen Körperregionen hinein: in den Bauchraum, in den Brust-

Emotion und Kognition

bereich, Ihren Hals, Ihr Gesicht, Ihre Schultern, Ihre Arme und Beine. Achten Sie dabei auch auf ganz feine Empfindungen. Versuchen Sie, mit sanfter Aufmerksamkeit Ihre Empfindungen zu registrieren, sie zu beobachten und innerlich zu beschreiben.

* Wenn Sie Kontakt zu Ihren körperlichen Empfindungen aufgenommen haben, können Sie sich fragen und sich bewusst machen, welches Gefühl sich darin ausdrückt. Nehmen Sie wahr, welches Gefühl auftaucht, und benennen Sie es. Versuchen Sie ganz bewusst, an diese Wahrnehmung keine Gedanken zu knüpfen, sondern nehmen Sie nur wahr, wie sich das Gefühl jetzt gerade in Ihrem Körper zeigt.

* Wenden Sie sich nun dem Gefühl zu, verbinden Sie es mit dem Atem. Lassen Sie das Gefühl einfach da sein, ohne mit ihm zu verschmelzen oder direkt reagieren zu müssen. Experimentieren Sie damit, es anders zu benennen: Statt »meine Angst« oder »meine Traurigkeit« sagen Sie: »Das ist Angst« oder »Da ist Trauer« etc. Wie erleben Sie sich dabei? Vielleicht entdecken Sie, wie es sich anfühlt, wenn Sie der Versuchung widerstehen, sich in Bewertungen, Schuldzuschreibungen oder der Suche nach Lösungen zu verwickeln. Stellen Sie stattdessen nur fest: Ah, da ist Angst, da ist Ärger, da ist Traurigkeit – oder was immer sich in Ihrem Inneren regt, und beobachten Sie, was damit geschieht.

* Richten Sie Ihre Aufmerksamkeit abschließend wieder auf Ihren Körper als Ganzes, Ihre Sitzhaltung, Ihre Atmung. Machen Sie sich noch bewusst, was für Sie wichtig war in der Übung.

* Wenden Sie sich nun wieder den Dingen des Alltags zu.

Die Wahl der Worte

Es gibt einige Marker in unserer Sprache, die uns darauf hinweisen können, dass hier Automatismen ablaufen. Bei folgenden Worten sollten Sie hellhörig werden: **Immer, nie, alle, sicher, keiner, natürlich.** Denken Sie einmal genau darüber nach, wie häufig Sie diese kleinen, recht unscheinbar anmutenden Wörter benutzen. In ihnen steckt häufig der Keim eines stressverschärfenden Gedankens. Sie haben aber die Möglichkeit, diese Wörter durch deren Bewusstwerdung aus Ihrem Wortschatz zu verbannen. Versuchen Sie es einfach einmal und benutzen Sie stattdessen folgende Worte:
* anstatt immer → oft, häufig
* anstatt nie → selten
* anstatt alle → viele
* anstatt sicher → wahrscheinlich
* anstatt keiner → manche

Nehmen Sie den Unterschied wahr? Wenn ja, sind Sie schon einen kleinen Schritt weiter.

Kurze Übung bei akutem Stresserleben

Wenn Sie zum Beispiel wieder einmal in einem Stau stehen oder Ihr Zug Verspätung hat, versuchen Sie folgende Strategie:
* Innehalten
* Atmen
* Muskelspannung entlassen
* Stellen Sie sich dann die folgenden Fragen:
  Was ist los?
  Warum rege ich mich so auf?
  Bin ich wirklich zu spät oder habe ich noch Zeit?
  Ist es wirklich so schlimm, wenn ich zu spät bin?
  Wenn ich zu spät komme, was ist das Schlimmste, das passieren kann?
  Wird es helfen, wenn ich mich darüber aufrege?

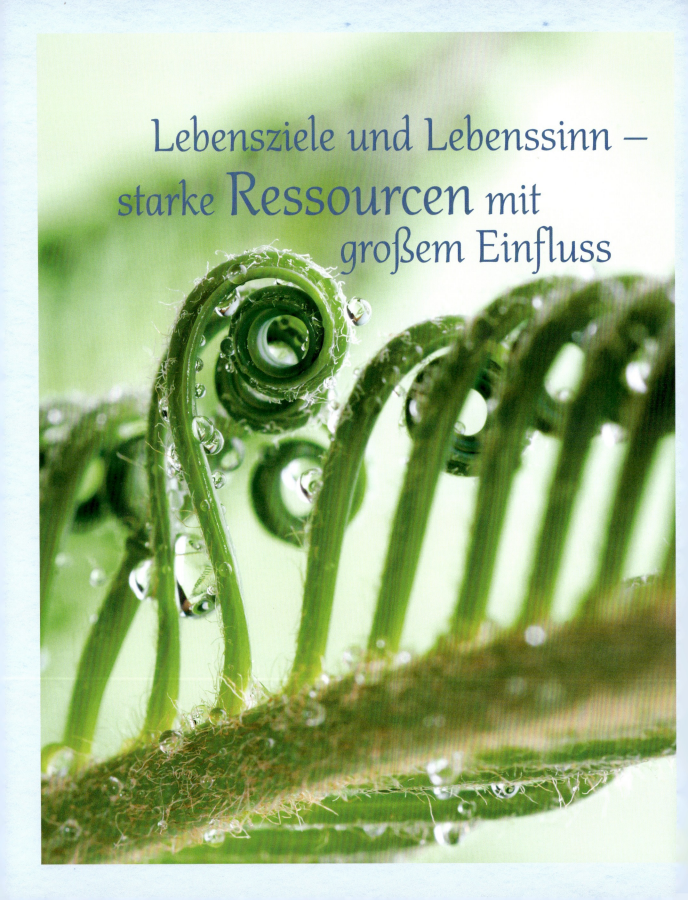

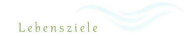

Lebensziele

Glaube, Hoffnung, Liebe – was unserem Leben Sinn gibt

Ohne dass es uns in der Regel bewusst ist, spielen unsere Lebensziele und -einstellungen, unser Glaube sowie unsere Spiritualität eine große Rolle für ein sinnerfülltes Leben. Die Frage nach einer tieferen Bedeutung unseres Lebens ist von jeher tief in uns verankert. Aktuelle Studienergebnisse zeigen, dass zwischen diesen sogenannten weichen Faktoren und der wahrgenommenen Sinnerfüllung ein Zusammenhang besteht, der sich positiv auf unsere Gesundheit, unser Gesundheitsverhalten und unsere Resilienz, also unsere innere Widerstandsfähigkeit, auswirkt.

In unserem Tempel der Gesundheit stellen wir das Thema deshalb als Querbalken dar, der die Säulen unseres Lebensstils verbindet. Antonovsky nennt in seinem Salutogenese-Modell diese Dimension unserer Ressourcen »Sinnhaftigkeit«. Wenn die Säulen das symbolisieren, was wir im Alltag *tun* können, um unsere Gesundheitsressourcen zu stärken, dann bildet diese Querverbindung das ab, was uns wertvoll ist im Leben, was wir glauben, wünschen, hoffen, anstreben.

Menschen, die in ihrem Leben einen Sinn sehen, haben weniger Krankheitssymptome, können Stress besser abfangen, legen eher ein gesundheitsförderndes Verhalten an den Tag bzw. gehen weniger achtlos mit ihrer Gesundheit um als solche Menschen, die keinen Lebenssinn für sich entdecken können. Sie trinken zum Beispiel nur wenig oder gar keinen Alkohol, rauchen nicht, machen Sport usw. Außerdem leiden sie seltener an altersbedingtem Gedächtnisabbau und leben in der Regel länger als Menschen, die keinen Sinn in ihrem Dasein zu finden vermögen.

Sinnsuche und Sinnerfüllung kann kranken Menschen helfen, mit ihrer schwierigen Situation zurechtzukommen. Und sie unterstützt natürlich auch gesunde Menschen, ihre Gesundheit zu fördern und zu bewahren. Wie Sinnerfüllung und Gesundheit miteinander verknüpft sind, lässt sich in Ansätzen erahnen. So gibt es Hinweise darauf, dass tief in den Zellen der Menschen, die einen Sinn in ihrem Leben sehen, solche Gene aktiviert werden, die den Organismus weniger anfällig für Entzündungen machen (Fredrickson et al., 2015).

Wodurch das eigene Leben als sinnvoll wahrgenommen wird, ist von Kultur zu Kultur sehr unterschiedlich und ebenfalls vom Alter abhängig. So werden von jungen Menschen beispielsweise an erster Stelle Freundschaften als sinnstiftend wahrgenommen, bei älteren Menschen rücken hingegen Partnerschaft, Beruf sowie das Erleben der Natur in den Vordergrund. Mit zunehmendem Alter finden viele Menschen Sinnerfüllung nicht nur auf einer, sondern gleich auf mehreren Ebenen.

Moment mal

Mögen Sie sich für ein paar Atemzüge Zeit gönnen, um den Themen Lebenssinn, Lebensziele oder Spiritualität Raum und Aufmerksamkeit zu schenken? Setzen oder legen Sie sich dazu bequem hin. Schließen Sie die Augen und lassen Sie Ihren Körper ein paar tiefe, lange Atemzüge schöpfen. Mit dem Ausatmen stellen Sie sich vor, wie Ihr Körper zum Sitz oder zur Auflagefläche hin loslässt, Gewicht und Spannung wohlig an die Fläche, die Sie hält, abgibt. Halten Sie Ihre Aufmerksamkeit im Körper und bemerken Sie mögliche Veränderungen. Schauen Sie nun, was Sie für sich als sinnhaft empfinden. Womit fühlen Sie sich verbunden oder worin fühlen Sie sich eingebunden? Ändert sich

Ihr Atem, sein Rhythmus oder auch der Raum in Brust, Bauch und Becken, den er bewegt? Wird es Ihnen weiter oder enger in der Brust, im Herzen, wenn Sie dort hineinspüren? Was regt sich dabei in Ihrem Körper? Spüren Sie Freude? Lebendigkeit? Begeisterung? Oder Desinteresse? Leere, Frust, Orientierungslosigkeit? Sind Sie zufrieden mit Ihrem Bezug zum Ganzen? Mit dem, was Sie einbringen, und mit dem, was für Sie vom Ganzen her empfangen?

Notizen: _____

Sinn und Ziele finden oder schaffen

Was kann uns eine Lebensperspektive über den Tag hinaus geben und wie kann sie uns im Leben tragen? In unserer heutigen säkularen Gesellschaft hat die Religion für die wenigsten von uns noch eine große Bedeutung. Wir möchten selbst bestimmen, wie wir unser Leben gestalten, unabhängig von religiösen Antworten, Vorstellungen und Überzeugungen. Wir fühlen uns verantwortlich für das eigene Lebensglück, überfordern uns aber häufig damit und haben Angst, Fehler zu machen. Anstatt wie frühere Generationen an feste Glaubenskonzepte anzuknüpfen, möchte heute jeder Einzelne – neben allen anderen Lebensentscheidungen – selbst auswählen, was er glauben und als sinnstiftend erleben will. Diese vollständige Entscheidungsfreiheit, unser Dasein in allen Lebensbereichen selbstbestimmt zu gestalten, kann sich unter Umständen belastend auf uns auswirken. Und so finden sich auf der Kehrseite unserer postmodernen »Alles-geht-Freiheit« oft Desorientierung und Depression.

Liebe zeigt uns die Schönheit des Lebens im Licht des Augenblicks

Geistige Orientierung im Sinne von Religiosität und Spiritualität kann helfen, unserem Leben einen Halt, eine Richtung oder Einbindung zu geben. Sie schenkt uns Mut, Zuversicht und Beständigkeit auch in schwierigen Zeiten, da wir uns in etwas Größeres, Universelleres eingebunden fühlen. So kann Spiritualität uns das Gefühl des Eingebundenseins des eigenen Lebens in einen größeren Gesamtzusammenhang ermöglichen, der Geschehen und Gesetzmäßigkeiten auf dieser Erde überschreitet.

Ist Spiritualität das Fundament für ein sinnerfülltes Leben, so gibt uns das Hoffnung, Kraft und Durchhaltevermögen im Umgang mit schwierigen Lebenssituationen. Haben wir die Zuversicht, dass wir Einfluss auf eine problematische Bedingung nehmen können, weist Hoffnung uns die Richtung, in die wir gehen können. Durch eine positive Einstellung sowie positive Gefühle stärken wir zugleich auch auf der körperlichen Ebene unsere Immunabwehr und mobilisieren unsere Selbstheilungskräfte. Wer hofft, dass sich das Schicksal zum Besseren wenden kann, beispielsweise bei einer Krebserkrankung, ist eher bereit, aktiv am Heilungsprozess mitzuwirken und seinen Lebensstil zu verändern. Eine zentrale Gemeinsamkeit von Patienten, die eine Spontanremission erlebten, also eine aus medizinischer Sicht unerwartete Rückbildung von Tumoren, besteht in der Zuversicht und dem festen Vertrauen in ihre Heilung. Ein Verlust von Hoffnung jedoch, wie es bei Depressionen der Fall ist, bewirkt eine Abnahme der Lebensenergie. Depressive haben den Glauben an sich und an ihre Zukunft verloren.

Die Liebe ist ein weiterer wichtiger Aspekt für Sinnerfüllung. Hiermit ist nicht nur die partnerschaftliche Liebe gemeint, sondern auch die Selbstliebe, die entsteht, wenn wir uns uns selbst liebevoll zuwenden, uns selbst Zeit, Aufmerksamkeit und Zuwendung schenken. Die

Lebensziele

Liebe zu uns selbst ist die Voraussetzung für die Liebe zu den Mitmenschen (also Nächstenliebe), zu einem Haustier, zur Natur und zu den Dingen, die wir gerne und mit Freude tun. Liebe zeigt uns die Schönheit des Lebens im Licht des Augenblicks. Studien belegen, dass sich Menschen in der Regel zufriedener fühlen, wenn sie verheiratet sind bzw. über einen längeren Zeitraum verheiratet waren. Singles hingegen neigen im direkten Vergleich eher zu Sinnkrisen. Auch gut in ein familiäres oder soziales Netz eingebunden zu sein (siehe auch Seite 153 ff.), ist ein Indikator für ein Mehr an Sinnerfüllung.

Selbst etwas tun für das Erleben von Sinn

Das Erleben von Sinn scheint immer mit unserer Einbindung oder Einbettung in größere, uns transzendierende Zusammenhänge verbunden zu sein. Neben einer spirituellen und sozialen Bezogenheit, der Sorge für andere und dem Engagement für Ziele, die über den eigenen Vorteil hinausgehen, tragen Begeisterung und das kreative Sein für viele Menschen ebenfalls zum Sinnerleben bei. Versuchen Sie deshalb, Ihr Leben möglichst aktiv zu gestalten:

* Engagieren Sie sich leidenschaftlich für verschiedene Dinge, die Ihnen wichtig sind. Brennen Sie für eine Idee. Seien Sie mit Herzblut dabei. Beziehen Sie Position.
* Werden Sie kreativ.
* Setzen Sie sich ein für sich selbst und für Ihre Mitmenschen.
* Versuchen Sie, etwas von bleibendem Wert zu tun oder zu schaffen.

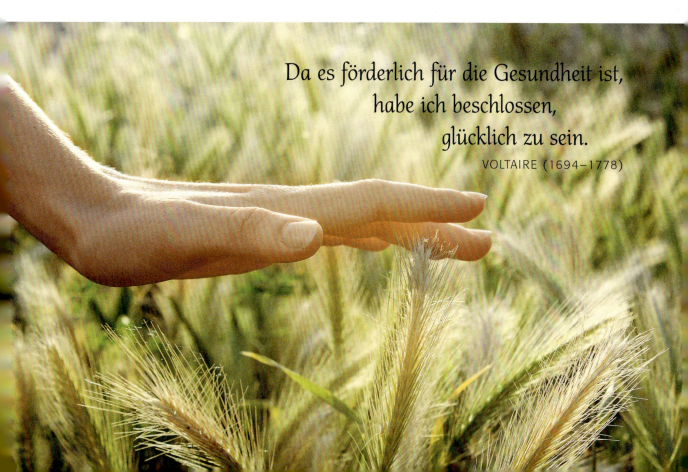

> Da es förderlich für die Gesundheit ist, habe ich beschlossen, glücklich zu sein.
> VOLTAIRE (1694–1778)

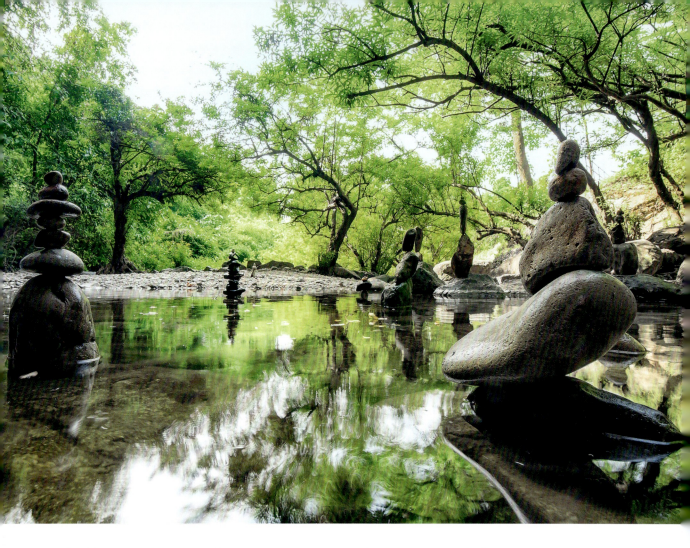

* Fühlen Sie sich den folgenden Generationen und allen Lebewesen, die mit uns auf dieser Erde leben, verbunden.
* Verbringen Sie Zeit in der Natur. Hören, riechen, spüren Sie das lebendige Ganze, das Sie umfasst und nährt.
* Engagieren Sie sich für den Erhalt der Natur, zum Beispiel mit Aktivitäten im Sinne der www.erdcharta.de.
* Finden Sie Plätze, die Sie besonders berühren, stärken, inspirieren. Und werden Sie dort still.

Am Beispiel der folgenden Geschichte eines unbekannten Verfassers ist zu sehen, dass es manchmal unerwartete oder scheinbar banale, »nebensächliche« Erscheinungen sind, die uns zum Erleben von Sinn oder Verbundensein einladen: Ein Mensch flüsterte: »Gott, sprich zu mir!«, und eine Lerche sang, aber der Mensch hörte sie nicht. Da rief der Mensch laut: »Gott, sprich zu mir!«, und der Donner rollte über den Himmel, aber der Mensch hörte nicht. Da sah der Mensch sich um und sagte: »Gott, ich will dich sehen!«, und ein Stern leuchtete hell, aber der Mensch bemerkte es nicht. Und der Mensch rief: »Gott, zeig mir ein Wunder!«, und ein Leben wurde geboren, aber der Mensch wusste es nicht. Da schreit der Mensch voller Verzweiflung: »Berühre mich, Gott, und lass mich spüren, dass du da bist!« Da streckte Gott seinen Arm aus und berührte den Menschen, aber der Mensch schnippte den Schmetterling einfach weg und ging davon.

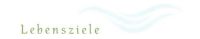

Lebensziele

Motivationsbarometer

Wenn Sie an Lebenssinn, Lebensziele oder Spiritualität in Ihrem Leben denken, welche Themen sind Ihnen wichtig, die Sie verändern oder weiterentwickeln möchten? Haben diese Themen in Ihrem Leben den Stellenwert, den Sie ihnen geben möchten? Was wollen Sie beibehalten oder stärken? Wollen Sie für sich ein **Entwicklungsziel** im **Bereich von Sinn oder Spiritualität** formulieren?

_____

Wichtigkeit

Wie wichtig sind Ihnen Entwicklungen in diesem Bereich und wie zuversichtlich sind Sie, Ihr Ziel in absehbarer Zeit zu erreichen? Bitte bewerten Sie auf einer Skala von 0 bis 10 die Wichtigkeit Ihres Vorhabens. 0 bedeutet, dass es Ihnen gar nicht, und 10, dass es Ihnen sehr wichtig ist. 0 kann auch bedeuten, dass Sie mit Ihrer Situation zufrieden sind und deshalb keinen Veränderungsbedarf in Ihrem Leben sehen. Bitte markieren Sie die Zahl, die am ehesten für Sie zutrifft.

0	1	2	3	4	5	6	7	8	9	10
Gar nicht wichtig										Sehr wichtig

Zuversicht

Wie zuversichtlich sind Sie, auch unter schwierigen Bedingungen Ihr Entwicklungsziel aktiv zu verfolgen, wenn Sie sich dazu entschieden haben? Bewerten Sie Ihre Zuversicht auf einer Skala von 0 bis 10. 0 bedeutet, dass Sie gar nicht zuversichtlich sind, und 10 bedeutet, dass Sie sehr zuversichtlich sind. Bitte markieren Sie die Zahl, die am ehesten für Sie zutrifft.

0	1	2	3	4	5	6	7	8	9	10
Gar nicht zuversichtlich										Sehr zuversichtlich

Was mir guttut

Lassen Sie sich inspirieren durch die folgenden Übungen und beziehen Sie sie in Ihren Alltag ein. Seien Sie gespannt, was sich daraus für Sie entwickelt!

»Neues« probieren belebt uns

Immer wieder die eingetretenen Pfade zu beschreiten, z. B. jeden Werktag denselben Weg zur Arbeit zu nehmen, macht unseren Geist träge. Versuchen Sie einmal, die Dinge in Ihrem Alltag ganz anders zu machen als sonst oder etwas zu tun, was Sie noch nie gemacht haben. Das können Kleinigkeiten sein. Ihrer Fantasie sind keine Grenzen gesetzt.

Hier einige Anregungen:
* Gehen Sie barfuß rückwärts über eine taunasse Wiese.
* Betrachten Sie die Welt mit den Augen eines Kindes.
* Lächeln Sie fremde Menschen an.
* Umarmen Sie einen Baum.
* Tanzen Sie Tango im Regen.
* Probieren Sie ein neues Kochrezept aus.
* Sagen Sie sich: »Ich bin wertvoll!«
* Malen Sie ein Selbstporträt.
* Beobachten Sie den Sonnenuntergang auf einem Dach hoch über der Stadt.
* Sagen Sie, sooft es geht, »danke« zu Ihren Mitmenschen.

Lebensziele

Ein Gebet ans Leben

Beginnen Sie die nächsten Tage mit einem Dank, einer Affirmation oder einem Vorhaben. Sie können mit dem folgenden Wortlaut experimentieren, mit einem anderen Text oder Ihre eigenen Worte finden.

Oh Du, atmendes Leben in allem, Ursprung des schimmernden Klanges,
Du scheinst in uns und um uns,
selbst die Dunkelheit leuchtet, wenn wir uns deiner erinnern.
Hilf uns jetzt einen heiligen Atemzug zu atmen,
bei dem wir nur Dich fühlen –
damit Dein Klang in uns erklinge und uns reinige.

Lass Deinen Rat unser Leben leiten
und unsere Absicht klären für die gemeinsame Schöpfung.
Möge der brennende Wunsch Deines Herzens
Himmel und Erde vereinen
durch unsere Harmonie.
Gewähre uns täglich, was wir an Brot und Einsicht brauchen:
das Notwendige für den Ruf des wachsenden Lebens.
Löse die Stränge der Fehler, die uns binden,
wie wir loslassen, was uns bindet an die Schuld anderer.
Lass oberflächliche Dinge uns nicht irreführen,
sondern befreie uns von dem, was uns hindert.
Aus Dir kommt der allwirksame Wille, die lebendige Kraft zu handeln,
das Lied, das alles verschönert und sich von Zeitalter zu Zeitalter erneuert.
Wahrhaftige Lebenskraft diesen Aussagen!
Mögen sie der Boden sein, aus dem all unsere Handlungen erwachsen,
besiegelt im Vertrauen und Glauben.
Amen.

Neuübertragung des »Vaterunser« aus dem Aramäischen von Neil Douglas-Klotz

Vaterunser in Bewegung

Wie fühlt es sich an, ein Gebet wie das Vaterunser mit einer Bewegungssequenz zu verbinden? Experimentieren Sie einfach und geben Sie jedem Teilsatz eine körperliche Ausdrucksform. Das könnte zum Beispiel der Sonnengruß aus dem Bewegungskapitel (Seite 90 ff.) sein, das können aber auch spontane Bewegungen oder Haltungen sein, die aus Ihnen heraus entstehen, wenn Sie den Text laut oder gedacht beten.

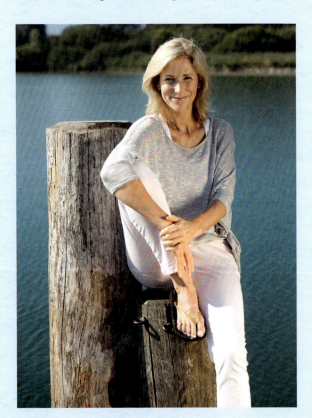

Sonnengruß und Vaterunser

Vater unser im Himmel.
Geheiligt werde Dein Name.
Dein Reich komme.
Dein Wille geschehe, wie im Himmel
So auf Erden.
Unser tägliches Brot gib uns heute.
Und vergib uns unsere Schuld,
Wie auch wir vergeben unseren Schuldigern.
Und führe uns nicht in Versuchung,
sondern erlöse uns von dem Bösen.
Denn Dein ist das Reich und die Kraft und die
Herrlichkeit in Ewigkeit. Amen.

ALI – das kleine Glück im Alltag

ALI = Atmen – Lächeln – Innehalten
Nehmen Sie sich jeden Tag wenigstens dreimal für ein paar Atemzüge Zeit für ALI, vielleicht jetzt, in diesem Moment.

* **Atmen:** Atmen Sie ein paar Mal bewusst und genüsslich ein und aus.
* **Lächeln:** Entspannen Sie Ihr Gesicht und lassen Sie nun ein sanftes Lächeln entstehen.
* **Innehalten:** Bleiben Sie für eine Weile mit Ihrer Aufmerksamkeit ganz bei sich, beim Atem und bei den Empfindungen Ihres Körpers.

Reflexion: Was mir wichtig ist

Da wir alle einzigartig sind, gilt es für uns, den Sinn unseres Seins selbst zu finden. Das verbindet uns miteinander. Die Sinnforscherin Prof. Tatjana Schnell beschreibt beispielsweise fünf wichtige Lebensbereiche, in denen sich Sinn finden lässt (siehe auch www.sinnforschung.org.). Folgende Übung orientiert sich an diesen Lebensbereichen und kann Ihnen helfen herauszufinden, was Ihnen wirklich wichtig ist in Ihrem Leben. Notieren Sie Ihre Antworten, wenn Sie möchten.

1. Geistige Orientierung
Woran glauben Sie? Was gibt Ihnen auch in schwierigen Situationen Mut und Hoffnung?

2. Verantwortung übernehmen
Wofür engagieren Sie sich? Was ist Ihnen wichtig? Wofür übernehmen Sie gern und mit ganzem Herzen Verantwortung?

3. Selbstverwirklichung und Kreativität
Welche Gaben und Talente entwickeln Sie zur Blüte oder gar Meisterschaft? Was inspiriert, bewegt und begeistert Sie? Was schaffen und gestalten Sie mit Freude? Was wollen Sie verstehen, lernen und kultivieren?

4. Wir- und Wohlgefühl
Mit wem fühlen Sie sich wohl, verbunden, verstanden, liebend und geliebt? Wessen Nähe, Berührung und Leidenschaft genießen Sie? Mit wem erleben Sie Freude, Spaß, Leichtigkeit, Tiefe, Vertrautsein, Verstehen, gemeinsame Entwicklung?

5. Ordnung
Welchen Werten, Traditionen, ethischen oder moralischen Grundsätzen fühlen Sie sich verbunden? Welche Religion(en), Kultur, Rituale sind Ihnen wichtig?

Sinnvollerweise können Sie diese Übung einmal pro Jahr durchführen, so zum Beispiel in der Fastenzeit oder wenn Sie sich eine Auszeit nehmen. Lesen Sie die Notizen vom Vorjahr erst nach der aktuell durchgeführten Niederschrift durch. So können Sie Ihre eigenen Entwicklungen sehen.

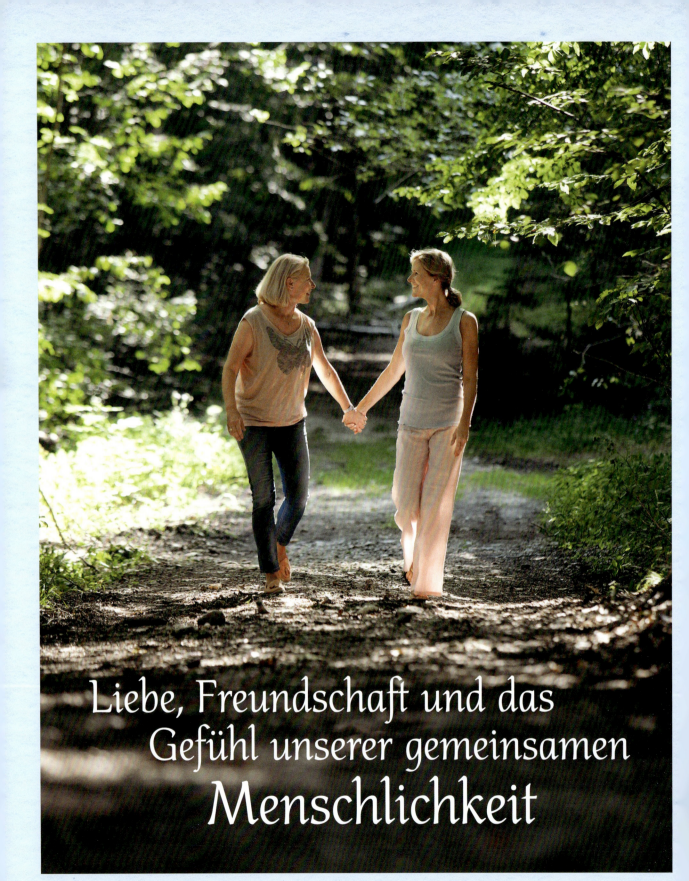

Soziale Aspekte – das Netz, das uns trägt

Unsere Zugehörigkeit zu Familie, Freundes- und Kollegenkreis, unsere Liebesbeziehungen und unsere Fähigkeit, mit anderen in einem bedeutsamen, unterstützenden Bezug zu leben, gehören zu den zentralen Gesundheitsressourcen für uns selbst und für die Menschen in unserem Umfeld. Und sie beeinflussen maßgeblich auch, wie wir im Alltag unser Dach im Tempel der Gesundheit, das heißt unsere Gesundheitsressourcen, im sozialen Feld pflegen oder auch aufs Spiel setzen. Denn der Mensch ist ein soziales Wesen und strebt in der Regel nach sozialen Bezügen, nach Anerkennung, nach Dazugehören und Liebe.

Sich in guten sozialen Bindungen erkannt, unterstützt, geborgen und geliebt zu fühlen, wirkt sich positiv auf Körper, Geist und Seele aus und ist eine der wichtigsten Quellen für Lebenszufriedenheit. Auch der Umgang mit Stress oder mit einer schweren Belastung wie einer Krebserkrankung fällt vielen Menschen in einem respektvollen und unterstützenden Miteinander leichter als allein.

Moment mal

Nehmen Sie sich für ein paar Atemzüge Zeit, um Ihren Gefühlen für Ihre aktuelle soziale Situation Raum und Aufmerksamkeit zu schenken. Setzen oder legen Sie sich bequem hin. Schließen Sie die Augen und lassen Sie Ihren Körper ein paar tiefe, lange Atemzüge schöpfen. Mit dem Ausatmen stellen Sie sich vor, wie Ihr Körper zum Sitz oder zur Auflagefläche loslässt, Gewicht und Spannung wohlig an den Boden, der Sie hält, abgibt. Dann halten Sie Ihre Aufmerksamkeit im Körper und bemerken Sie Veränderungen. Wenn Sie nun an Ihre Familie, den Freundeskreis, die Kollegen und Nachbarn denken, ändert sich Ihr Atemrhythmus, der Raum, den Ihr Atem in Brust, Bauch und Becken füllt? Wird es Ihnen weiter oder enger in der Brust, im Herzen, wenn Sie an Ihre Partner, Kinder, Eltern, Nächsten und Ihre Beziehungen zu ihnen denken? Was regt sich dabei in Ihrem Körper? Spüren Sie Freude? Begeisterung? Zuneigung? Oder Ärger, Frust, Überforderung? Scham, Sehnsucht, Trauer? Was spüren Sie? Sind Sie glücklich mit Ihren Beziehungen? Mit dem, was Sie schenken, und mit dem, was Sie empfangen?

Notizen: _____

Die Wissenschaft von Liebe und Glück

Mittlerweile bestätigen zahlreiche wissenschaftliche Untersuchungen die gesundheitsfördernde Bedeutung eines tragenden sozialen Netzes. In einer großen Studie zum Beispiel wurden fast 10 000 Männer mit einer Herzerkrankung gefragt: »Zeigt Ihre Frau Ihnen, dass sie Sie liebt?«. Bei den Personen, die das bejahten, traten im Untersuchungszeitraum von fünf Jahren signifikant seltener Fälle von Angina pectoris auf, auch wenn andere Risikofaktoren wie Alter, Cholesterinspiegel, Blutdruck oder Diabetes mellitus hoch waren.

Eine andere Evaluation kam zu dem Ergebnis, dass Menschen mit einer ungesunden Lebensweise, aber gutem sozialem Netz oftmals länger leben als diejenigen mit einer gesünderen Lebensweise, aber mangelhaften sozialen Bindungen. So reduziert das Erleben von sozialem Eingebundensein das Sterblichkeitsrisiko um 50 bis 90 Prozent. Dieser Effekt ist dreimal so groß wie der durch sportliche Aktivitäten oder das Halten eines gesunden Gewichts erzielte Gesundheits-

Soziale Aspekte

effekt und etwa gleich bedeutsam wie das Aufgeben des Rauchens. Wenn wir empfinden, gut sozial eingebunden zu leben, sind wir weniger deutlich anfällig für Herz-Kreislauf-Erkrankungen, für Krebs und für Infektionen.

Die riesigen und oft sehr alten Redwood-Bäume in Amerika stehen fast immer in Gruppen von drei bis sechs Bäumen zusammen. Ihre Wurzeln bilden ein unterirdisches Kommunikationssystem, mit dem sie sich gegenseitig unterstützen. Wenn ein Baum zu wenig Wasser oder Nährstoffe erhält, dann helfen die anderen mit, ihn damit zu versorgen. Wissenschaftler in den USA gehen davon aus, dass diese gegenseitige Unterstützung innerhalb eines sozialen Netzwerks ein wichtiger Grund für ihr sagenhaftes Alter von oft über 1000 Jahren ist.

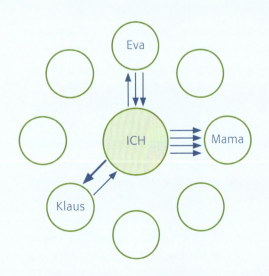

Mein soziales Netz

Es geht beim sozialen Netz nicht darum, möglichst viele Menschen um sich herum zu haben, sondern vor allem um die Qualität des sozialen Netzes und um das eigene Gefühl bei diesem Netz. Es gibt Menschen, die zig Leute kennen und sich trotzdem einsam und nicht aufgehoben fühlen. Andere leben alleine und sind damit sehr zufrieden und glücklich. Und es gibt Beziehungen, die nach außen sehr eng und verbunden aussehen, aber bei genauer Betrachtung eine ziemliche Belastung für die Beteiligten darstellen. Es lohnt sich, sich aus der Perspektive der Förderung der Selbstheilungskräfte das soziale Netz anzusehen und sich zu verdeutlichen, wo dessen Stärken und Schwachstellen liegen. Und vielleicht hilft Ihnen diese Reflexion, in Ihrem sozialen Umfeld darüber auch miteinander ins Gespräch zu kommen.

Diese Form der Reflexion kann Ihnen bildlich verdeutlichen, wie Ihr soziales Netz Sie trägt. Hierfür benötigen Sie ein leeres Blatt Papier und Stifte. Beginnen Sie damit, sich selbst in Form eines Symbols oder Fotos in die Mitte des Blattes zu setzen. Nun arrangieren Sie alle Menschen um sich herum, die in Ihrem Leben wichtig sind (siehe Beispiel links).

* Sie können sich bei Ihrer Visualisierung fragen, wer Ihnen nah und wer Ihnen fern ist.
* Um herauszufinden, wer Sie auch in schwierigen Situationen wirklich unterstützt, können Sie folgende Frage zur Hilfestellung nehmen: Wer würde mich notfalls um drei Uhr nachts in die Notaufnahme bringen?
* Für Menschen, die Sie mögen, aber weiter von Ihnen entfernt sind, kann es sinnvoll sein, in sich hineinzufühlen, welche Abstände zu Ihnen stimmen. Vielleicht wünschen Sie es, einige Menschen näher

an sich heranzuholen und mit ihnen mehr Zeit zu verbringen?

* Fragen Sie sich: Gibt es auch Menschen, die Sie belasten, die Ihnen nicht guttun?
* Es kann aufschlussreich für Sie sein, Pfeile in beide Richtungen – von Ihnen zu einer Person auf dem Papier und umgekehrt – zu zeichnen. Auch die Dicke der Pfeile kann variieren. Dies kann Ihnen verdeutlichen, wie viel Energie Sie für eine Beziehung aufwenden und wie viel Zuwendung Sie von der anderen Person empfangen können.

Was fällt Ihnen auf, wenn Sie Ihr soziales Netz betrachten? Gibt es etwas, das Ihnen bislang nicht bewusst war? Sind Sie mit Ihrem sozialen Netz zufrieden? Gibt es etwas, das Sie gerne ändern möchten?

Miteinander sein, miteinander reden – Kommunikationsmuster verstehen

Unser soziales Netz belebt und beglückt uns und kann uns, wenn es trägt, in Krisenzeiten auffangen und stützen. Doch das tagtägliche zwischenmenschliche Miteinander in Familie, Beruf und Freizeit erleben wir oft auch als belastend. Dabei sind es meist Situationen einer nicht gelungenen Kommunikation, die uns Stress verursachen. Wir fühlen uns dann von dem anderen nicht gesehen, nicht gehört, wenig wertgeschätzt, kaum ernst genommen oder respektiert, nicht verstanden – die Liste der persönlichen Vorwürfe ist lang und die mitmenschliche Beziehung, die eine so herzenstiefe Ressource sein kann, wird zum Stressor. Wie kann das sein?

Bei genauerem Hinspüren wird klar, dass wir mit dem Verhalten des anderen nicht einverstanden und nicht zufrieden sind. Wir hätten den anderen oder die anderen gerne anders. Dahinter liegt die Sehnsucht nach Zuwendung, Anerkennung und Verständnis und das zutiefst menschliche Grundbedürfnis nach Verbundensein. Dies jedoch können wir nicht einklagen oder erzwingen. Und je mehr Energie wir darauf verwenden, den anderen, den Partner verändern zu wollen, umso schwieriger wird das Miteinander und wir erfahren noch mehr Getrenntsein. Ein Weg aus dem Dilemma ist, nicht den anderen im Fokus zu haben, sondern sich der eigenen Kommunikationsmuster bewusst zu werden.

Wenn es in Ihrem Alltag mal wieder zu einer unangenehmen Gesprächssituation gekommen ist, dann könnten Sie Ihre gewohnheitsmäßigen Reaktionsmuster untersuchen. Wie haben Sie Ihren Körper wahrgenommen, welche Körperhaltung hatten Sie? Eher gebeugt mit eingezogenem Kopf und abgesengtem Blick, also eher eine Reaktion von Rückzug oder unterwürfigem Verhalten, oder mehr in der Angriffshaltung mit gespanntem Körper, gehobenem Kinn und geradem Blick? Wie hat sich Ihr Atem angefühlt?

Vielleicht haben Sie Lust und Muße, sich eine schwierige Situation mit einem Mitmenschen zu vergegenwärtigen und Ihren Körper seine Haltung dabei noch einmal einnehmen zu lassen. Wie hat sich das angefühlt? Wo fühlt es sich eng, wo eingehalten, gepresst, verdreht, abgeschnürt an? Wo kraftvoll, lebendig, verbunden, fließend? Haben Sie in der Situation Ihr Gegenüber noch wahrnehmen können oder standen Ihre eigenen negativen Gefühle und Gedanken im Vordergrund?

In schwierigen Beziehungssituationen reagieren wir oft mit einem für uns typischen Haltungs- und Kommunikationsmuster. Dies kann, wie oben beschrieben, eher passiv-unterwürfig oder eher fordernd-aggressiv sein.

Soziale Aspekte

Beide Verhaltensweisen waren in der Vergangenheit oft sinnvoll und richtig, um auszuweichen oder um anzugreifen, um uns selbst außer Gefahr zu bringen. Es gibt neben diesen beiden Kommunikationsmustern jedoch auch noch das sogenannte selbstbestimmt-assertive Verhalten. Diese Kommunikationsform beinhaltet ein kompetentes Eintreten für sich selbst, was aufrichtig, offen, lebendig und selbstbewusst geschieht, ohne dabei aggressiv zu sein. Der Gesprächspartner wird stattdessen einbezogen, er wird mit seinen Bedürfnissen und Interessen gehört, wahrgenommen und wertgeschätzt. Im Alltag benötigen wir alle drei Verhaltensweisen. Rückzug und Aggression sind manchmal nötig und bewusst eingesetzt wichtig, um seinen Platz im sozialen Gefüge zu bestimmen. Meist erwächst eine gelungene und herzöffnende Begegnung jedoch aus dem mittleren Weg, aus dem selbstbestimmt-assertiven Verhalten. Hier nehmen wir uns selbst wie auch den anderen mit unseren Bedürfnissen und Wünschen wahr und finden einen Weg, der für beide Seiten annehmbar ist. Experimentieren Sie damit und suchen Sie sich Menschen, die sich in diesem Bereich auch entwickeln wollen. Schauen Sie zum Beispiel nach Menschen, die Methoden wie die gewaltfreie Kommunikation, authentische Begegnung oder Circling praktizieren.

Seien Sie authentisch

Sprechen Sie von den Dingen, die Ihnen wirklich wichtig sind! Zeigen Sie Ihre Begeisterung, Lebendigkeit, Ihre Liebe, Zärtlichkeit, Leidenschaft und Fürsorge, Ihre Fragen, Zweifel, Ängste, Ihre Neugier, Wertschätzung und Dankbarkeit. Lassen Sie Ihre Sprache, Mimik, Stimme, Ihren ganzen Körper ausdrücken, was Sie empfinden, wünschen und geben können. Singen, lachen, weinen, flüstern, zittern, beben, tanzen Sie das, was Ihnen wichtig ist. Und schenken Sie sich und anderen Zeit, Aufmerksamkeit und Zuwendung.

Forgiveness – warum Vergebung ein Akt der Selbstheilung ist

Im Leben fühlen wir uns von unseren Mitmenschen oft verletzt, enttäuscht oder ungerecht behandelt. Ob Trennung vom Partner, Streit in der Familie oder das Übergangenwerden bei einer Beförderung – solche Ereignisse stürzen uns in Groll, Wut, Verzweiflung, Ärger, Angst, Traurigkeit, Scham oder Ekel. Am Ende steht oft die Verbitterung. Und häufig halten wir lange, manchmal jahrzehntelang an ihr fest. Sie prägt dann unser

---

Für ein gelungenes miteinander Reden ist es hilfreich, ...

... zuerst seine eigenen Wahrnehmungen im Körper zu spüren, zum Beispiel: aus dem Becken und Bauch aufsteigende Wärme und Enge in Brust und Kehle.

... dann die damit verbundenen eigenen Gefühle zu erkennen, zum Beispiel: Ich spüre eine Welle von Ärger in mir aufsteigen.

... dann die eigenen Bedürfnisse und Wünsche wahrzunehmen und mitzuteilen, zum Beispiel: Ich fühle mich übergangen. Bitte nimm meinen Beitrag wahr, gib mir Feedback und Anerkennung.

... wenn du Wünsche äußerst, dies immer in dem Bewusstsein zu tun, dass der andere nicht verpflichtet ist, diese zu erfüllen.

Soziale Aspekte

ganzes Leben und erzeugt eine Enge und Starre in uns und unseren Beziehungen, die uns hindert, lebendig und gesund zu sein. Wenn es stattdessen gelingt, der betreffenden Person zu vergeben, befreien wir uns von den Gefühlen aus der Vergangenheit und kehren zurück in den lebendigen Fluss des Seins und Werdens. Aktuelle Studien aus dem vergleichsweise jungen Gebiet der Vergebungsforschung zeigen, wenn wir den Menschen, die uns verletzt haben, vergeben können, dann reduzieren sich unsere Depressivität und Wut, unsere Hoffnung wächst, wir fühlen uns verbundener mit dem Leben und den Menschen sowie mit uns selbst. Damit wächst das Vertrauen in uns selbst und in das Leben als Ganzes.

Die heilsamen Effekte der Vergebung werden vom Psychologen Fred Luskin seit 1999 am *Stanford Forgiveness Project* sowie am 1994 von dem Soziologen Dr. Robert Enright gegründeten *International Forgiveness Institute* in Wisconsin wissenschaftlich untersucht. Mit beeindruckenden Ergebnissen: Aufrichtige Vergebung kann Blutdruck, Pulsschlag sowie die Ausschüttung der Stresshormone Cortisol und Adrenalin senken. Typische Stresssymptome reduzieren sich. In den Vergleichsgruppen, die nicht zum Vergeben ermutigt wurden, zeigte sich eine erhöhte Anfälligkeit für Stoffwechsel-, Infektions- sowie Krebserkrankungen. Es stellte sich weiterhin heraus, dass Menschen, die an Wut und Verbitterung festhielten, ein erhöhtes Risiko für Depressionen, Angst- sowie Schlafstörungen aufwiesen und zudem häufiger an Migräne, Herzattacken, Rückenschmerzen und sogar Krebs erkrankten. Aus diesem Grund interessieren sich immer mehr Ärzte, Psychologen, Psychiater und Soziologen für die Vergebung als Interventionsmöglichkeit bei Heilungsprozessen.

Aufrichtig zu vergeben heißt aber nicht, so zu tun, als wäre das Geschehene niemals geschehen. Das Augenmerk richtet sich vielmehr darauf, den eigenen Schmerz, der einem von einem Mitmenschen zugefügt wurde, wahrzunehmen und loszulassen. Eine wichtige Voraussetzung für den Heilungsprozess ist die Notwendigkeit der Veränderung der eigenen Haltung, um im Sinne der Vergebung das eigene Festhalten und sich Verschließen spüren zu können. Ein Bemühen um Vergebung ermöglicht uns einen neuen Anfang im Umgang mit uns selbst und unseren Mitmenschen. Wenn wir aufhören, mit Ereignissen aus unserer Vergangenheit zu hadern, kann uns ein bewusstes, erfüllteres Leben gelingen. Auch wenn wir anderen Menschen Leid zugefügt haben, können wir uns selbst vergeben. Ver-

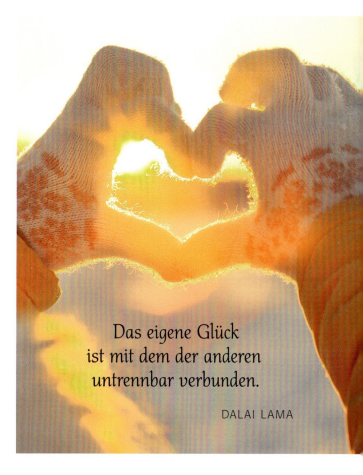

*Das eigene Glück
ist mit dem der anderen
untrennbar verbunden.*

DALAI LAMA

letzt zu werden und selbst zu verletzen scheint zum Leben zu gehören. Es kann uns dauerhaft beeinträchtigen und behindern. Wir können aber auch versuchen, diese Erfahrungen zu nutzen, um unsere Fähigkeiten zu entwickeln, damit in lebensfördernder Weise umzugehen.

Motivationsbarometer

Wenn Sie nun daran denken, wie Sie Ihre Beziehungen leben, wenn Sie spüren, wie Sie sich in Ihren Beziehungen mit anderen Menschen fühlen, möchten Sie etwas verändern oder weiterentwickeln? Was wollen Sie beibehalten oder stärken? Mein **Entwicklungsziel im Bereich der sozialen Beziehungen** lautet wie folgt:

_____

Wichtigkeit

Wie wichtig sind Ihnen Änderungen im Bereich Ihrer Beziehungen und wie zuversichtlich sind Sie, Ihr Ziel in absehbarer Zeit zu erreichen? Bitte bewerten Sie auf einer Skala von 0 bis 10 die Wichtigkeit Ihres Vorhabens, wobei 0 bedeutet, dass es Ihnen gar nicht wichtig ist, und 10, dass es Ihnen sehr wichtig ist. 0 kann auch bedeuten, dass Sie mit Ihrer Situation zufrieden sind und deshalb keinen Veränderungsbedarf in Ihrem Leben sehen. Bitte markieren Sie die Zahl, die am ehesten für Sie zutrifft.

0	1	2	3	4	5	6	7	8	9	10
Gar nicht wichtig										Sehr wichtig

Zuversicht

Wie zuversichtlich sind Sie, Ihr Entwicklungsziel im Bereich Ihrer Beziehungsgestaltung aktiv zu verfolgen, auch wenn Ihnen die Umstände gegebenenfalls schwierig erscheinen? Bewerten Sie Ihre Zuversicht auf einer Skala von 0 bis 10. 0 bedeutet, dass Sie gar nicht zuversichtlich sind, und 10, dass Sie sehr zuversichtlich sind. Bitte markieren Sie die Zahl, die am ehesten für Sie zutrifft.

0	1	2	3	4	5	6	7	8	9	10
Gar nicht zuversichtlich										Sehr zuversichtlich

Was mir guttut

Die Übungen, die wir Ihnen in diesem Kapitel vorstellen, können Sie bei Ihrer Beziehungsgestaltung unterstützen. Je nach Neigung und Temperament finden Sie hier verschiedene Möglichkeiten »Neues« zu probieren. Probieren Sie aus, was Ihnen zusagt, und finden Sie für eine Woche eine regelmäßige Praxis darin. Ideal ist es, wenn Sie sich jeden Tag dafür 20, 30 oder auch 60 Minuten Zeit gönnen, aber auch eine Minute oder fünf machen bereits einen Unterschied.

Übung zur Kommunikation – »Tanzen statt Kämpfen«

Sich und andere zu schützen wissen, innehalten können, Grenzen wahrnehmen, in stressigen Situationen entspannt bleiben: Dies sind seit jeher Werte der östlichen Kampfkunst. Die folgende, aus den *pushing hands* (dt. schiebende Hände; aus dem Tai-Chi) entwickelte Übung kann Ihnen helfen, Ihre Kommunikationsmuster und -gewohnheiten zu erkennen und diesen mit mehr Achtsamkeit zu begegnen.

Soziale Aspekte

Suchen Sie sich für die Übung eine Partnerin oder einen Partner und lesen und besprechen Sie gemeinsam zuerst die Übungsanleitung.

1. Stellen Sie sich etwa einen Schritt breit gegenüber Ihrem Übungspartner auf. Achten Sie darauf, dass Ihre Füße fest und stabil auf dem Boden stehen.

2. Nehmen Sie Blickkontakt auf und halten Sie diesen während der Übung aufrecht.

3. Nun heben Sie Ihren rechten Arm nach vorne in etwa auf Schulterhöhe, Ihr Partner hebt den linken Arm. Ihrer beider Handflächen weisen nach vorne und berühren sich. Dieser Handkontakt bleibt während der Übung bestehen und ist die Kontaktfläche, mit der Sie kommunizieren.

4. Beide Übungspartner begeben sich nun dicht aneinander heran. Spüren Sie in sich hinein und zum Gegenüber hin. Empfinden Sie es als angenehm oder eher unangenehm, Ihrem Übungspartner nah zu sein?

Auch wenn Widerstände gegenüber Ihrem Übungspartner auftreten, haben Sie die Möglichkeit, Ihre Energie und Kraft bewusst zu lenken, einzusetzen oder zurückzunehmen.

5. Halten Sie den Kontakt, wenn Sie jetzt miteinander in Bewegung kommen. Entscheiden Sie, in welche Richtung Sie sich bewegen möchten. Näher heran an den Partner oder wieder etwas zurück? Egal, wohin Sie sich bewegen, bleiben Sie in einem klaren Kontakt miteinander. Aus Ihren beiden Bewegungen miteinander entsteht auf diese Weise ein Tanz. Nach einer Weile des Bewegungsdialogs können Sie, wenn das für beide in Ordnung ist, versuchen, einander aus dem Gleichgewicht zu bringen.

6. Wenn Sie enden möchten, stehen Sie einen Moment beieinander. Schauen Sie sich an und verabschieden Sie sich mit einer Geste der Wertschätzung und des Dankes.

Im Anschluss an den gemeinsamen Tanz kann es erhellend sein, wenn Sie miteinander besprechen, wie Sie sich gegenseitig erlebt haben. Haben Sie Ihr Gegenüber und sich selbst eher als nachgiebig, als vermeidend, als aggressiv, dominant oder als bestimmt und in Kontakt bleibend erlebt? Wo im Körper haben Sie das gespürt? Wie floss Ihr Atem dabei? Welche Gefühle, Gedanken, Handlungsimpulse haben Sie wahrgenommen? Stimmt die Wahrnehmung Ihrer selbst mit der Wahrnehmung Ihres Gegenübers von Ihnen überein? Wie ist es, jetzt offen und transparent über Ihre Kommunikationsstile zu sprechen? Welche Erkenntnisse erwachsen Ihnen daraus, welche Fragen, Ideen, Vorhaben?

Übung »Vergebung für mich selbst«

Denken Sie an eine Person, der Sie durch Worte oder Taten wehgetan haben. Wenn Ihnen mehrere Menschen einfallen, beginnen Sie mit einem, bei dem Sie Ihr schlechtes Gewissen spürbar, aber nicht sehr stark empfinden.

Schließen Sie die Augen und wenden Sie Ihre Aufmerksamkeit den Empfindungen in Ihrem Körper zu, die Sie haben, wenn Sie an diese Person denken. Bleiben Sie bei diesen Wahrnehmungen und werden Sie sich bewusst, dass jeder Mensch im Laufe des Lebens anderen Leid zufügt. Versuchen Sie nachzuvollziehen, was zu Ihrem Fehler geführt hat, sowohl aus Ihrer Sicht als auch aus Sicht der anderen Person. Vielleicht hat dieser Mensch nicht gerade das Beste aus Ihnen herausgelockt, und das wissen Sie.

Verzeihen Sie sich selbst, vielleicht mit Worten wie »Möge ich (beginnen,) mir (zu) vergeben, für das, was ich getan habe, wissentlich oder unwissentlich, und damit dieser Person Leid zugefügt habe.«

Formulieren Sie die Absicht, diesen Fehler nicht zu wiederholen, auch wenn er erneut geschehen kann.

Nehmen Sie sich Zeit zu bemerken, ob und was sich in Ihrem inneren Empfinden ändert. Bleiben Sie für eine Weile mit Ihrer Aufmerksamkeit bei Ihrem Atem und Körper und schließen Sie dann diese Vergegenwärtigung des Vergebens mit einer Geste ab.

Es kann sehr schön und verbindend sein, die bei der Übung gemachten Erfahrungen mit einer vertrauten Person zu teilen. Wenn Sie gern schreiben, möchten Sie das Erlebte vielleicht aufschreiben.

Metta-Meditation

Die Metta-Meditation ist eine Meditationsmethode, die auf Buddha (ca. 563–483 v. Chr.) zurückgeht. Das Wort »metta« (palisch: *mett,* sanskr.: *maitr,* engl.: *loving kindness*) wird mit »liebende Güte« und »Freundschaft« übersetzt. Bei dieser Meditationsform wird der Praktizierende dazu eingeladen, eine Einstellung des liebevollen Wohlwollens für sich und andere Wesen dieser Welt zu entwickeln.

Zorn, Angst sowie Abhängigkeit werden in der buddhistischen Lehre als eine Bürde gesehen, die Leid hervorbringt. Trennen wir uns zum Beispiel von unserem Partner oder werden verlassen, bleibt in der Regel bei mindestens einem von uns Groll, Verbitterung oder sogar Hass zurück. Damit vergiften wir in erster Linie uns selbst und sind auch für andere selten eine Freude.

Wenn wir hingegen üben, uns und anderen Wesen mit akzeptierender, liebevoller Güte zu begegnen, kann das körperliche und seelische Heilung bewirken. Bei dieser Meditation richten Sie Ihren Geist auf heilsame Metta-Wünsche aus. Metta wird häufig mit der Sonne verglichen, die alle und alles gleichermaßen bescheint, ihre Wärme großzügig verschenkt, ohne einen Unterschied zu machen.

Sie sollten in der Metta-Meditation wohlwollend und behutsam mit sich und Ihren eigenen Vorbedingungen umgehen und ohne jeden Druck oder zu viel Bemühen üben. Die Schulung von liebevoller Güte und Mitgefühl ist eine lebenslange Übung, die Sie mit regelmäßigen, entspannten Meditationen entwickeln können.

Für die Metta-Meditation nehmen Sie eine bequeme Meditationshaltung ein. Schließen Sie Ihre Augen und fokussieren Sie Ihre Aufmerksamkeit zunächst auf Ihren Atem, ohne diesen beeinflussen zu wollen. Stellen Sie sich vor, dass die Sonne auf Ihren Körper scheint und vor allem den Bereich um Ihr Herz mit einer wohligen Wärme erfüllt.

1. Schritt: Liebevoll sich selbst zuwenden und aus der Tiefe des eigenen Herzens sprechen
Im ersten Schritt der Metta-Meditation geht es darum, Liebe zu sich selbst zu entwickeln. Das mag sich für viele von uns ungewöhnlich oder sogar falsch anfühlen und mit inneren Widersprüchen einhergehen. Wenn wir aber tief in unser Innerstes schauen, zeigt sich unser ganz natürlicher Wunsch, glücklich zu sein und nicht zu leiden. Machen Sie sich diesen Wunsch achtsam bewusst und richten Sie Ihre Aufmerksamkeit auf Ihren Herzraum. Wenn Sie mögen, legen Sie eine Hand auf diesen Bereich und spüren die Wärme dort. Vielleicht gelingt es Ihnen wahrzunehmen, dass sich dieser bei jedem Atemzug mehr weitet und öffnet.

Soziale Aspekte

Sprechen Sie nun mit liebevoller Aufmerksamkeit und aus der Tiefe zu sich selbst folgende Sätze:
Möge ich glücklich sein.
Möge ich mich sicher und geborgen fühlen.
Möge ich gesund und heiter sein./Möge ich Heilung finden.
Möge ich unbeschwert leben, möge ich mit Leichtigkeit durchs Leben gehen.
Möge ich in Frieden leben.

Wählen Sie einen Metta-Wunsch für sich aus, der Ihnen am ehesten entspricht und in Ihrem Inneren sowie Ihrem Herzen schwingen kann. Wiederholen Sie diesen mehrere Male. Kommt er bei Ihnen an? Welche Gefühle kommen bei Ihnen auf und wie nehmen Sie hierbei Ihren Körper wahr. Falls Ihnen die Wortwahl nicht gefällt, können Sie auch die Du-Form wählen. Sagen Sie zu sich: *Mögest du glücklich sein* etc. Wählen Sie höchstens vier Metta-Wünsche für sich aus und sprechen Sie diese rhythmisch und direkt einige Male für sich.

2. Schritt: Sich liebevoll Freunden zuwenden

Erinnern Sie sich nun an einen Menschen, der Ihnen besonders nahesteht und dem Sie vertrauen – einen Freund, eine Freundin, einen Verwandten. Sehen Sie diese Person vor Ihrem inneren Auge. Sprechen Sie nun die vier selbst gewählten Metta-Wünsche vom ersten Schritt in der Du-Form aus. Schicken Sie dabei Ihre ganze Liebe, Ihr ganzes Wohlwollen und Ihre ganze Dankbarkeit zu der vertrauten Person, zum Beispiel:
Mögest du glücklich sein.
Mögest du gesund und heiter sein.
Mögest du dich beschützt fühlen.
Mögest du in Frieden leben.

Wiederholen Sie diese Metta-Wünsche mehrmals in einem ruhigen Rhythmus und mit offenem Herzen zu Ihrem inneren Gegenüber.

3. Schritt: Sich liebevoll einem Fremden zuwenden

Stellen Sie sich nun eine Person vor, die Sie zwar kennen, die Ihnen aber nicht wirklich nahesteht, zum Beispiel die Kassiererin im Supermarkt, einen Nachbar etc. Wünschen Sie diesem Menschen von Herzen Glück und Wohlergehen. Dazu wiederholen Sie die Sätze, die Sie in Schritt 1 und 2 ausgewählt haben, zum Beispiel:
Mögest du glücklich sein.
Mögest du gesund und heiter sein.
Mögest du dich beschützt fühlen.
Mögest du in Frieden leben.

4. Schritt: Liebende Güte auch für uns schwierige Menschen entwickeln

Stellen Sie sich nun einen Menschen vor, mit dem Sie Schwierigkeiten haben, der Ihnen etwas Verletzendes angetan hat oder den Sie hassen. Versuchen Sie, Ihrer Vorstellung eine zugewandte, vielleicht sogar liebevolle Qualität zu geben. Wenn Sie mögen, stellen Sie sich die Person als zorniges Kind vor, dem Ihr Mitgefühl Sicherheit, Beruhigung und Entspannung bringt und ihm guttut. Versuchen Sie einen ersten Schritt zur Versöhnung und sprechen Sie folgenden Metta-Satz:
Ich verzeihe dir.
Durch diesen oder einen ähnlichen Satz kann es Ihnen mit der Zeit gelingen, die Härte Ihres Geistes gegenüber dieser Person zu mildern und Ihren Groll zu reduzieren. In einem weiteren Schritt stellen Sie sich wieder die schwierige Person vor und sprechen Sie die Metta-Wünsche aus Schritt 1 bis 3, zum Beispiel:
Mögest du glücklich sein.
Mögest du gesund und heiter sein.
Mögest du dich beschützt fühlen.
Mögest du in Frieden leben.

Atmen Sie abschließend tief ein und aus und kommen Sie mit Ihrer Aufmerksamkeit in Ihren Körper und zur Außenwelt zurück.

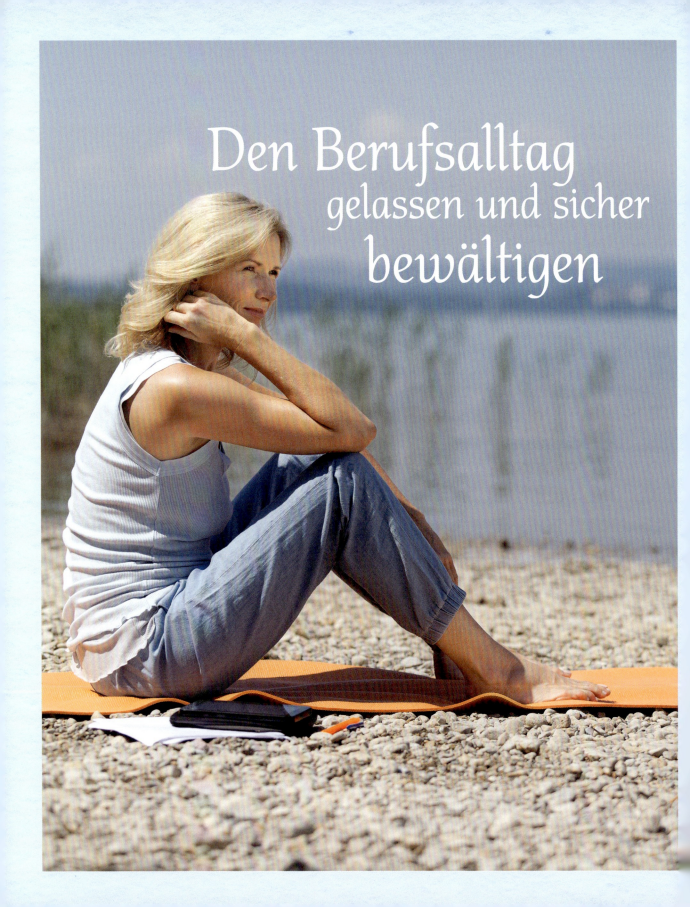
Den Berufsalltag gelassen und sicher bewältigen

Mit Selbstachtsamkeit durch die Berufs- und Arbeitswelt

Erleben Sie Ihre Arbeit und Ihren persönlichen Beitrag zum Ganzen für Ihr Wohlbefinden, Ihr Selbstverständnis und Ihren Selbstwert als wichtig? Für viele Menschen ist das so bis ins hohe Alter. Der »Werk-Sinn«, das Bedürfnis, Sinnvolles zu schaffen, gehört zu unseren Grundbedürfnissen. Und Kreativität, die Fähigkeit, Neues zu denken, fühlen, tun und erschaffen, zeichnet uns Menschen vor allen anderen Lebewesen aus.

In der Regel tun und erschaffen wir Sinnvolles und Neues gemeinsam mit anderen Menschen. Arbeit verbindet uns miteinander und mit dem Ganzen. Zugleich sind wir natürlich auch angewiesen auf Arbeit als Mittel zum Lebenserwerb. Wir nehmen Unannehmlichkeiten, Stress und Auseinandersetzungen in Kauf, um unser Einkommen zu sichern. Wenn also im Bereich der Arbeit und Leistung unser Tempel der Gesundheit schadhaft ist, wenn wir zu viel, die falsche oder gar keine Arbeit haben und damit tiefe Bedürfnisse und Wünsche in diesem Bereich unerfüllt bleiben, belastet uns das sehr. Eine Arbeit, die uns entspricht, die wir gern tun und die uns ausreichend Einkommen und Wertschätzung einbringt, gehört zu unseren wichtigsten Gesundheitsressourcen.

Moment mal

Nehmen Sie sich für ein paar Atemzüge Zeit, um Ihren Gefühlen für Ihre aktuelle Arbeitssituation Raum und Aufmerksamkeit zu schenken. Setzen oder legen Sie sich bequem hin. Schließen Sie die Augen und lassen Sie Ihren Körper ein paar tiefe, lange Atemzüge schöpfen. Mit dem Ausatmen stellen Sie sich vor, wie Ihr Körper zur Sitz- oder Auflagefläche loslässt, Gewicht und Spannung wohlig abgibt. Dann halten Sie Ihre Aufmerksamkeit im Körper, bemerken Sie Veränderungen.

Wenn Sie an Ihre Arbeit denken – ändert sich Ihr Atem, ändern sich die Räume in Brust, Bauch und Becken, die Ihr Atem bewegt? Wird es Ihnen weiter oder enger in der Brust, im Herzen, wenn Sie an Ihre Kollegen, Ihren Arbeitsplatz, Ihre Fähigkeiten, Erfolge, Pläne, Ziele, Misserfolge oder Schwierigkeiten denken? Was regt sich dabei in Ihrem Körper? Spüren Sie Freude? Begeisterung? Stolz? Oder Langeweile, Ärger, Frust, Überforderung? Sind Sie zufrieden mit Ihrer Arbeit? Mit dem, was Sie einbringen, und mit dem, was für Sie dabei herauskommt? Sowohl finanziell als auch emotional, sozial und intellektuell?

Notizen: _____

Weniger Stress

Für viele von uns spielt die Überlastung durch zu viel Arbeit und zu hohen psychischen Druck eine zunehmende Rolle. Der Stressreport der Bundesanstalt für Arbeitsschutz und Arbeitsmedizin (BAuA) für das Jahr 2012 zeigte, dass für 43 Prozent der befragten Beschäftigten Stress und Arbeitsdruck in den letzten zwei Jahren spürbar zugenommen haben. 19 Prozent, also ein knappes Fünftel der Befragten, fühlte sich von der reinen Arbeitsmenge überfordert. Rund ein Viertel der Befragten gab an, Pausen ausfallen zu lassen, und begründete dies in mehr als einem Drittel der Fälle damit, zu viel Arbeit zu haben. Dieser Prozess des zunehmenden Raubbaus an den Ressourcen für gesundes, kreatives und erfüllendes Arbeiten steht im Zusammenhang mit der aktuellen »Krise« unserer Wirtschafts-, Sozial- und Ökosysteme.

Berufs- und Arbeitswelt

Empfinden Sie diese Krise? Gehen Ihnen die sozialen, wirtschaftlichen und ökologischen Veränderungen auf der Erde nahe? Ich habe das Gefühl, die gegenwärtige Krise ist entstanden, weil wir zu sehr auf der brüchigen Basis von Raubbau und Pump leben. Denn Systeme müssen zusammenbrechen, wenn die Bilanz aus Verbrauch und dem Wiederaufbau von Ressourcen dauerhaft negativ ausfällt. Das gilt nach außen und genauso auch nach innen. Wirtschaftskrise, Klimawandel, Ökokrise im Außen und zugleich der in unserem Innern massenhaft auftretende Dauerstress mit seinen physischen und psychischen Krankheitsfolgen lassen sich als verwandte Phänomene der krisenhaften, postmodernen Industriegesellschaften verstehen. Zu den unter dauerhaftem Stress vermehrt auftretenden Beschwerden und Erkrankungen zählen zum Beispiel Schlafstörungen, Migräne, Herz-Kreislauf-Erkrankungen, Krebs, Rücken- und Gelenkbeschwerden sowie Erschöpftsein, Ausbrennen, Depression und das Leiden an einer tief empfundenen Sinnleere des Lebens. Damit wird deutlich, dass sich stressbedingte Erkrankungen keineswegs nur bezogen auf einzelne Menschen und ihr Leben erklären, sondern nur im größeren Kontext unserer Gesellschaft zu verstehen und zu verändern sind.

> **Die Arbeit läuft dir nicht davon, wenn du deinem Kind den Regenbogen zeigst. Aber der Regenbogen wartet nicht, bis du mit der Arbeit fertig bist**

Vor allem die Gewerkschaften haben seit über 100 Jahren um den Gesunderhalt und die Sicherung von Lebensqualität und Leistungsfähigkeit der Beschäftigten gekämpft. Arbeitsschutz, Arbeitszeitbegrenzung, Pausen- und Urlaubsregelungen sowie faire Entlohnung tragen zum dauerhaft niedrigen Aufkommen von Arbeitsunfällen bei. Aber auf die Entwicklung der psychischen und stressbedingten Belastungen haben diese Maßnahmen deutlich weniger Einfluss. Mobiles Arbeiten in zunehmend sozial unsicheren Arbeitskontexten erfordert neue Schutzmaßnahmen, damit die Balance von Arbeiten und Erholen gewahrt wird. Mehr als jemals zuvor sind wir selbst gefordert, aber auch in der Lage, die wichtigen Bauteile unseres Tempels der Gesundheit, die mit Arbeit, Leistung und Selbstverwirklichung zusammenhängen, so zu gestalten, dass unsere Ressourcen für Gesundheit erhalten bleiben und wachsen und wir uns immer wieder erholen können. Ruhe, Entspannung, Erholung und Muße sowie sinnstiftende Freizeittätigkeiten sind zu Aufgaben der Lebensplanung geworden, die es täglich im Alltag und nicht nur am Wochenende und im Urlaub umzusetzen gilt. Doch der dafür notwendige Vorschuss an Bewusstsein, Kraft und Willen ist oft schon aufgebraucht, bevor wir auf die Idee kommen, ihn zur Selbstregeneration zu nutzen. In dem Maße, in dem zum Beispiel arbeitsfreie Sonn- und Feiertage und kulturell-religiöse Rituale und Strukturen an Verbindlichkeit verlieren und die individuelle Autonomie und Flexibilität zunehmen, gewinnen die Fähigkeiten der Selbstwahrnehmung, Selbstorganisation und der Selbstfürsorge an Bedeutung. Achtsamkeit und Selbstfürsorge sollte daher heute ins Kern-Curriculum unserer Bildungspläne (Altner, 2009) gehören. Wir haben heute das Glück, viele wirksame Methoden der Selbstwahrnehmung und Selbstregulation aus unterschiedlichen Kulturen zur Verfügung zu haben. Dazu gehören das Qigong, verschiedene Meditationsformen, Yoga und die Kampfkünste.

In einem von uns im Rahmen eines vom Bundesministerium für Bildung und Forschung durchgeführten Forschungsprojekts haben wir untersucht, ob und wie sich die Bedürfnisse für kreatives und gesundes Arbeiten mit zunehmendem Alter verändern (siehe dazu auch www.kreare.de). In unserer Erhebung bei 400 Innovatoren fanden wir trotz einer in der Mehrzahl guten bis sehr guten Arbeitsfähigkeit bei über 60 Prozent der Befragten, und zwar vor allem bei den 35–55-Jährigen, Anzeichen für eine mittlere bis starke vitale Erschöpfung. Diese geht häufig kardiovaskulären und psychischen Erkrankungen voraus. Die ebenfalls erhobene Selbstachtsamkeit stellte sich als eine Ressource heraus, die vor vitaler Erschöpfung schützt und Kreativität zu erhalten scheint (Altner, Ottensmeier, 2015).

Aus Sicht der Mind-Body-Medizin bildet eine selbstachtsame und fürsorgliche Haltung die wichtigste Voraussetzung für eine gesundheitsgerechte eigene Lebensgestaltung und dann auch für eine entsprechende Mitarbeiterführung. »Be the change you want to see in the world« – dieser von Mahatma Gandhi formulierte Imperativ ermächtigt uns alle, die wir den Status quo verbessern wollen, gewünschte Veränderungen sofort und wirksam zu initiieren, nämlich zuerst bei uns selbst. Nur auf diesem Weg erscheint mir mittelfristig ein gesellschaftlicher Wandel möglich, der auf Erhalt und Kultivierung von Ressourcen für Gesundheit, Lebenszufriedenheit und Kreativität ausgerichtet ist. Neben einer menschengerechten und ökologisch verantwortlichen Ernährung, ausreichend Bewegung, alltagsbezogenen Naturerfahrungen und sozialer Unterstützung kann vor allem auch eine selbstachtsame Haltung zur Stärkung unserer Gesundheitsressourcen im Arbeitsalltag beitragen. Dazu gehören ein freundlicher, wohlwollender und fürsorglicher Umgang mit uns selbst sowie das regelmäßige Innehalten in unserem Tun, um uns wahrzunehmen und sein zu lassen.

Motivationsbarometer

Wenn Sie nun Ihre Arbeitssituation bedenken und reflektieren, wie Sie mit den Herausforderungen und Belastungen umgehen, vielleicht haben Sie eine Idee, wie Sie diese und Ihren Arbeitsalltag gestalten könnten, um gelassener, sicherer und freudiger damit umgehen zu können. Was in Ihrem Alltag wollen Sie beibehalten oder stärken? Was könnten Sie verändern oder weiterentwickeln?

Mein **Ziel** im **Bereich Arbeitsalltag** lautet wie folgt:

_____

Wichtigkeit

Wie wichtig sind Ihnen Änderungen im Bereich Ihrer Arbeit und wie zuversichtlich sind Sie, Ihr Ziel in absehbarer Zeit zu erreichen? Bitte bewerten Sie auf einer Skala von 0 bis 10 die Wichtigkeit Ihres Vorhabens, wobei 0 bedeutet, dass es Ihnen gar nicht wichtig ist, und 10, dass es Ihnen sehr wichtig ist. 0 kann auch bedeuten, dass Sie mit Ihrer Situation zufrieden sind und deshalb keinen Veränderungsbedarf in Ihrem Leben sehen. Bitte markieren Sie die Zahl, die am ehesten für Sie zutrifft.

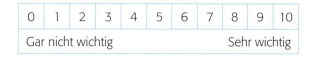

Zuversicht

Wie zuversichtlich sind Sie, im Arbeitsalltag Ihr Ziel aktiv zu verfolgen, wenn Sie sich dazu entschieden haben? Bewerten Sie Ihre Zuversicht auf einer Skala von 0 bis 10. 0 bedeutet, dass Sie gar nicht zuversichtlich sind, und 10 bedeutet, dass Sie sehr zuversichtlich sind. Bitte markieren Sie die Zahl, die am ehesten für Sie zutrifft.

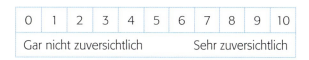

Berufs- und Arbeitswelt

Was mir guttut

Achtsamkeitsübungen, wie ich sie Ihnen hier vorstelle, lassen Sie in Ihrem Arbeitsalltag innehalten und regen Ihre Selbstachtsamkeit an.

Achtsamkeit im Alltag

Probieren Sie von den folgenden, von Saki Santorelli vom University of Massachusetts Medical Center inspirierten Anregungen aus, was Sie anspricht. Vielleicht finden Sie damit Wege, wie Sie Ihre gewünschten Veränderungen unterstützen können.

Nehmen Sie sich jeden Morgen fünf bis dreißig Minuten Zeit, um still zu sein und zu meditieren. Setzen oder legen Sie sich hin, um ganz bei sich zu sein. Schauen Sie aus dem Fenster, hören Sie den Geräuschen der Natur zu oder machen Sie einen kurzen Spaziergang. Wenn Sie Ihren Arbeitsweg beginnen, nehmen Sie sich eine Minute Zeit, um auf Ihren Atem zu achten.

Auf dem Weg zur Arbeit, im Auto etwa, nehmen Sie die Spannungen im Körper wahr, zum Beispiel verkrampfte Hände am Lenkrad, hochgezogene Schultern, angespannter Magen etc. Erlauben Sie diesen Spannungen, sich zu lösen.

Macht Sie das Angespanntsein zu einem besseren Fahrer? Wie fühlt es sich an, entspannter zur Arbeit zu fahren?

Entscheiden Sie sich dafür, das Autoradio nicht einzuschalten und nur mit sich selbst zu sein.

Experimentieren Sie damit, auf der rechten Spur zu fahren und 5 km/h unter der Höchstgeschwindigkeit zu bleiben.

Wenn Sie zu einer roten Ampel kommen, nutzen Sie die Zeit, um Ihren Atem wahrzunehmen, ebenso die Bäume, den Himmel oder Ihre Gedanken in diesem Moment.

Wenn Sie an Ihrem Arbeitsplatz angekommen sind, nehmen Sie sich eine Minute Zeit, um wirklich anzukommen. Werden Sie sich bewusst, wo Sie sind.

Nutzen Sie die Pausen, um sich wirklich zu entspannen. Vielleicht machen Sie einen kurzen Spaziergang, anstatt Kaffee zu trinken, zu rauchen oder zu lesen.

Es ist hilfreich, wenn Sie für die Mittagspause die Umgebung wechseln können.

Wenn Sie einen eigenen Arbeitsraum haben, schließen Sie die Tür für eine Weile und entspannen Sie sich ganz bewusst.

Entscheiden Sie sich, jede Stunde einen »Stopp« von ein bis drei Minuten einzulegen, während dessen Sie sich Ihres Atems und Ihrer Körperwahrnehmungen bewusst werden. Erlauben Sie Ihrem Geist während dieser Zeit der Innenschau, sich zu beruhigen.

Verwenden Sie Anhaltspunkte in Ihrer Umgebung als Erinnerung für Ihr Zentrieren auf sich selbst, beispielsweise das Klingeln des Telefons, die rote Ampel etc.

Nutzen Sie die Mittagspause oder andere Zeiten, um mit Menschen, die Ihnen nahestehen, zu sprechen. Versuchen Sie Themen zu finden, die nicht unbedingt mit der Arbeit zu tun haben.

Entscheiden Sie sich ein- oder zweimal die Woche, Ihr Mittagessen schweigend einzunehmen. Nutzen Sie diese Zeit, um langsam zu essen und bei sich zu sein.

Berufs- und Arbeitswelt

Versuchen Sie am Ende des Arbeitstages, kurz Rückschau zu halten und beglückwünschen Sie sich zu der getanen Arbeit. Für heute haben Sie schon genug getan!

Spüren Sie beim Verlassen Ihrer Arbeitsstelle die kühle oder warme Luft draußen. Nehmen Sie die Kühle oder Wärme Ihres Körpers wahr. Was geschieht, wenn Sie sich für diese Umweltqualitäten und körperlichen Wahrnehmungen öffnen können, ohne sie abzuwerten? Nehmen Sie die Geräusche wahr. Können Sie gehen, ohne sich getrieben zu fühlen? Was geschieht, wenn Sie langsamer werden?

Nehmen Sie sich auf dem Nachhauseweg einen Moment Zeit, um bewusst den Wechsel von der Arbeit zu Ihrem Zuhause zu vollziehen. Nutzen Sie diesen Moment, um einfach nur zu sein. Wie die meisten Menschen sind Sie dabei, sich in die nächste Vollzeitbeschäftigung zu begeben: Ihr Zuhause.

Wenn Sie Auto fahren, bemerken Sie, wann Sie anfangen, zu schnell zu fahren. Können Sie etwas daran ändern? Werden Sie sich bewusst, dass Sie über mehr Kontrolle verfügen, als Sie glauben.

Wenn Sie zu Hause angekommen sind, nehmen Sie sich einen Augenblick, um sich bewusst auf Ihr Zuhause-Sein (mit Ihrer Familie oder allein) einzustimmen.

Legen Sie zu Hause Ihre Arbeitskleidung ab. Diese einfache Handlung hilft Ihnen vielleicht, in Ihre Rolle als Privatperson zu schlüpfen. Begrüßen Sie alle Mitglieder Ihres Haushalts. Nehmen Sie sich einen Moment Zeit, die anderen zu umarmen und ihnen in die Augen zu sehen. Wenn möglich, schaffen Sie sich fünf bis zehn Minuten, um still und ruhig zu sein. Wenn Sie allein leben, nehmen Sie die Stille in Ihrer Wohnung wahr und das Gefühl, in Ihre Umgebung einzutreten.

Atemraum

Eine einfache und alltagstaugliche Achtsamkeitsübung in drei Schritten ist der Atemraum.

1. Zentrieren: Halten Sie für einen Moment in Ihrem Tun inne. Schließen Sie die Augen. Spüren Sie, wie Sie in diesem Moment hier sitzen. Nehmen Sie den Raum und die Geräusche wahr, die Sie umgeben. Spüren Sie die Kleidung auf der Haut und Ihren Körper, so wie er jetzt hier sitzt.

2. Mitte: Spüren Sie dann, wie der nächste Einatemzug den Atemraum in Ihren Körper weitet und wie er dann mit dem Ausatmen ein wenig loslässt. Bleiben Sie für fünf oder auch für zehn Atemzüge dabei.

3. Öffnen: Nehmen Sie nun Ihren atmenden Körper in seiner Umgebung wahr. Öffnen Sie die Augen, spüren Sie sich in Ihrer Welt und fahren Sie dann verbunden mit Ihrem Innern und mit der Welt in Ihrem Tun fort.

Vier Schritte zur Stressreduktion

»Love it, change it or leave it.«

Diese Übung können Sie an jedem Ort machen, wenn Sie mit Stress in Berührung kommen. Jedes Mal, wenn Sie Stresswarnsignale bei sich bemerken, versuchen Sie folgende Strategie:
Halt! Atme! Denke nach und entscheide! Setze die Entscheidung in Handlung um!

Halt!
Sagen Sie zu sich selbst »Halt!«, wenn Sie in Stress geraten. Dieses simple Wort kann Ihnen helfen, das Muster der automatischen Reaktionen und den negativen Stresskreislauf zu durchbrechen.

Atme!
Halten Sie inne und atmen Sie tief ein. Lassen Sie dann mit dem langen, tiefen Ausatem alle körperliche Anspannung los. Durch diese bewusste Atmung wird es Ihnen möglich, dem negativen Stresskreislauf zu entgehen. In der Regel halten Menschen in Stresssituationen den Atem an und verspannen in der Muskulatur. Indem Sie sich auf Ihren Atem konzentrieren, ist Ihre Aufmerksamkeit für einen Moment vom Stress abgelenkt. Dieser kurze Augenblick ist häufig schon ausreichend, um sich auf sich selbst zu fokussieren und den Stress gelassener sein zu lassen.

Denke nach und entscheide!
Sobald Sie den Kreis Ihrer Stressgedanken durchbrochen haben, sind Sie in der Lage, Ihre Aufmerksamkeit und Energie auf das aktuelle Problem zu lenken sowie über die Stressursache nachzudenken. Nehmen Sie die Position eines Beobachters ein, um herauszufinden, wie Ihre Gedanken arbeiten. Dieser Prozess des Reflektierens kann Ihnen helfen, ein Bewusstsein für Ihre Stressauslöser zu entwickeln. Nach dieser kleinen »Auszeit« sind Sie besser in der Lage, sich zu entscheiden, wie Sie reagieren möchten bzw. was Sie tun wollen.

Setze die Entscheidung in Handlung um!
Sie können Ihre (Stress-)Situation nur verändern, indem Sie etwas anderes tun bzw. sich anders verhalten als bisher.

Verwöhnübungen
Diese Übungen stammen aus dem Qigong und sind kleine Verwöhneinheiten für zwischendurch.

1. Augenpause
Unsere Augen werden tagtäglich mit einer wahren Reizüberflutung konfrontiert – das Zeitunglesen am Morgen, stundenlange Arbeit vor dem PC-Bildschirm, SMS zwischendurch, die Autofahrt durch den Feierabendverkehr und anschließend aufs Sofa zum Fernsehgucken. Das ist Stress pur für unsere Sehorgane. Müde, brennende oder tränende Augen sind häufig die Folge. Oft sehen wir nach einem langen Tag auch verschwommen oder schlechter. Unsere Augen sind wie eine Tür für Stress. Schließen Sie diese einfach und versuchen Sie, wann immer es Ihnen möglich ist, die Augenpause durchzuführen.

Setzen Sie sich bequem auf einen Stuhl (Brillenträger nehmen ihre Brille ab). Atmen Sie tief in Ihren Bauchraum hinein und versuchen Sie, herzhaft und genüsslich zu gähnen. Reiben Sie nun Ihre Hände aneinander, bis sie ganz warm sind. Die Wärme Ihrer Hände entspannt gleich Ihre Augen- und Gesichtsmuskulatur und verbessert deren Durchblutung.

Legen Sie die Handinnenflächen über Ihre Augen, ohne die Lider zu berühren. Legen Sie dabei Ihre Hände so, dass kein Licht mehr durchdringen kann. Wenn Sie mögen, stützen Sie Ihre Arme auf der Tischplatte ab. Schließen Sie nun Ihre Augen und atmen Sie ruhig und tief. Vielleicht sehen Sie Muster oder Schatten. Konzentrieren Sie sich ganz auf Ihren Atem und lassen bei jedem Ausatmen einen Muskel Ihres Körpers los, den Sie entspannen möchten. Kommen Ihnen Gedanken und Bilder, lassen Sie diese wie Wolken am Himmel vorbeiziehen, ohne sie zu bewerten oder festzuhalten. Konzentrieren Sie sich auf die Dunkelheit. Lassen Sie nach einiger Zeit Ihre Hände sinken und das Licht durch Ihre geschlossenen Lider strömen. Öffnen Sie Ihre Augen, gähnen Sie und rekeln Sie sich.

2. Ohrenpause
Auch unsere Ohren werden den ganzen Tag überbeansprucht, durch den Straßenkrach, durch Bau-

lärm, Flugzeuge, Telefonklingeln, Gespräche am Arbeitsplatz etc. Lärm deutet unser Unbewusstes als Gefahr und versetzt uns demzufolge in Stress. Der permanente Geräuschpegel wird für viele zum Gesundheitsrisiko. Deshalb sollten Sie versuchen, Ihren Ohren mehrmals am Tag eine kleine Ruhepause zu gönnen.

Reiben Sie Ihre Hände aneinander warm und halten Sie sich anschließend die Ohren zu. Spüren Sie die Wärme und nehmen Sie die gedämpften Geräusche wahr. Die Ohrenpause dreimal wiederholen.

3. Ohrenkneten
Diese Übung reguliert im energetischen Sinne Ihren Kreislauf.

Kneten Sie Ihr gesamtes Ohr zwischen Daumen und Zeigefinger so lange, bis es ganz rot und warm wird. Die Übung kann gleichzeig mit beiden Ohren durchgeführt werden.

4. Gesicht reiben
Eine chinesische Weisheit zu dieser Übung lautet: Mache diese Übung täglich und reibe dein Gesicht fünfzigmal und dies über drei Jahre und du hast keine Falten mehr.

Reiben Sie Ihre Hände aneinander warm. Anschließend beginnen Sie, mit den angewärmten Händen Ihr Gesicht genüsslich vom Kinn zur Stirn in der Mitte aufsteigend sowie nach außen über Stirn, Schläfen, Wangen und Unterkiefer wieder zum Kinn zu reiben. Diese Übung zehn- bis fünfzehnmal wiederholen.

5. Zunge rollen
Diese Übung kann Verspannungen im Kiefer lösen und regt den Speichelfluss an.

Rollen Sie mit Ihrer Zungenspitze an der rechten Innenseite der oberen Zahnreihe am Übergang zum Zahnfleisch entlang mit leichtem Druck auf die linke Kieferseite. Anschließend massieren Sie mit Ihrer Zunge auf dieselbe Weise auch die untere Zahnreihe von links nach rechts.

Das Rollen der Zunge kann mit dem Atem verbunden werden: einatmend die obere Zahnreihe entlang, ausatmend die untere Zahnreihe. Insgesamt sollten Sie Ihre Zunge viermal in die eine und viermal in die entgegengesetzte Richtung rollen.

Anschließend rollen Sie mit Ihrer Zunge außenherum um die Zahnreihe, indem Sie diese zwischen Wange und Zähnen am Zahnfleisch entlangrollen. Auch hier viermal in die eine sowie viermal in die entgegengesetzte Richtung massieren. Den entstandenen Speichel am Ende der Übung bewusst hinunterschlucken.

6. Gesicht waschen
Diese Übung soll helfen, »obere Fülle« (Gedanken, Kopfschmerzen oder Hitze) zu reduzieren. Dafür führen Sie Ihre angewärmten Handflächen vor dem Gesicht mit etwas Abstand vorbei, die Handaußenkanten befinden sich dabei aneinander. Spüren Sie die Wärme auf Ihrem Gesicht?

Setzen Sie nun Ihre Fingerkuppen am Haaransatz an und verzahnen Sie sie mit etwas Druck ineinander. Ziehen Sie sie mit so viel Druck, wie es Ihnen angenehm ist, über Ihren Kopf zum Schädelansatz nach hinten.

Anschließend nehmen Sie Ihre Hände mit aneinandergelegten Handaußenseiten an den Hals nach vorne, streichen bis zum Bauch hinunter und schwenken sie seitlich aus. Wiederholen Sie diese Übung mehrmals hintereinander.

Fazit und Ausblick

Wo stehe ich jetzt? Wohin möchte ich?

Wir sind am Ende des Programms und des Buchs angelangt. Gratulation zu Ihrem Durchhaltevermögen!

Moment mal

Nehmen Sie sich für ein paar Atemzüge Zeit und verbinden Sie sich mit Ihren Gefühlen, Ihren Gedanken und Ihrem Körper, so wie Sie jetzt gerade sind – wie fühlen Sie sich jetzt in diesem Moment? Haben Sie Erkenntnisse gefunden und Erfahrungen gemacht, die Ihnen wertvoll sind? Haben Sie ausprobiert, wie es ist, Gewohnheiten zu verändern? Was ist für Sie daraus entstanden? Hören Sie Kommentare von Ihren Nächsten? Gibt es Menschen, die Sie gerne auf Ihrem weiteren Weg der Stärkung Ihrer Selbstheilungskräfte einbeziehen möchten?

Notizen: _____

> Beginne, wo du bist.
> Nutze, was du hast.
> Tu, was du kannst.
>
> ARTHUR ASHE

Vielleicht mögen Sie den **Test zur Stabilität Ihres Tempels der Gesundheit** und den **SensiTool-Test** noch einmal nutzen, um Veränderungen festzustellen (siehe Seite 25 ff.).

In den Kapiteln dieses Buchs habe ich Sie mit den wichtigsten Elementen einer gesundheitsfördernden Lebensgestaltung vertraut gemacht. Und Sie haben damit in Ihrem Alltag experimentiert. Dabei haben wir uns jeweils einem Element Ihres Gesundheitstempels gewidmet.

Welche Erfahrungen sind Ihnen besonders wichtig? Vielleicht bemerken Sie mehr Vitalität und Lebensfreude, weniger Beschwerden und Schwere, nachdem Sie sich vielleicht mehr freudvoll bewegen, angemessener essen, mehr auf den Atem, den Lebensrhythmus und den Ausgleich von Anspannung und Entspannung achten und sich naturheilkundlich helfen, wenn es zwickt oder zwackt.

Bewegung, Ernährung, Atmung usw. spielen und wirken im alltäglichen Leben natürlich immer alle zusammen. Welche Zusammenhänge zwischen den einzelnen Elementen Ihres Tempels nehmen Sie wahr? Mit welchen davon sind Sie zufrieden in Ihrem Leben und welche möchten Sie weiter stärken? Vielleicht denken Sie über Ihre Wünsche, Ziele, Leidenschaften und den Sinn im Leben nach. Begeistert Sie dieses Beschäftigen mit Ihren Gesundheitsressourcen? Vielleicht mögen Sie andere Menschen einbeziehen?

Wie nehmen Sie sich in Bezug auf Ihre Arbeit wahr? Ist der Arbeitsplatz ein Bereich, an dem Sie möglicherweise Kollegen und Kolleginnen mit dem Thema Gesundheitsressourcen begeistern können? Viele Unternehmen haben sich dieses Thema ja auf die Fahnen geschrieben. Vielleicht können Sie da mitgestalten und etwas Sinnvolles beitragen. Überfordern Sie sich nicht mit dem Gesundheitsthema, aber engagieren Sie sich!

Nehmen Sie die Grenzen Ihrer Belastungsfähigkeit wahr? Woran merken Sie, dass es reicht? Spüren Sie, wie achtsam sich Innehalten, Atem spüren, Körper wahrnehmen und für ein paar Atemzüge einfach

Fazit und Ausblick

nur da sein anfühlen? Was spüren Sie, wenn Sie dem Raum Aufmerksamkeit geben? Ändert sich etwas für Sie, wenn Sie den Tag so beginnen? So enden? Immer wieder im Alltag so in den Moment eintreten?

Ein Brief an mich selbst

Wenn Sie möchten, notieren Sie jetzt am Ende des Buchs, was für Sie gerade wichtig ist. Vielleicht schreiben Sie sich selbst einen Brief, in dem Sie sich das mitteilen.

Wenn Sie vorhaben, von den Inhalten des Buchs das eine oder andere beizubehalten, schreiben Sie dieses Vorhaben auf.

Begründen Sie, was Sie dazu bewegt, formulieren Sie, wie es sich anfühlt, wenn Sie das Vorhaben im Alltag umsetzen, und was Sie sich davon erwarten. Adressieren Sie nun diesen Brief an sich selbst und bitten Sie jemanden, dem Sie vertrauen, diesen in drei oder vier Monaten abzusenden.

Und erhalten Sie sich ein warmes, lebendiges Herz und einen Geist, der für Entdeckungen offen ist. Schenken Sie sich immer wieder Zeit, Aufmerksamkeit und Zuwendung und beschenken Sie auch andere Menschen damit. Ich wünsche Ihnen Humor, Liebe und Gesundheit!

Ihre Anna Paul

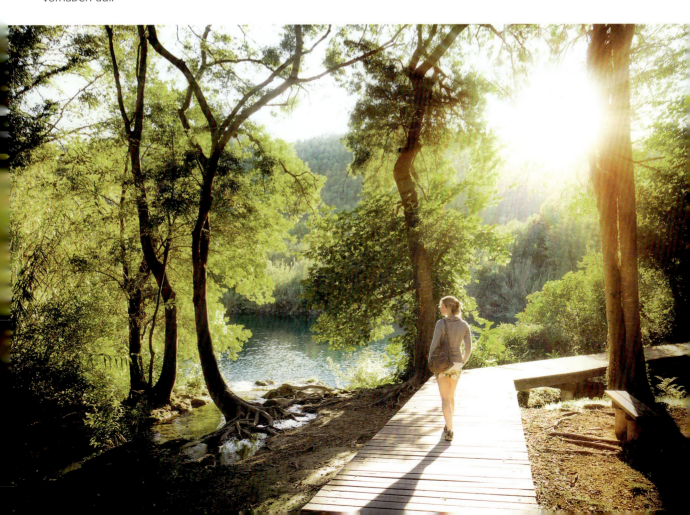

Kräuter für alle Fälle

Je nach gewünschter Wirkung setzt man unterschiedliche Heilpflanzen ein. Bitte beachten Sie, dass Sie u. U. auf eine Pflanze oder Pflanzenwirkstoffe allergisch reagieren könnten.

Die Website von Natur und Medizin e.V. bietet zum Thema Kräuter und Heilpflanzen viele weiterführende Informationen; siehe dazu auch »Nützliche Links« auf Seite 174.

Name	Zubereitungsart	Zeit	Wirkung	Menge/ml
Anis-Früchte	Aufguss der zerkleinerten Samen	max. 10 Min.	das Abhusten fördernd, krampflösend	2 TL/250
Birkenblätter	Aufguss	max. 10 Min.	entwässernd, »blutreinigend«	2 TL/250
Brennnesselkraut	Aufguss	max. 10 Min.	entwässernd, »blutreinigend«	2 TL/250
Brombeerblätter	Aufguss	max. 10 Min.	leicht gerbend, zusammenziehend	2 TL/250
Eisenkraut	Aufguss	max. 10 Min.	zusammenziehend	2 TL/250
Fenchelsamen	Aufguss der zerkleinerten Samen	max. 10 Min.	sekretlösend, krampflösend	2 TL/250
Goldrutenkraut	Aufguss	max. 10 Min.	entzündungswidrig (Harnwege)	1–2 TL/250
Ingwerwurzel	Aufguss der zerkleinerten Wurzel	5–10 Min.	gegen Übelkeit, schmerzlindernd, erwärmend	1 TL/250
Johanniskraut	Aufguss	max. 10 Min.	gemütsaufhellend, heilend	2 TL/250
Kamillenblüten	Aufguss	max. 3 Min.	entzündungshemmend	1–2 TL/250
Kümmelsamen	Aufguss der zerkleinerten Samen	max. 10 Min.	krampflösend, regt Verdauung an	1 TL/250
Lindenblüten	Aufguss	max. 10 Min.	schweißtreibend, beruhigend	1–2 TL/250
Löwenzahnkraut/-wurzel	Aufguss	max. 10 Min.	stoffwechselanregend	1–2 TL/250
Melissenblätter	Aufguss	max. 10 Min.	beruhigend, entkrampfend	3 TL/250
Pfefferminzblätter	Aufguss	max. 5 Min.	die Verdauungssäfte anregend, entkrampfend	1 TL/250
Rosmarinblätter	Abkochung	max. 5 Min.	verdauungsanregend, durchblutungsfördernd	1 TL/250
Salbeiblätter	Aufguss	max. 10 Min.	entzündungshemmend	1 TL/250
Schachtelhalm	Abkochung	ca. 10–15 Min.	wassertreibend, gewebsheilend	2 TL/250
Thymian	Aufguss	max. 10 Min.	reiz- und krampflösend	1 TL/250
Weißdornblüten	Aufguss	max. 20 Min.	herzstärkend	2 TL/250

Anhang

Weiterführende Literatur und Links

Bücher ...

... zur Achtsamkeit und Stressbewältigung

Germer, Christoph (2015): Der achtsame Weg zum Selbstmitgefühl. Wie man sich von destruktiven Gedanken und Gefühlen befreit. Vorw. von Sharon Salzberg. Übers. von Christine Bendner. Arbor-Verlag, Freiburg.

Lehrhaupt, Linda; Meibert, Petra (2010): Stress bewältigen mit Achtsamkeit. Zur inneren Ruhe kommen mit MBSR (Mindfulness-Based-Stress-Reduction). Kösel-Verlag, München.

Meibert, Petra (2014): Der Weg aus dem Grübelkarussell: Achtsamkeitstraining bei Depression, Ängsten und negativen Selbstgesprächen. Das MBCT-Buch. Vorw. von Johannes Michalak. Kösel-Verlag, München.

Meibert, Petra (2016): Achtsamkeitsbasierte Therapie und Stressreduktion MBCT/MBSR. 1. Aufl. Ernst Reinhardt Verlag, München.

Paul, Anna; Kerckhoff, Annette (2013): Naturheilkunde für zu Hause: Bewusst atmen – besser leben. Mit der Kraft des Atmens zur mehr Ruhe und Wohlbefinden. Ratgeber Naturheilkunde und Homöopathie 55. Herausgegeben von Natur und Medizin e. V. Fördergemeinschaft der Karl und Veronica Carstens-Stiftung, Essen.

Stavemann, Harlich H. (2010): Im Gefühlsdschungel. Emotionale Krisen verstehen und bewältigen. 2. Aufl. Beltz Verlag, Weinheim.

Thich Nath Hanh (2007): Lächle deinem eigenen Herzen zu: Wege zu einem achtsamen Leben. Hrsg. von Judith Bossert und Adelheid Meutes-Wilsing. 12. Aufl. Herder Verlag, Freiburg. (gebraucht erhältlich)

... zu Mind-Body-Medizin und Lebensstiländerung

Dobos, Gustav; Paul, Anna (Hrsg.) (2011): Mind-Body-Medizin. Die moderne Ordnungstherapie in Theorie und Praxis. Elsevier Verlag, München.

Paul, Anna (2010): Lebensstilveränderungen bei Herzkrankheiten – Eine Interventionsstudie. KVC-Verlag, Essen.

... zur Naturheilkunde, Gesundheit, Bewegung, Ernährung

Gleißner, Wolfgang; Hasenbein, Jörg; Kerckhoff, Annette (2015): Honig. Die Heilkraft aus der Wabe. Ratgeber Selbsthilfe. Herausgegeben von Natur und Medizin e.V. Fördergemeinschaft der Karl und Veronica Carstens-Stiftung, Essen.

Iyengar, B.K.S (2012): Yoga, der Weg zu Gesundheit und Harmonie. Aktualisierte und erweiterte Auflage. Dorling Kindersley Verlag.

Kerckhoff, Annette; Schimpf, Dorothee (2011): Naturheilkunde für zu Hause: Die Heilkraft der Gewürze. Schmackhaft in der Küche – heilsam als Arznei. Ratgeber Naturheilkunde und Homöopathie 49. Herausgegeben von Natur und Medizin e.V. Fördergemeinschaft der Karl und Veronica Carstens-Stiftung, Essen.

Paul, Anna; Bosmann, Sigrid (2011): Naturheilkunde für zu Hause: Vegetarisch vollwertig kochen. Band 2. Ratgeber Naturheilkunde und Homöopathie 38. Herausgegeben von Natur und Medizin e.V. Fördergemeinschaft der Karl und Veronica Carstens-Stiftung, Essen.

Paul, Anna; Michalsen, Andreas (Hrsg.) (2008): Natürlich herzgesund. Ein Ratgeber für Menschen mit koronarer Herzkrankheit. KVC-Verlag, Essen.

Selhub, Eva (2011): Wie Liebe heilt: Selbstheilung durch positive Emotionen. Mit Divina Infusino. Übers. von Gisela Merz-Busch. Knaur-Verlag, München. (gebraucht erhältlich)

Buch & CD – Achtsamkeit, Stressbewältigung, Selbstmitgefühl

Kabat-Zinn, J. (2013): Achtsamkeit für Anfänger. Medienkombination: Buch mit CD. Übers. von Mike Kauschke. Arbor-Verlag, Freiburg, Br.

Lehrhaupt, Linda; Meibert, Petra; Krudup, Karin (2013): Stress bewältigen mit Achtsamkeit. MBSR- und Achtsamkeitsübungen für jeden Tag. Booklet mit 2 CDs. Kösel-Verlag, München.

Neff, Kristin; Brähler, Christine; Valentin, Lienhard (2014): Selbstmitgefühl – Schritt für Schritt. Medienkombination: Booklet mit 4 CDs. Übers. von Mike Kauschke. Arbor-Verlag, Freiburg, Br.

Auflösung 9-Punkte-Übung (Seite 136)

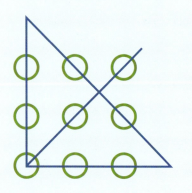

DVD – YOGA

Keller, Rita: Aufrecht, heiter und gelassen – »Yoga kennt kein Alter«. Herausgegeben von Natur und Medizin e. V. Fördergemeinschaft der Karl und Veronica Carstens-Stiftung. Bestellung unter www.naturundmedizin.de oder unter Tel. 0201/5630570.

Nützliche Links

www.yoga.de
BYL – Berufsverband der Yogalehrenden in Deutschland e.V.

www.naturundmedizin.de
Natur und Medizin e.V. – Fördergemeinschaft der Karl und Veronica Carstens-Stiftung
(Die Website bietet z.B. viele Informationen zum Thema »**Kräuter bzw. Kräutertees**« uvm.)

www.mbsr-verband.de
MBSR-MBCT Verband e. V. – Achtsamkeit im Leben
(MBSR: Mindfulness Based Stress Reduction, engl. für achtsamkeitsbasierte Stressverminderung)
(MBCT: Mindfulness Based Cognitive Therapy, engl. für achtsamkeitsbasierte kognitive Therapie)

MSC – Mindful Self-Compassion (engl. für achtsames Selbstmitgefühl)

www.mindfulselfcompassion.org – Englische Website von Christopher Germer, PhD

www.mbyc.de

www.centerformsc.org – Englische Website des Center for Mindful Self-Compassion

mbsr-borkum.de/MSC.html – Informationen zu MSC auf Deutsch

Quellen

Viktor E. Frankl, … trotzdem Ja zum Leben sagen
© 2015, Kösel-Verlag, München, in der Verlagsgruppe Random House GmbH

Neuübertragung des »Vaterunser« von Neil Douglas-Klotz, Seite 150
© 1992 Verlagsgruppe Droemer Knaur GmbH & Co. KG, München

Bildnachweis

Alle Fotos von Ulli Seer (Fotoproduktion; Make-up & Hair: Diana Zwarthoed), außer: Fotolia: bernanamoglu S. 94, Sonja Birkelbach S. 122; istock: kzenon S. 129; Kliniken Essen-Mitte S. 7; Shutterstock: Anna_Pustynnikova S. 110, Olha Afanasieva S. 107, Banana Republic images S. 148, Vitalii Bashkatov S. 58, Natasha Breen S. 108, Olga Danylenko S. 132, everst S. 157, Hadrian S. 113, lkordela S. 101, l i g h t p o e t S. 119, macknimal S. 68, Netfalls - Remy Musser S. 15, Damiano Poli S. 34, Roman Pyshchyk S. 144, Joshua Resnick S. 105, saied shahin kiya S. 115, Singkham S. 25, Luisma Tapia S. 147, Traveller Martin S. 32, Dennis van de Water S. 171, Wolkenengel565 S. 42, Wutthichaic S. 62, zimmytws S. 120, Ron Zmiri S. 9, Oleg Znamenskiy S. 12; Stefan Bayer Fotografie S. 117
Grafiken: Uhl + Massopusst, Aalen

Register

A
ABCD-Reflexion 140
ABC-Situationsanalyse 137
Abhärtung 116
achtsames Essen 101
achtsames Gehen 86
achtsames Spülen 52
Achtsamkeit 47
Achtsamkeit im Alltag 166
Achtsamkeitsmeditation 56
ALI – das kleine Glück im Alltag 151
Altern 21
Angst 19
Arbeitswelt 35, 163
AROMA 40
Atemraum 167
Atmung 34
Auflagen 123, 127ff.
Augenpause 168
Ausdauerbereich 82
automatische Gedanken 133
Avocadoaufstrich 105

B
Berufswelt 163
Bewegung 33, 81
Bewertungsgewohnheiten 136
Bluthochdruck 19
Bodyscan 53, 54
Brokkolisüppchen 106
Brotaufstriche 104
Bunte Nudelpfanne 111

C
Chicoréesalat mit Walnüssen 106
chronische Rückenschmerzen 19
chronische Schmerzen 19

D
Depression 19
Diabetes 82

E
Einfache Kürbissuppe 110
emotionale Vitalität 142
Entgiften 118
Entlasten 118
Entlastungstage 119
Entscheidungsfindung 37
Entspannung 35, 69
Entspannungsantwort 69, 72, 73
Ernährung 33
Ernährungsgewohnheiten 103
Erste Brokat-Übung 88
Eukalyptus-Blasenauflage 124

F
Fantasiereise »Mein innerer Ort der Ruhe und der Kraft« 76
Fasten 119
Fette 99
Fibromyalgie 19
fight or flight 14
Fisch 98
Fleisch 98
Forgiveness 156
Forschung 16
fünf Säulen 33

G
Gähnen 87
gedankliche Verzerrungen 138
Gefühle 134
Gehen mit verschiedenen Geschwindigkeiten 90
Gehmeditation 53
Gelenke durchbewegen 90
Gemüse 97
Gesicht reiben 169
Gesicht waschen 169
gesunde Ernährung 95
Getreide 97
Glaube 145
Glück 153

H
Haustee 122
Herzerkrankungen 81
Herz-Kreislauf-Erkrankungen 19
Hoffnung 145
Honig-Ingwer-Kakao mit Zimt 109
Hülsenfrüchte 98

I
Ingwer-Nierenwickel 124
innerer Dialog 132

K
Kalter Armguss 117, 126
kalter Gesichtsguss 117, 126
kalter Knieguss 117, 126
Kartoffeln 97
Kartoffel-Zucchini-Aufstrich 104
Kohlauflage 124
Kommunikationsmuster 155
Koordination 82
Kopfschmerz 19, 124
Kraftübungen 82
Krebs 19, 82
Kümmel-Leibauflage 124

L
Lavendel-Herzauflage 123
Lebenserwartung 81
Lebensstil 20
Leberwickel 123
Lichtbäder 118
Liebe 145, 153
limbisches System 36
Luftbäder 118

M
Meditation 50
Meditationshaltung 53
Meridiane ausstreichen 88
Meridiane klopfen 87
Metta-Meditation 160
Milchprodukte 98
Mind-Body-Medizin 19
Minis – kurze Entspannungstechniken 79
Mittelmeerküche 96
moderne Ordnungstherapie 18
mögliche Hindernisse 75
»Moment mal« 39
Morgenbewegung 87
Motivationsbarometer 39

N
Naturheilkundliche Selbsthilfestrategie 35, 113
negative Gedanken 133
Nüsse 99

O
Obst 97
Obstsalat mit Dinkelsprossen 111
Ohren kneten 88, 169
Ohrenpause 168
Ölsamen 99
Ölziehen 120, 127
Online-Test SensiTool 25

P
Panik 19
Placeboeffekt 16
postmoderne Industriegesellschaften 164
präfrontaler Cortex 49
progressive Muskelentspannung (PME) nach Jacobson 77

Q
Qigong 83

R
Recken 87
Regelmäßigkeit 74
Regulationsfähigkeit 121
Reinigungstee 123
Reiz-Regulation 116
Relaxation Response 71, 72
Ressourcen 164
Rosinenübung 50
Rosmarinauflage 124
Rote-Bete-Ragout mit Kartoffeln 109
Rückenschmerzen 82

S
Schafgarbe-Leberwickel 124
Schlafstörungen 19, 125
Schlaftee 123
Schokolade 99
Selbstachtsamkeit 163
Selbstfürsorge 30
Selbstheilung 16
Selbstwirksamkeit 41
Sinn 146
Sitzmeditation 142
Sonnengruß 90
Sonnengruß und Vaterunser 151
soziale Aspekte 153
soziales Netz 154
soziales Umfeld 35
Spannungsregulation 69
Sport 82
Stimulation 116
Strecken 87
Stresskreislauf 137

T
Tagebuch 44
Tautreten 117
Tees 122
Tempel der Gesundheit 10, 33
Tuna-Atmung 67

U
Umgang mit Gedanken 75

V
Vegetarische Kraftbrühe 121
vegetarische Kraftsuppe 126
Verhaltensänderungen 39
Verhaltensmotivation 63
vier Schritte zur Stressredaktion 167
Vollwerternährung 96

W
Wahrnehmungsgewohnheiten 136
»Was mir guttut« 43
Wasseranwendungen 116
Wechselatmung 67
Wechselduschen 117
Wickel 123, 127f.
Wurst 98

Z
Zellalterung 21
Ziele 146
Zunge rollen 169
Zwerchfellatmung 62
Zwischendecke 35

Über die Autorin

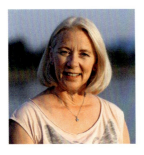

Dr. rer. medic. Anna Paul ist Leiterin der Ordnungstherapie, Mind-Body-Medizin und Integrativen Onkologie in der Klinik für Naturheilkunde und Integrative Medizin der Kliniken Essen-Mitte. Sie forscht seit über zehn Jahren im Bereich Prävention und Gesundheitsförderung am Lehrstuhl für Naturheilkunde an der Universität Duisburg-Essen. Als Yoga- und MBSR-Lehrerin gibt sie u.a. Kurse in Mindfulness Based Yoga Coachings MBYC.

Die Menschen, denen wir eine Stütze sind, die geben uns den Halt im Leben.

Marie von Ebner-Eschenbach

In tiefer Liebe an meine Mutter, der ich so vieles verdanke.

Mein Dank gilt unseren Patienten, von denen ich täglich lernen darf. Ein herzliches Dankeschön geht auch an mein Team und meine Kollegen. Mein ganz besonderer Dank richtet sich an Christiane Pithan, Dipl. Oecotrophologin M.A., und Dr. phil. Nils Altner – sie haben mit viel Herz und Sachverstand an meinem Buch mitgewirkt.

Impressum

Bibliografische Information der Deutschen Nationalbibliothek

Die Deutsche Nationalbibliothek verzeichnet diese Publikation in der Deutschen Nationalbibliografie; detaillierte bibliografische Daten sind im Internet über http://dnb.d-nb.de abrufbar.

 BLV Buchverlag GmbH & Co. KG
80636 München

© 2016 BLV Buchverlag GmbH & Co. KG, München

Das Werk einschließlich aller seiner Teile ist urheberrechtlich geschützt. Jede Verwertung außerhalb der engen Grenzen des Urheberrechtsgesetzes ist ohne Zustimmung des Verlags unzulässig und strafbar. Das gilt insbesondere für Vervielfältigungen, Übersetzungen, Mikroverfilmungen und die Einspeicherung und Verarbeitung in elektronischen Systemen.

www.facebook.com/blvVerlag

Umschlagkonzeption und Gestaltung: BLV-Verlag
Umschlagfotos:
Vorderseite: Plainpicture/Baertels
Rückseite: Ulli Seer

Lektorat: Stella Rahn
Herstellung: Angelika Tröger
Layoutkonzept Innenteil: griesbeckdesign, Dorothee Griesbeck, München
Layout/DTP: Uhl+Massopust GmbH, Aalen

Gedruckt auf chlorfrei gebleichtem Papier

Printed in Germany
ISBN 978-3-8354-1418-1

Hinweis
Das vorliegende Buch wurde sorgfältig erarbeitet. Dennoch erfolgen alle Angaben ohne Gewähr. Weder Autorin noch Verlag können für eventuelle Nachteile oder Schäden, die aus den im Buch vorgestellten Informationen resultieren, eine Haftung übernehmen.